国家卫生健康委员会"十四五"规划教材

全国高等学校教材

供本科护理学类专业用

护理学专业
创新创业与就业指导

主　编　孙宏玉　王红红

副主编　王秀红　郭　宏　管园园

编　者（以姓氏笔画为序）

于洪宇（锦州医科大学）　　　　　孙宏玉（北京大学护理学院）

王红云（南京中医药大学）　　　　陈　敏（齐齐哈尔医学院）

王红红（中南大学湘雅护理学院）　陈红涛（湖南中医药大学）

王秀红（贵州医科大学附属医院）　娄方丽（贵州中医药大学）

王桂云（山东协和学院）　　　　　都继微（香港大学深圳医院）

田　薇（大连医科大学附属第一医院）　郭　宏（沈阳医学院）

任利华（北京大学护理学院）　　　管园园（南京医科大学）

编写秘书　岳　彤（大连大学护理学院）

人民卫生出版社
·北　京·

图书在版编目（CIP）数据

护理学专业创新创业与就业指导 / 孙宏玉，王红红
主编 . —北京：人民卫生出版社，2023.10
ISBN 978-7-117-35415-8

Ⅰ. ①护… Ⅱ. ①孙… ②王… Ⅲ. ①护理学–毕业
生–就业–高等学校–教材 Ⅳ. ①R47

中国国家版本馆 CIP 数据核字（2023）第 202430 号

人卫智网	www.ipmph.com	医学教育、学术、考试、健康， 购书智慧智能综合服务平台
人卫官网	www.pmph.com	人卫官方资讯发布平台

护理学专业创新创业与就业指导
Hulixue Zhuanye Chuangxin Chuangye yu Jiuye Zhidao

主　　编： 孙宏玉　　王红红
出版发行： 人民卫生出版社（中继线 010-59780011）
地　　址： 北京市朝阳区潘家园南里 19 号
邮　　编： 100021
E - mail： pmph @ pmph.com
购书热线： 010-59787592　　010-59787584　　010-65264830
印　　刷： 中煤（北京）印务有限公司
经　　销： 新华书店
开　　本： 850×1168　1/16　　**印张：** 14
字　　数： 414 千字
版　　次： 2023 年 10 月第 1 版
印　　次： 2023 年 11 月第 1 次印刷
标准书号： ISBN 978-7-117-35415-8
定　　价： 59.00 元

打击盗版举报电话：010-59787491　　E-mail：WQ @ pmph.com
质量问题联系电话：010-59787234　　E-mail：zhiliang @ pmph.com
数字融合服务电话：4001118166　　E-mail：zengzhi @ pmph.com

第七轮修订说明

2020 年 9 月国务院办公厅印发《关于加快医学教育创新发展的指导意见》(国办发〔2020〕34 号),提出以新理念谋划医学发展、以新定位推进医学教育发展、以新内涵强化医学生培养、以新医科统领医学教育创新,并明确提出"加强护理专业人才培养,构建理论、实践教学与临床护理实际有效衔接的课程体系,加快建设高水平'双师型'护理教师队伍,提升学生的评判性思维和临床实践能力。"为更好地适应新时期医学教育改革发展要求,培养能够满足人民健康需求的高素质护理人才,在"十四五"期间做好护理学类专业教材的顶层设计和规划出版工作,人民卫生出版社成立了第五届全国高等学校护理学类专业教材评审委员会。人民卫生出版社在国家卫生健康委员会、教育部等的领导下,在教育部高等学校护理学类专业教学指导委员会的指导和参与下,在第六轮规划教材建设的基础上,经过深入调研和充分论证,全面启动第七轮规划教材的修订工作,并明确了在对原有教材品种优化的基础上,新增《护理临床综合思维训练》《护理信息学》《护理学专业创新创业与就业指导》等教材,在新医科背景下,更好地服务于护理教育事业和护理专业人才培养。

根据教育部《关于加快建设高水平本科教育 全面提高人才培养能力的意见》等文件要求以及人民卫生出版社对本轮教材的规划,第五届全国高等学校护理学类专业教材评审委员会确定本轮教材修订的指导思想为:立足立德树人,渗透课程思政理念;紧扣培养目标,建设护理"干细胞"教材;突出新时代护理教育理念,服务护理人才培养;深化融合理念,打造新时代融合教材。

本轮教材的编写原则如下:

1. 坚持"三基五性" 教材编写坚持"三基五性"的原则。"三基":基本知识、基本理论、基本技能;"五性":思想性、科学性、先进性、启发性、适用性。

2. 体现专业特色 护理学类专业特色体现在专业思想、专业知识、专业工作方法和技能上。教材编写体现对"人"的整体护理观,体现"以病人为中心"的优质护理指导思想,并在教材中加强对学生人文素质的培养,引领学生将预防疾病、解除病痛和维护群众健康作为自己的职业责任。

3. 把握传承与创新 修订教材在对原有教材的体系、编写体裁及优点进行继承的同时,结合上一轮教材调研的反馈意见,进一步修订和完善,并紧随学科发展,及时更新已有定论的新知识及实践发展成果,使教材更加贴近实际教学需求。同时,对于新增教材,能体现教育教学改革的先进理念,满足新时代护理人才培养在知识结构更新和综合能力提升等方面的需求。

4. 强调整体优化 教材的编写在保证单本教材的系统和全面的同时,更强调全套教材的体系性和整体性。各教材之间有序衔接、有机联系,注重多学科内容的融合,避免遗漏和不必要的重复。

5. 结合理论与实践　针对护理学科实践性强的特点,教材在强调理论知识的同时注重对实践应用的思考,通过引入案例与问题的编写形式,强化理论知识与护理实践的联系,利于培养学生应用知识、分析问题、解决问题的综合能力。

6. 推进融合创新　全套教材均为融合教材,通过扫描二维码形式,获取丰富的数字内容,增强教材的纸数融合性,增强线上与线下学习的联动性,增强教材育人育才的效果,打造具有新时代特色的本科护理学类专业融合教材。

全套教材共 59 种,均为国家卫生健康委员会"十四五"规划教材。

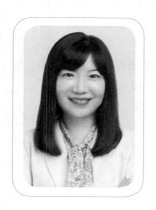

孙宏玉，北京大学护理学院护理学人文教研室主任、教授，硕士研究生导师，美国护理科学院院士。兼任教育部高等学校护理学类专业教学指导委员会秘书长，教育部护理学专业认证工作委员会副主任委员兼秘书长，教育部虚拟仿真实验教学创新联盟护理学类专业委员会副主任委员，中华护理学会高等护理教育专业委员会副主任委员，《中华护理杂志》副主编，全国高等学校护理学类专业教材评审委员会副主任委员兼秘书长，中国生命关怀协会人文护理专业委员会副主任委员兼秘书长。

主要研究方向：护理教育与政策、慢性病管理与风险预测。主持国家自然基金面上项目、北京市自然科学基金项目面上项目等 10 余项课题，以第一作者或通讯作者发表国内外期刊论文 100 余篇，主编、参编、主译著作 30 余部。获得"首都杰出工作者"等荣誉称号。

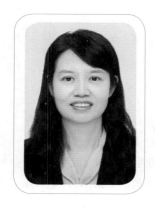

王红红，中南大学湘雅护理学院院长、教授，博士研究生导师，美国护理科学院院士。兼任湖南省护理学会教育专业委员会主任委员，中华护理学会教育专业委员会委员，《国际护理科学》《中华护理教育》《中国实用护理杂志》《护士进修杂志》编委，*Health Expectations* 国际编委、JAN 和 JANAC 的审稿专家。美国耶鲁大学、华盛顿大学访问学者。

主要研究方向：艾滋病综合防治策略。承担科研课题 12 项，主持国家自然科学基金委面上项目、美国 NIH 课题、省自然科学基金等。主编、副主编、参编著作 10 余部。发表 SCI 期刊学术论文 70 余篇，其他核心期刊论文 100 余篇，获得湖南省科技成果奖三等奖 2 项、省医学科技成果奖二等奖 2 项。2014—2022 年连续 9 年被爱思唯尔评为"中国高被引学者"。

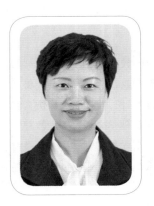

王秀红,贵州医科大学护理学院副院长、副教授、副主任护师,硕士研究生导师。兼任中国研究型医院学会医药法律专业委员会副主任委员,中华护理学会高等护理教育专业委员会专家库成员,吴阶平医学基金会模拟医学部护理学专家委员会委员,《中华护理教育》编委等。

主要研究方向:老年护理、护理人文。主持省部级、市厅等课题 10 余项,主编、副主编、参编著作 10 余部,发表论文 40 余篇,其中 SCI 论文 8 篇。

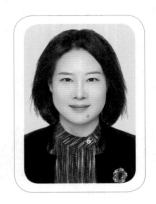

郭宏,沈阳医学院护理学院院长、教授,硕士研究生导师。兼任全国医学高职高专教育研究会护理教育分会委员,全国老年医学会护理和照护分会委员。

主要研究方向:老年人慢性病管理、认知障碍老年人的干预研究。主持省部级、市级科研及教改课题 40 余项。发表学术论文 50 余篇。主编、副主编著作 15 部。获得辽宁省普通高等教育(本科)教学成果奖二等奖,辽宁省普通高等学校本科教学名师,沈阳市劳动模范等称号。

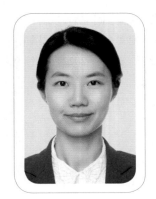

管园园,南京医科大学第一临床医学院党委副书记、副院长、副教授。

主要研究方向:大学生思想政治教育、医学生职业生涯规划与就业指导,医学人文教育。主持校级及以上课题 6 项。发表论文 11 篇。主编、副主编、参编、参译著作 8 部。

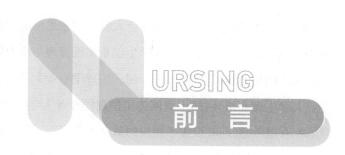

"大众创业,万众创新"是我国实现科技型强国的重要战略。大学生是最具有创新创业潜力的群体之一,需要在学校接受相关的系统教育和培训。根据 2018 年全国教育工作会议精神部署,各高校需深入推进创新创业教育改革,努力培养大学生的创新精神、实践能力和社会责任感。护理学专业大学生是人民卫生保健事业的生力军,各医学护理院校应鼓励和引导护理学专业大学生树立坚定的理想信念,结合自身所学专业知识,积极投身到新时代大学生创新创业队伍中,以推动护理学专业持续发展,服务"健康中国 2030"战略目标。

现代护理学自南丁格尔时期开始,就在不断开拓创新,从护理理念、护理理论和模式的不断丰富,到护理内涵的不断拓展、护理方法和技术的日新月异。在人们健康需求日益增加、医疗技术迅猛发展的今天,护理学专业大学生更需具备良好的综合素质和创新能力。培养护理本科生创新创业能力既是当今社会发展对高质量护理人才的迫切需要,也是推动现代护理学科发展的重要环节。

相比较而言,护理学专业大学生的就业形势良好。部分教师、学生、家长对护理学专业大学生开设创新创业与就业教育不理解。护理学专业大学生创新创业与就业教育不仅是指导学生学习创新思维,熟悉创业的知识和途径,更是培养护理学专业大学生具备创新创业意识,养成勇于创新精神,并能把握社会需求,紧跟时代脉搏,发挥自身潜能,提升综合素质和创新能力。

护理学专业大学生创新创业教育是根据《国家中长期教育改革和发展规划纲要(2010—2020 年)》以及《教育部关于大力推进高等学校创新创业教育和大学生自主创业工作的意见》的有关精神,在高等学校开展创新创业与就业教育,积极鼓励大学生自主创新创业,是深化高等教育教学改革,培养学生创新精神和创新创业实践能力的重要途径。创新创业教育是以培养具有创新创业基本素质的开创性人才为目的,培育大学生创新意识、创业精神及创新创业能力。

本教材立足护理学专业大学生创新创业与就业思维与实践能力培养这个目标,围绕学生创新、创业、就业三条主线,依据大学生的培养要求,结合护理学专业特点,深入浅出,引用相关专业经典案例,重点培养学生的创新创业与就业实践能力。全书共分十章,第一章概述了创新创业与就业的相关内容;第二章讲述了护理学专业大学生创新思维的培养;第三章探讨了护理学专业大学生创新实践能力的培养;第四章论述了护理学专业大学生创业思维的培育;第五章阐述了护理学专业大学生创业准备;第六章探讨了护理学专业大学生创业实践管理与能力培养;第七章介绍和分析了护理学专业大学生经典的创新创业案例;第八章介绍了护理学专业大学生职业生涯规划与发展;第九章论述了护理学专业大学生就业指导;第十章阐述了护理学专业大学生创新创业与就业风险防范及权益保障。每章章末配有思考题,同时设置了相应的数字内容,便于学生课后自学,培养学生的自主学习能力。

本书在编写过程中,引用了许多学者的观点和成果,由于文献篇幅的限制而未全部标注,在此表示感谢。由于编写时间仓促,编者水平有限,书中难免有错误和不妥之处,恳请各位读者不吝赐教,以便再版时更正。

孙宏玉　王红红

2023 年 5 月

目录

URSING

第一章

绪 论

第一章 课件

学 习 目 标

- **知识目标：**

  1. 掌握创新、创业、就业的概念。
  2. 掌握护理学专业大学生创新创业与就业形势及政策。
  3. 熟悉护理学专业大学生创新创业与就业现状及发展趋势。
  4. 熟悉护理学专业大学生创新创业与就业教育。
  5. 了解创新创业与就业的关系。
  6. 了解大学生创新创业与就业形势及政策。

- **能力目标：**

  能结合护理学专业大学生创新创业与就业形势及政策，根据自身实际情况制订毕业后的目标。

- **素质目标：**

  树立护理职业发展的认同感，具有创新创业与就业相关的信息素养。

就业是民生之本,创业是就业之源,创业也是一种创新性活动,培养大学生创新创业能力是适应快速发展的现代化社会的需要。当今社会快速发展,人才市场的竞争也日趋激烈,对于大学生而言,本科阶段是学习知识、培养能力、丰富阅历、积累经验、筹划职业、尝试创业的黄金时期,也是步入社会的重要准备期。在这一时期,大学生既要适应崭新的学习、生活,又要确定人生职业发展方向,需要根据自身的实际情况来制订毕业后的目标。本章主要对创新创业与就业的概念及相关信息进行阐述。

 ———————————————————— 导入情境与思考 ————————————————————

护士小王护理学专业本科毕业后在一家三甲医院急诊科工作。急诊科时常有一些中毒需要紧急洗胃的患者。因为情况非常紧急,对这类型患者往往很难做到先检测是否患有传染性疾病,再区分使用洗胃机。为此,小王设计发明了一款一次性使用的洗胃装置,能够有效防止患者交叉感染,还申请并获批了一项实用新型专利。这是临床护理实践中一次非常好的创新尝试,后因该洗胃装置操作简单、使用方便,得以在临床推广使用。

请思考:

1. 创新是什么?
2. 创新与创业有什么关系?

第一节　创新创业与就业概述

一、创新创业与就业的概念

(一)创新的概念

创新(innovation)起源于拉丁语"innovare",《现代汉语词典》中对"创新"的解释是"抛开旧的,创造新的"。创新的含义是:以现有的思维模式提出有别于常规或常人思路的见解为导向,利用现有的知识和物质,在特定的环境中,本着理想化需要或为满足社会需求,进而改造或发明,并能获得一定有益效果的行为。创新是以新思维、新发明和新描述为特征的一种概念化过程,是人类特有的主观能动性的高级表现。

创新是一种实践,是一种以增加利益总量为目的的创造性实践行为,需要对事物和已有的发现进行利用和再创造,特别是对物质世界矛盾的利用和再创造,产生新的矛盾关系,形成新的物质形态。创新活动是个体在实践层面的新颖、独特、灵活的问题解决方式,是创新思维的发展与归宿。创新是一种思维状态,创新思维是创新实践的前提与基础。创新精神包括创新意识、创新情感和创新意志三大方面。创新意识是个体追求新知的内部心理倾向,这种倾向一旦稳定化,就成为个体的精神与文化;创新情感是个体追求新知的内部心理体验,这种体验不断强化,就会转化为个体的动机与理想;创新意志是个体追求新知的自觉能动状态,这种状态持久保持,就会成为个体的习惯与性格。

知 识 链 接

创新概念的由来

1912 年,经济学家约瑟夫·熊彼特在《经济发展理论》中首次提出了"创新"的概念。他认为,创新就是把生产要素和生产条件的新组合引入生产体系,即建立一种新的生产函数,其目的是获取潜在的利润。他的理论开始并没有引起足够的重视,直到 1934 年他的作品用英文出版后才引起了学界的广泛关注。1985 年,彼得·德鲁克将创新的概念引入管理学领域,并将其定义为"赋予资源以新的创造财富能力的行为",认为创新可以分为两种:一是技术创新;二是社会创新。20世纪90年代我国把"创新"一词引入了科技界,形成了"知识创新""科技创新"等各种提法,进而扩展到社会生活的各个领域。如今创新的说法几乎无处不在。

(二)创业的概念

创业(entrepreneurship)概念的提出是与经济发展密切相关的,创业常常与创新或者就业联系在一起,不同的学者从各自不同的视角提出了创业的概念。①经济学视角:以经济、价值等方面为视角进行界定,认为创业是探寻机会,能够整合不同的资源,然后开发和使用机会,实现创造价值的过程,是一个创造和占有机会并不断增加财富的动态过程,是不受现有资源控制的过程。②心理学视角:以人的品性特征方面为视角进行界定,认为创业倾向包括风险承担、先行性、竞争积极性、自治、创新,受外在的奖励、独立的需求、内在激励和家庭安全的影响。③管理学视角:从企业内部进行创业的研究,最后达到提高企业业绩的目的,认为创业不是个人性格特征,而是一种行为,是经过合理组织系统性的工作,能够创造出新价值的活动,不仅要筹集资金和创办企业,还要创新与创造。

在现代社会中,创业被普遍用于描述开创某种事业的活动。辞海中对"创业"的界定是创立基业、事业,指开拓与创立个人、集体、国家和社会的各项事业以及所取得的成就,一般强调创业开端的艰辛和困难,突出创业过程的开拓和创新意义,侧重于在前人的基础上有新的成就和贡献。创业有广义和狭义之分:广义的创业泛指具有开拓创新意义的社会变革活动;狭义的创业是指人类运用自己知识和能力,以创造财富为目标,通过创新性思维,发现和捕获机会,合理规避和化解风险,不断创建新组织,开展新业务的过程。

案例链接

某儿童营养餐创业项目

某儿童营养餐创业项目是"互联网+"创新创业大赛中一个促进儿童营养餐饮文化传播的项目。该项目以"健康快乐新生活"为核心理念,围绕儿童营养餐饮文化的传播,打造儿童餐饮微课程教学平台,并将简洁的公众号每日推送教程与详细的视频课程相结合,采用线上学习与线下体验式教学相结合的翻转课堂模式,同时辅以线下食材定量配送服务等,形成了具有一定影响力、时尚、快捷和系统的儿童营养餐饮文化服务体系,最终获得创新创业大赛银奖。

(三)就业的概念

就业(employment)是反映劳动力市场状况的主要指标,同时也是反映经济和社会发展状况的重要指标,是各国政府制定政策所依据和密切关注的指标。就业是指劳动者和生产资料相结合,从事合法的社会劳动,创造一定的经济价值和社会价值,并以此获得劳动报酬或经济收入的社会经济活动。就业应该具备以下四个条件:就业主体即劳动者必须符合法律规定,达到法定就业年龄;劳动者所从事的劳动必须得到社会的认可,具有社会性;所从事的劳动必须要有一定报酬或经济收入;所从事的社会活动必须具有合法性。

二、创新创业与就业的关系

(一)创新与创业的关系

1. 创新是创业的基础 创业者在进行创业时,重要的创业资本是核心技术、创业知识、运作资金、创业团队、创新能力等,但其中创新能力是最重要的。创业者在创业过程中需要具备创新意识和创新精神,需要独特和新颖的创新思维,产生出富有创意的独特想法,寻求解决问题的新思路和新方

Note:

法,不断克服企业发展中的瓶颈和难题,最终取得创业的成功。

2. 创新的价值在于创业　创新的价值就在于将潜在的知识、技术和商机转化为产品与服务,能够创造财富,实现企业再创业,通过将创新成果进行商品化和产业化,实现社会财富的增值。

3. 创业蕴含着价值创新　每一个创业项目能够取得成功,必然内在存在着价值创新。创业者进行创业,就是把创新的产品或让用户满意的服务通过努力推向市场,让财富不断增值。创业是一种能够自我发展达到不断创新的过程。

4. 创业能深化创新　创业就是让新发明、新创造不断涌现,营造出旺盛的、全新的市场需求,使创新的经济价值、社会价值得以实现,实现科技创新的进一步深化,从而提高企业或国家的创新能力,推动经济转型与发展。创业的关键在于创新,持续创新必然推动和成就创业。

(二) 创业与就业的关系

1. 创业是就业的重要形式　创业有岗位创业和自主创业两种基本形式。岗位创业是大学生毕业后立足于本职工作,利用自己的知识、才能和技术以自筹资金、技术入股或寻求合作等方式,创设新的职业、创办经济实体和就业岗位。自主创业是大学生毕业后通过科技创新或社会服务等创办企业。自主创业本身就是灵活就业的一种形式。

2. 创业的意义与就业一致　创业与就业都是劳动者服务社会和为己谋生的途径与方式,都是具有劳动能力的公民从事有益于社会的合法劳动,并获得相应劳动报酬或经营收入的经济活动。两者的最终意义和价值在于:①经济得到支撑。成功就业,意味着有了稳定的收入来源,更大程度上获得了满足内在需求的自由,成为经济上独立的个体,并为个人和家庭在各方面的最大发展创造了条件。成功创业也创造职业效益,其效果与就业相同。②权利得到保障。个人拥有工作岗位,证明了自身所拥有的自主决策、自愿选择和自我发展的真实权利。③精神上得到满足。找到工作岗位,也就找到了自己的社会归属,证明了自己的社会价值,对未来的社会定位有了期望,而不再处于社会游离状态,不再因无业而担心被社会所抛弃。

3. 创业与就业相互促进　一方面,创业可以创造就业岗位,现实中有不少成功创业者不仅解决了自己的"饭碗"问题,而且为他人创造了就业机会;另一方面,就业可以为创业积累资金与经验,这是很多人选择先就业后创业的理论依据。

第二节　创新创业与就业形势及政策

 ———————————— 导入情境与思考 ————————————

　　小张是护理学专业一名即将毕业的本科生,在校期间在老师的指导下参与多项大学生创新创业项目,组建团队参加多项国家级和省级创新创业大赛并取得了多个奖项。实习过后,她更加明确了自己的人生方向,就是毕业后直接着手医疗美容方面的创业。

请思考:

1. 小张应当了解哪些创业形势?

2. 小张可以享受哪些创业优惠政策?

一、大学生创新创业与就业形势

(一) 大学生创新创业形势

随着经济全球化、科技社会化和知识资本化的浪潮扑面而来,创新创业的新时代已经来临。大学生创新创业最早起源于1983年,美国得克萨斯大学奥斯汀分校举办首届大学生创业竞赛,麻省理工学院、斯坦福大学和哈佛大学等高校也相继创办了类似竞赛,其中以麻省理工学院的创业计划竞赛最为著名,从 1990 年开始,每年都有五、六家新的企业从竞赛中诞生,并且有相当数量的商业计划被企业以上百万美元的价格买走。

1998 年 5 月清华大学举行了首届大学生创业计划大赛。1999 年清华大学学生首开大学生创业先河。之后,大学生创新创业热潮在全国迅速传播。虽然大学生创办的企业可能会以失败而告终,但他们的理念、思路并没有随着企业的终止而停止。大学生创新创业可以增强大学生自己的动手操作能力、组织协调能力、心理承受能力、团队合作精神和社会适应能力,经过锻炼和不懈努力也可能干出一番事业,带动大学生就业。

国家对大学生创新创业的重视不断加强,相继出台了一系列的鼓励政策。"大众创业、万众创新"这一支持全民创新创业的号召积极推动了大学生创业,树立大学生"创新发展、创造梦想、创业升华"的时代理念。2015 年"互联网 +"行动计划成为大学生创新创业的新引擎,《国务院关于大力推进大众创业万众创新若干政策措施的意见》提出,构建普惠性政策扶持体系,推动资金链引导创业创新链、创业创新链支持产业链、产业链带动就业链,加快发展"互联网 +"创业网络体系,支持大学生创业。在创新创业教育方面,要求建立健全弹性学制管理办法,支持大学生保留学籍休学创业。2015 年《国务院关于加快构建大众创业万众创新支撑平台的指导意见》指出,依托基于互联网的"众创、众包、众扶、众筹"等大众创业、万众创新支撑平台,采取落实财政支持政策、实行适用税收政策、创新金融服务模式等方式加强大学生创新创业政策扶持力度。2021 年《国务院办公厅关于进一步支持大学生创新创业的指导意见》发布,对提升大学生创新创业能力、增强创新活力,进一步支持大学生创新创业提出了指导性意见。

在全社会创新创业浪潮的驱动下,各级政府积极出台各种鼓励和支持大学生创新创业的政策,激发创新创业者们的热情,大学生作为创新创业的新生力量面临着众多的挑战与机遇。

大学生创新创业面临的挑战主要包括:①由于经验不足,难以对复杂多变的市场环境作出正确判断,使得产品和服务定位不准确;②经营管理缺少战略眼光,缺乏创业风险意识,依靠自己的兴趣爱好开展创新创业,对市场规模、营销方式、产品价格等了解不够全面、充分;③在市场经济环境下,人才辈出、对手强大,拥有资金优势和资源优势的大企业也给大学生创新创业活动带来竞争压力。

大学生创新创业面临的机遇包括:①稳定和谐的社会环境是大学生创新创业的前提条件。我国公民的民主法治观念逐步加强,和谐社会正在稳步建设中,这是大学生创新创业的时代条件和政治保证。②市场经济的发展是大学生创新创业的经济条件。社会主义市场经济体制的建立、知识经济的蓬勃发展,为大学生创新创业提供了有利的宏观环境。③国家的法律、法规和政府的政策是大学生创新创业的保障。国务院办公厅及有关部门陆续制定、出台了一系列相关政策,支持鼓励大学毕业生通过各种渠道、各种形式进行创新创业。各级地方政府纷纷设立"大学生创新创业启动基金",鼓励大学生参与创新创业,各高校也依托自身的创新创业基地,为大学生提供创新创业场所和指导。

(二)大学生就业形势

自 1999 年国家实施高校扩招政策以来,我国高等教育事业实现了跨越式发展,从精英高等教育快速过渡到大众高等教育阶段,高等教育毛入学率逐年提高,毕业生人数也逐年增多。此外,随着农村劳动力向城镇转移步伐进一步加快,海外留学归国人员增加,经济转型和事业单位改革等,导致大学毕业生就业遇到很大的挑战。同时,随着经济社会的发展,国家对大学毕业生就业支持力度加大,又使大学毕业生就业有着难得的重大机遇。

大学生就业面临的挑战包括:①传统的就业主渠道接收能力下降。国有企业依然处于转型改制、减负增效的改革过程中,实行各种承包任期制、经费包干制,接收大学毕业生的积极性不高;事业单位人员编制压缩,传统就业主渠道不可能接收大量毕业生就业。②用人单位对毕业生学历层次的要求逐渐提高。我国中、高层次人才严重短缺,社会对人才结构的需求层次呈现逐渐上移态势,高校、科研单位、机关、大公司基本以接收硕士生、博士生为主,一些中小型单位也开始聘用研究生。③用人单位对毕业生的素质和能力要求逐渐提高,对高校毕业生的敬业精神、职业道德、思想道德和能力水平等都提出了明确要求,倾向于聘用学生干部或学生党员及综合素质高、动手能力强、敬业精神好、有各种特长的毕业生。④毕业生就业期望与社会需求之间存在矛盾。我国高等教育的毛入学率已达大众化水平,而毕业生的择业观仍停留在原有的高等教育精英化阶段,对自身职业定位不清,要求的就业平台太高,而真正急需人才的行业和地区却由于工作辛苦或者环境艰苦聘用不到毕业生。

大学生就业面临的机遇包括:①大学生就业问题得到了前所未有的重视。党和国家对大学毕业生就业高度重视,每年都会根据不同的就业形势,出台相应的就业政策和措施,为引导、协调、安排毕业生就业提供强有力的保障;各级政府和高校因势利导,拓宽就业渠道,最大限度地保障毕业生就业。②就业市场逐步完善。随着知识经济时代的到来,就业信息的传播方式也发生了新的变化,逐渐实现了毕业生就业信息化服务,毕业生就业人才市场现代化管理模式逐渐完善,相关的规章制度也相继确立,为大学生就业提供了保障。③社会需求总体上仍供不应求。非公有制经济作为市场经济的重要组成部分,正在飞速发展,在国民经济领域中占据的地位也越来越重要,对人才的需要也已超过国有单位;高新技术企业对人才的需求量日益增大,各地、各行业都在积极吸引高新技术人才;广大基层单位和经济欠发达的西部地区人才需求量很大,各级政府也相继出台了一系列人才优惠政策,吸引毕业生到基层单位和西部地区工作。

二、大学生创新创业与就业政策

(一)大学生创新创业政策性文件

随着我国创新型国家建设的推进,国家对大学生创新创业问题越来越重视。2011 年《国务院关于进一步做好普通高等学校毕业生就业工作的通知》是首次以国务院文件形式出现的大学生创新创业扶持政策,内容涉及税收贷款优惠、创新创业培训和服务等多方面,极大地推动了大学生创新创业工作的进展,各级政府纷纷响应,制定符合地方形势的创新创业政策。

2016 年《中华人民共和国国民经济和社会发展第十三个五年规划纲要》中明确指出,依托互联网拓宽市场资源,深入推进大众创业万众创新。2016 年 5 月《教育部办公厅关于进一步做好高校毕业生就业创业工作的通知》强调,高校要加大在科技成果转化、场地建设、资金投入等方面的帮扶力度,开辟专门场地用于学生创新创业。同时提出要充分利用"互联网 + 就业"的新模式,精准推送就业创业指导服务。2016 年 6 月《教育部办公厅关于促进 2016 届尚未就业高校毕业生就业创业的通知》强调,要持续做好创新创业指导服务工作,各地各高校要积极鼓励和支持尚未就业的毕业生创新创业。

2018 年 11 月《教育部关于做好 2019 届全国普通高等学校毕业生就业创业工作的通知》再次强调落实完善创新创业优惠政策,要求各地要配合有关部门深化商事制度改革,进一步完善落实税费减免、创业担保贷款、创业培训补贴等优惠政策。

2020 年 11 月《教育部关于做好 2021 届全国普通高校毕业生就业创业工作的通知》要求持续推进创业带动就业,加大"双创"支持力度,继续举办中国国际"互联网 +"大学生创新创业大赛,组织开展"高校毕业生创业服务专项活动",发挥创业孵化基地作用,推动各类创新创业大赛获奖项目成长发展、落地见效,带动更多毕业生实现就业。

(二)大学生创新创业优惠政策

大学生创新创业优惠政策主要包括:①注册资金优惠。大学生毕业后两年内自主创业,到创业实体所在地的工商部门办理营业执照,注册资金在 50 万以下的,允许分期到位,首期到位资金不低于注册资金的 10%(出资额不低于 3 万元),一年内实缴注册资本追加到 50% 以上,余款可在 3 年内分期到位。②税收优惠。毕业生新办从事咨询信息业、技术服务业的企业或经营单位,经税务部门批准,免征企业所得税两年,新办从事交通运输、邮电通信的企业或经营单位,经税务部门批准,第一年免征企业所得税,第二年减半征收企业所得税,新办从事公用事业、商业、物资业、对外贸易业、旅游业、仓储业、居民服务业、饮食业、教育文化事业、卫生事业的企业或经营单位,经税务部门批准,免征企业所得税一年。持《就业失业登记证》从事个体经营的大学毕业生可以享受税费减免政策,3年内按每户每年8 000元为限额依次扣减其当年实际应缴纳的营业税、城市维护建设税、教育费附加和个人所得税。③小额担保贷款及贴息政策。高校毕业生自主创业,可在创业地申请小额担保贷款,从事微利项目的,可享受不超过10万元贷款额度的财政贴息扶持,这一政策一方面明确了高校毕业生可以在创业地申请贷款,同时还将贷款额度从5万元提高到10万元,并明确从事微利项目的,中央财政给予全额贴息,有利于引导和促进更多高校毕业生创业。④创业教育优惠。教育部要求普通高等学校加强创业教育工作,本科院校必须将创业教育纳入学校教学体系。此外,高校毕业生在毕业年度内参加创业培训的,相关部门根据其获得创业培训合格证书或就业、创业情况,按规定给予培训补贴。⑤免费创业服务。有创业意愿的高校毕业生,可免费获得公共就业和人才服务机构提供的创业指导服务,包括政策咨询、信息服务、项目开发、风险评估、开业指导、融资服务、跟踪扶持等"一条龙"创业服务,各地在充分发挥各类创业孵化基地作用的基础上,因地制宜建设一批大学生创业孵化基地,并给予相关政策扶持。对基地内大学生创业企业要提供培训和指导服务,落实扶持政策,努力提高创业成功率,延长企业存活期。

(三) 政府促进大学生就业政策

国家非常重视大学毕业生的就业工作,各级政府都制定了关于推进毕业生就业的政策,动员并支持社会各界、各行业、各单位以最大的可能性接收大学毕业生就业,并且形成了引导和鼓励高校毕业生到基层、艰苦地区、中小企业、非公有制企业等单位就业的一系列政策和较为完善的就业制度。

政府制定的促进大学毕业生就业的政策具体包括:①鼓励和支持高校毕业生到基层工作。支持高校毕业生参与支教、支农、支医、扶农,到基层挂职锻炼,对于愿意到基层工作的毕业生,国家将根据工作需要从中选拔优秀人员到县、乡机关和学校及其他事业单位担任重要工作,或充实到基层金融、工商、税务、公安等部门工作,并明确规定以上单位的人员和专业技术岗位原则上都要具备大学以上学历并要有相关的专业证书。②鼓励和支持高校毕业生到西部地区或欠发达地区工作。对原籍在中、东部或发达地区的毕业生到西部或欠发达地区工作,实行来去自由的政策,根据本人意愿,户口可迁到工作地区也可迁回原籍,由政府主管部门所属的人才交流机构提供免费人事代理服务,并根据实际情况可提前晋级或适当提高工资标准。③促进人才合理流动,企业用人自主。鼓励用人单位根据实际需要招聘高校毕业生,取消对高校毕业生收取的城市增容费、出省(市)费、出系统费等不合法、不合理的收费项目,省会以下城市要放开对高校毕业生落户的限制,省会及以上城市也根据需要积极放宽高校毕业生就业落户的规定,简化有关手续。④支持毕业生到非公有制单位就业和自主创业。对于到非公有制单位就业的高校毕业生,公安机关要积极放宽政策,放宽建立集体户口的审批条件,及时、便捷地办理落户手续,用人单位要按照国家有关规定与所聘的毕业生签订劳动合同,为其办理社会保险手续、缴纳社会保险费,保障其合法权益不受损害,对从事个体经营和自由职业的毕业生提供灵活就业的劳动和社会保险,为他们提供帮助和服务,对自主创业的毕业生,银行、工商和税收部门要简化行政手续,给予贷款、税收等方面的照顾和支持。⑤建立毕业生失业登记制度。国家要求各级政府为每年9月1日后未能就业的毕业生办理失业登记,劳动和社会保障部门所属的公共职业介绍机构和街道劳动保障机构应免费为其服务,对已登记失业的高校毕业生,有条件的城市、社区可组织其参加临时的社会工作和社会公益活动,对于因患病等原因短期内无法工作且无固定经济来源的高校毕业生,可由民政部门参照当地城市低保标准予以临时救济。⑥国家在一些特定行业和部门专门招收大学毕业生就业,具体有公务员招考录用、事业单位招收录用、大学生应征入伍、农村特岗教师、西部志愿者计划等。

(四) 高校促进大学生就业政策

高校非常重视大学生的就业工作,在就业服务全程化的思想指导下,各高校积极探索促进大学生就业工作的新思路和方法,制定并出台一系列相关举措,使大学生就业工作更加规范和科学,为大学生就业工作顺利开展提供保障。

高校促进大学毕业生就业的政策具体包括:①学校设有专门机构负责毕业生就业创业工作。学校有专门的就业处或就业创业指导中心负责大学生就业创业全方位的工作,其主要职责是落实上级关于大学生就业创业的政策规定,设计并开设就业创业课程,搭建职业需求信息平台,组织各类招聘洽谈会,全程帮助和指导大学生就业或创业,办理派遣、户口迁移等手续。②加强对大学生就业创业教育培训和指导。各学校按照上级要求并结合社会需求,大都成立了就业创业教育教研室,专门开设了就业创业课程,帮助大学生认清就业创业形势,拟定职业生涯规划,为大学生顺利就业、创业做好各方面的准备。③建立就业创业需求信息平台,鼓励毕业生应聘。高校利用各种媒体广泛收集和发布需求信息,为大学生提供真实可靠的用人单位信息供毕业生择业,尽最大努力实现毕业生的充分就业。④与用人单位建立广泛联系与合作,推荐毕业生就业。各高校与社会各界及企事业单位都建立了广泛的联系与合作,特别是与用人单位的关系更为密切,其联系合作的方式多种多样,在毕业生就业上的合作有联合培养、定向培养、订单培养、免费培养、来校招聘等,极大地扩展了毕业生的就业渠道。⑤定期召开不同类型的招聘会,促进毕业生就业。在毕业生择业期间,学校会组织多种类型的招聘会,有学校单独组织的,有几所学校联合组织的,还有学校和人事部门共同组织的。毕业生在招聘会期间可以与用人单位充分交流洽谈,签订招聘协议。

三、护理学专业大学生创新创业与就业形势及政策

(一) 护理学专业大学生创新创业形势及政策

伴随着互联网技术的发展和政府对其发展的高度关注,2018 年政府有关部门连续下发了《关于促进"互联网 + 医疗健康"发展的意见》《关于促进护理服务业改革与发展的指导意见》《互联网诊疗管理办法(试行)》等文件,明确并规范了互联网诊疗行为,使互联网医疗成为我国大健康产业发展的全新方向。2019 年 2 月国家卫生健康委员会又下发了《"互联网 + 护理服务"试点工作方案》的通知,确定了北京市、天津市、上海市、江苏省、浙江省、广东省共 6 个直辖市、省作为"互联网 + 护理服务"的试点,旨在精准对接人民群众多样化的健康养老服务需求,鼓励护理服务发展的新业态,依托互联网等信息技术,通过线上和线下护理服务的有效对接,积极探索社区居家上门护理服务新模式,包括临终关怀、慢病管理、居家养老、母婴护理等。按照《2019 年市属医院改善医疗服务行动计划》的要求,北京市属医院应在前期门诊专科护理服务的基础上,细化诊疗内容、优化就诊流程、提升服务质量、加强人才培养、推动学科发展,建成一批以护理专家姓名命名的护理工作室,为患者提供优质品牌护理服务。2019 年 5 月 9 日,北京市医院管理局对首批认定的 20 个护理工作室进行统一授牌,授牌的护理工作室内容涵盖慢病管理、创面治疗、造口护理、中心静脉导管留置及维护、康复训练等多个领域。另外,目前已有部分省、市开始实施护士区域注册,鼓励护士多点执业。

案 例 链 接

"整脊到家"

随着中国的老龄化进程加快,中国政府高度重视和解决人口老龄化问题,把老龄事业明确纳入了经济社会发展的总体规划和可持续发展战略。"整脊到家"就是基于这种社会形势而发展的一个有关公益康复养老的大学生创业项目,主要以老年人关节、肌肉、筋膜损伤的康复为目标,解决其有病乱求医、滥用药物及保健品的问题,多学科团队,中西医结合,共同改善老年人疼痛症状,促进生活舒适,实现居家和社区养老的目标,项目团队申请公益基金资助,并利用基层医疗卫生机构收费补偿机制,为老年人提供高质低价的健康服务。

"互联网＋护理"等健康服务业迅速发展拓展了护理工作的范畴和方式,为护理学专业大学生创新创业提供了平台,相关政策也鼓励护理学专业人员利用自身专业优势,立足护理岗位,做出具有创新型的事业。除了以患者为服务对象的企业,还有一部分创业机构将目光瞄准护理人员,开展各类技能培训,作为护士的职业发展顾问,或者开发网络平台为护士提供就业或兼职机会。互联网时代给护理学专业大学生创新创业提供了网络信息交流的可能性,能跨越时间、空间与组织边界将虚拟社区中分散的个体组织起来进行互动,带动了产品模式、服务模式和管理模式的创新,为护理学专业大学生创业活动提供了强大的空间和舞台。目前,我国护理类创业已经进入起步期,还有很大的发展空间,专业化的护理服务被越来越多的投资人看好。

（二）护理学专业大学生就业形势及政策

截至 2022 年底,中国注册护士总量超过 520 万人,每千人口注册护士约为 3.7 人,与世界卫生组织（WHO）《卫生人力资源全球战略：卫生人力 2030》提到的国家最低卫生人力要求每千人口护士数量 4.45 人仍有差距。《2020 年中国卫生统计年鉴》显示我国注册护士本科及以上学历者为 23.8%。目前,我国对护理学专业本科毕业生的需求量依然较大,护理学专业本科毕业生就业形势相对较好,就业单位以市级及以上三级甲等医院为主,逐渐呈现多元化发展的趋势,如从事社区护理、家庭护理、养老护理、妇幼保健、康复护理、健康管理、心理咨询、医药推广、寿险顾问等,也有部分本科生毕业后选择到其他国家从事护士工作或继续攻读硕士学位,近年来护理学专业本科毕业生考研率也有所提升。

国家提倡积极发展护理服务业,国务院相继下发了《"健康中国 2030"规划纲要》《关于促进健康服务业发展的若干意见》和《关于加快发展养老服务业的若干意见》等文件,加强康复、老年病、长期护理、慢性病管理、安宁疗护等护理专业的发展,并明确提出了增加机构养老、居家社区生活照料和护理等就业岗位。《全国护理事业发展规划（2021—2025 年）》提出：到 2025 年,我国护士队伍总量力争达到 550 万人,每千人口注册护士数达到 3.8 人,基层护士数量达到 120 万人。随着我国护理事业的发展及优质护理服务活动的开展,社会对护理学专业本科生的需求也不断提高。

0102

第一章 案例分析 解决护理学专业学生就业难、创业艰

第三节 创新创业与就业现状及发展趋势

导入情境与思考

小王是一家省属高校护理学专业一名大三的学生,对专业知识和实践非常感兴趣,学习成绩也很不错,目前面临大四临床实习单位的选择。她觉得实习地域与实习单位对未来就业会有较大影响,她希望将来能够在全国顶尖的三级甲等医院做护士。她也明白这样的临床实习单位和就业单位竞争普遍非常激烈。她正在思考理想与现实之间的关系。

请思考：

1. 小王应当了解哪些就业现状及发展趋势?

2. 小王需要结合哪些因素作出职业的选择?

一、大学生创新创业与就业现状

（一）大学生创新创业现状

根据《本科毕业生自主创业分析（2019）》,2015—2019 届本科生毕业半年后自主创业的比例分别为 2.1%、2.1%、1.9%、1.8% 和 1.6%。从毕业后自主创业的比例来看,毕业 3 年后自主创业比例翻倍达到 4.1%,毕业 5 年后自主创业比例进一步提升至 4.8%,随着毕业时间的延长,毕业生自主创业比例持续上升。教育行业是本科毕业生自主创业的主要领域,具体来看,在毕业半年后本科毕业生选择在

教育行业创业占近 1/4(24.5%),另外在文化、体育和娱乐行业创业的比例(15.8%)也较高。在线教育等新兴领域的发展为毕业生创业提供了广阔的舞台。自主创业群体的生存挑战在增加,对 2016 届毕业半年内自主创业的毕业生进一步跟踪发现,自主创业人群在毕业 3 年内有半数以上退出创业市场,仍然坚持创业的比例为 44.4%,与 2015 届(45.0%)、2014 届(46.9%)相比,创业存活率进一步下降。融资渠道单一、不畅是大学生创业普遍存在的问题。另外,除创业环境、行业竞争等外部因素外,大学生创业能力不足、水平不高是导致其创业成功率偏低的主要因素。

(二) 大学生就业现状

我国高校毕业生人数 2004 年为 280 万人,2008 年为 559 万人,2012 年为 680 万人,2016 年为 756 万人,2020 年为 874 万人,2023 年达到 1 158 万人,高校毕业生人数逐年递增。在高校毕业生规模逐年攀升、经济增速放缓的情况下,应届本科毕业生的就业难度增大,与此同时,研究生招生规模逐年扩大,应届本科毕业生读研和计划读研的数量不断增加。待就业毕业生整体持稳,数据显示,2015—2019 届本科生毕业半年后的就业率分别为 93.4%、93.1%、93.0%、92.5% 和 91.1%。从不同区域来看,珠三角地区本科院校毕业生毕业半年后的就业率最高,其次是长三角地区,而东北地区最低;从不同学科门类来看,工学、管理学和医学就业率最高,而人文社科艺术类相对较低。

二、大学生创新创业与就业发展趋势

(一) 大学生创新创业发展趋势

大学生创新创业是时代的要求,迎合了产业发展转向"知识经济"的趋势。近年来政府加大了对大学生创新创业的扶持力度,先后出台了针对大学生创新创业的新政策,高校和社会也对大学生创新创业给予更多的关注,很多地区和高校定期举办"大学生创新创业大赛",激发大学生的创新创业热情。尽管就目前的状况而言,我国的大学生创新创业机制还不完善,但随着"大众创业、万众创新"理念的深入推进,大学生自主创业必定会更加普遍。同时,大学生创新创业领域将从传统服务类迈向多元化发展,促使众多有发展空间和拓展价值的项目诞生,更多地运用现代电子信息技术手段,实现互联网类、智能生活类、节能环保类、新兴科技类等多种类型并存的景象,推动互联网、大数据、人工智能和实体经济深度融合。随着大学生自主创业培训服务的增加,大学生创新创业行为将更加理智:根据实际情况理性地思考,规避盲目地跟随创新创业潮流;制订详细的创业计划,并对其可行性进行分析;充分利用社会资源与优惠政策;增强知识产权意识,运用法律维护自身权益。

(二) 大学生就业发展趋势

大学生的就业选择逐渐多元化。随着社会经济的发展,高校毕业生开始转变就业观念,从以前的学校教师、机关事业单位等逐渐转变为国有企业单位、民营企业、外企等单位和自主创业,增加了就业,也满足了社会对于高校人才的需要。大学生的就业领域逐渐多元化,专业的多元化能够促使大学生在报考专业时根据社会需求填报,专业种类的增加扩大了行业就业面,促进了就业领域的多元化。通过国家对西部就业的支持以及人才引进政策,大学生毕业后到西部地区工作人数逐渐增多。

三、护理学专业大学生创新创业与就业现状及发展趋势

(一) 护理学专业大学生创新创业现状及发展趋势

护理学专业大学生创新创业能力的培养逐渐得到更多关注。护理学专业大学生参与的创新创业活动主要包括医药保健产品研发、医药器械产品创新、参与教师科研课题以及自主开展的创新创业训练项目。近年来越来越多的护理学专业大学生活跃在国内外大学生创新创业大赛中,如中国"互联网 +"大学生创新创业大赛、国际大学生 iCAN 创新创业大赛等。

随着我国疾病谱的改变、人口老龄化的进展,人们对健康、康复、护理需求日益增多,需要通过培

养开业护士来补充基层卫生服务队伍,促进公众及时获得高质量卫生保健服务,补充医院和医生服务的短缺,节省医疗成本。开业护士可以独立在社区开设门诊,工作包括预约、执行和解读化验检查报告、开药和执行治疗、管理患者、提供照护和咨询等,我国已有一些省、市试点符合条件的护士拥有有限处方权,未来护理人员的工作范畴也将进一步拓展。

护理学专业大学生的创新创业要拓宽发展格局,以大学生创新创业项目和大赛为契机,借助大学生创新创业和护理人员多点执业的政策支持,以及互联网时代的便利条件,以团队为单位,跨越学科边界,将有利于创新健康领域的科研方法,汇集特色学科的优势开展创新型科研项目,以服务、技术、产品的创新和转化引领未来护理学专业的创业方向。

(二)护理学专业大学生就业现状及发展趋势

根据《本科毕业去向分析(2019)》,2017—2019届护理学类本科生毕业半年后的就业率比例分别为95.4%、95.3%和94.4%,就业率较高。根据《2020年中国本科生就业报告》,本科护理类专业从医比例在90%以上(2019届为91.9%),从事护士岗位的比例2019届为85.4%。医院是本科护理类专业从医毕业生的主要去向,吸纳了70%以上的从医毕业生(2019届70.5%),本科护理类专业从医毕业生任职于三级甲等医院的比例超过80%(2019届81.6%);另外,从就业区域分布来看,2019届本科护理类专业从医毕业生在东部、中部地区就业的比例(分别为56.6%、27.0%)较高。

我国医疗市场高等护理人才仍然相对缺乏。虽然近10年我国高等护理教育快速发展,为社会培养了大批高等护理人才,临床工作中本科护理人才所占比例虽呈上升趋势,但总体上护理高层次人才仍然不足,且本科以上学历护理人员更多分布在城市三级医院。随着我国高等护理人才培养规模的不断扩大,护理本科毕业生选择三级医院就业的竞争压力增大,一部分毕业生开始选择到二级医院就业。从地域上看,大中城市医疗机构护理人员相对饱和,较为边远的州市级医院和县级医院护理人才相对不足,基层乡镇医疗卫生机构护理人才严重紧缺,护理人才需求的"缺口"与相对"饱和"现象并存。近几年国家推动基层医疗卫生服务方针政策,对护理学专业毕业生选择县、乡镇地区就业起到了积极的引导作用。随着社会经济发展、疾病谱变化和人口老龄化进程的加快,护理服务不断适应人民群众日益多样化、多层次的健康需求,服务领域逐步向家庭、社区延伸,在老年护理、慢性病护理、临终关怀等方面发挥积极作用,护理服务领域不断拓展。全球性护理人才的短缺为我国护理人才创造了很好的走出国门、迈入世界就业的机会。

第一章　案例分析　升学 VS 求职前景

第四节　创新创业与就业教育

─────────── 导入情境与思考 ───────────

《护理学类教学质量国家标准》中提出:"护理学专业本科毕业生应具有创新精神和创业意识,树立终身学习的观念,具有主动获取新知识、不断进行自我完善和推动专业发展的态度。""护理学院(系)必须在注重学生自我发展的基础上,加强创新创业教育,加强学生的护理职业生涯规划和发展教育。"

请思考:

1. 创新创业与就业教育的内涵是什么?

2. 护理学专业大学生创新创业与就业教育的现实意义是什么?

一、大学生创新创业与就业教育

(一)大学生创新创业教育任务及特色

大学生创新创业教育是以创造性和创新性为基本内涵,以课程教学与实践活动相结合为主要载体,以开发、提高受教育者综合素质为目标,培养其未来从事创新创业实践活动所必备的意识、人格、知识、思维、能力等的素质教育。从广义上讲,大学生创新创业教育是关于创造新的伟大事业的一种教育实践活动。从狭义上讲,它是关于创造新的职业工作岗位的一种教学实践活动,是当代大学生走上主动就业、灵活就业、自主创业之路的教育改革活动。大学生创新创业教育的特色如下:①丰富与提升。大学生创新创业教育是在学生原有文化、专业、心理素质基础上进行的创新创业素质提升教育,丰富了高等教育的内涵,提升了高等教育观念的层次。②系统化。创造一般是指开创,而创新在于再创性,创业则是将头脑中的思想、创意、想法变成现实中的事业的系统性过程。创业是将创造和创新的过程行业化、系统化,开创出新事业。创新创业教育应当系统化地融汇到教学实践中去。③独立而完整。创新教育、素质教育、职业教育与普通教育等其他教育可能包含创新创业教育的相关因素,但都是零散的、不完整的,不能起替代作用。创新创业教育是它们的有机整合,是在其基础上进行的个性教育,可以采取结合并渗透的方式开展进行。④知行合一。大学生创新创业教育强调通过教育使学生学会生存和处事,在工作中将理论与实践相结合,并能拥有终身学习的观念和能力。

(二)大学生就业教育任务及特色

大学生就业教育是高校根据社会发展和就业市场对人才素质的要求,结合大学生自身的性格、特长、爱好,积极引导大学生构建合理的职业生涯规划,以最终促进大学生就业为目标,贯穿于大学生大学四年学习生活全过程,连贯的、系统的、有针对性的教育实践工作。从学科层面上来看,在一定程度上也可以将其看作是一门新兴学科,其涵盖范围特别广泛,包括:帮助大学生正确认识自我,树立正确的择业观和从业观,对自己的职业生涯进行合理规划,不断提高自身综合素质和就业竞争力,掌握未来工作岗位所需要的专业技能,并为大学生提供就业市场信息和咨询服务等多项内容。

大学生就业教育具有以下特点:①目的性。就业教育是一项有目的、有组织、有计划的教育实践活动,其最主要的目的在于培养大学生职业素养,增强就业竞争力。②系统性。就业教育是一项连贯的、系统性的工作,贯穿于学生大学生涯的全过程,并且在学生大学每个阶段都有不同教学目标与任务。③广泛性。目前我国高校的就业教育已经覆盖到了每一名在校大学生,每一名在校大学生都能接受到高校提供的高质量的、高水平的就业教育。④实践指导性。就业教育作为联系学生与职场的一条纽带,很重要的一环就是为学生提供就业咨询服务,这就注定了其具有很强的实践指导性。⑤创造性。当今世界经济全球化趋势不断加强,科技迅猛发展,就业市场对人才素质的要求也在不断变化,因而高校大学生就业教育也需要不断创新,以适应就业市场的不断变化。

(三)大学生创新创业教育发展

创新创业教育是当代培养在校学生创新意识、创新精神、创业能力的一种新型教育方式,目的在于培养社会需要的高素质创新型人才。国外创业教育已有 70 多年的发展历史,哈佛大学率先于1945 年开设了创业精神的课程,百森商学院于 1978 年成立了美国首个创业研究中心,现在美国正逐步形成一个完整的创业教育社会体系和教学研究体系。美国众多企业尤其是高科技企业和社会组织等还建立起了自己的创新创业教育基地,在创业培训中心、产业孵化器、科技园等机构中进行相关教育,并为有志于创业的大学生提供创业基金、法律咨询等形式的帮助。英国的创业教育体系较为成熟,近一半大学至少设置一门创业教育课程,多数大学成立创新(创业)中心,设立学生创新创业项目,培育和支持青年大学生创新创业。新加坡重视创业及其教育,视其为全国教育的重要组成部分,把其纳入国家社会和教育研究体系,形成了独具特色的教育,积累了丰富的教育经验,成为人才发展战略中的重要组成部分。德国高校将创新创业教育作为学生通识教育的一部分,在经济学原理、企业管理、法学和其他基础课程中融入创新和创业知识,目的是保证创业中的大学生能够拥有相关技能,有较宽的眼界。德国的大型企业一般设有自己的创新创业投资基金,对参与创新创业的大学生给予资金的鼓励,还会联合高等学校开办讲座和创新创业实训,为企业发掘人才。日本高校在创新创业教育中提出了"企业家精神"概念,认为高校应该培养每一名学生的创新意识、生存能力和企业家思维方式。日本的创新创业教育在经过多年实践与发展后,呈现出特有的模式,采用"政府 - 企业 - 学校"方式进行,其中政府为创新创业教育提供相关鼓励政策,企业为创新创业教育提供资金和资源的支持,学校作为创新创业教育的主要场所与组织者实施教育,同时深度联合企业完善教育环节。

随着国家创新创业教育相关政策的出台,我国各高校也越来越重视创新创业教育。2015 年《国务院办公厅关于深化高等学校创新创业教育改革的实施意见》下发,要求高校面向全体学生开展创业教育,将创业教育课确定为大学生必修课程。高校肩负着培养具有创新精神、创业意识和创新创业能力的技术型创新创业人才的重任。面对国家政策的推动,我国高校开始广泛开设创业教育课程,但创业教育不仅仅是数量上的增长,更应该考虑每个学校的侧重点,在创业教育的课程设置及评价等方面应采取不同措施。只有形成了完善的课程体系、明确的人才培养计划等,才能促进我国高校创业教育得到跨越式发展。当前我国高校的创业教育呈现多元化发展模式,可以分为以下三个方面:①以中国人民大学为代表,注重以学生整体能力、素质提高为侧重点;②以北京航空航天大学为代表,注重以提高学生创业知识、创业技能为侧重点,注重商业化运作;③以上海交通大学为代表,注重以创新教育作为创业教育的基础,在专业知识传授的过程中注重学生基本素养的培养。我国高校创业教育的发展开始形成自己的特色,基于自身的院校特色和区域经济发展需要,在大的社会经济背景下,开始尝试性地改革教学模式,修订人才培养计划,融入创新创业教育,加强师资培养等。

知 识 链 接

创 客 教 育

创客教育来源于"创客"一词的衍生。创客教育作为一种崭新的教育形式,以新兴科技为技术支撑,利用创客空间的学习环境,激发学生的学习兴趣,培养创新思维,训练专业技能,逐步形成创造与学习的一体化过程。随着"互联网+"概念的引入以及技术的演进、DIY(do it yourself)的复兴、类似现实捕捉、3D 打印等技术的发展,实现创客教育"个体性、开源性、共创性"的教育特性,促进创客学习者技术智慧、创新智慧的发展。得克萨斯大学医学分校创建了创客空间,该空间为临床护士提供可以利用的工具,将创新想法转化为临床研究,鼓励团队合作,并提供专业指导和实践经验分享。

(四)大学生就业教育发展

高校大学毕业生就业教育是根据学生个人特征、匹配能力和社会需要,帮助学生计划职业发展、培养职业能力、选择适宜性职业,帮助毕业生了解国家的就业方针政策,树立正确的择业观念,保障毕业生顺利就业的有效手段。

美国政府 20 世纪 70 年代出台了《生计教育法案》,90 年代又颁布了《学校 - 就业法案》,强制学校开展职业发展与就业教育,对于促进学生合理选择职业有重要意义。20 世纪 80 年代以后英国政府陆续颁布一系列文件,强调职业教育和职业指导应成为学校课程的一部分。近年来澳大利亚通过国家立法,制定了"职业发展纲要",成为指导学校开展职业发展与就业教育活动的纲领性文件,对职业教育的内容、方式、方法、评估等方面作出了具体规定,通过立法的形式使职业发展与就业教育有了制度上的保障,确保大学生能接受系统的职业发展教育。

美国就业指导中心主任一般具有辅导学、咨询学、高等教育学硕士或博士学位,负责心理测试、能力评估、求职咨询的职业顾问要求有心理学硕士或博士学位,其他辅导人员也必须有辅导学、咨询学等学位。在加拿大,咨询师要求具有教育学、心理学、咨询学或相应的人文社会科学的博士学位,而且有一定工作经验;指导教师或管理员也要求具有人文科学背景的硕士学位。职业发展与就业教育在国外践行多年,内容丰富而完备,主要包括:①发展自我意识,建立职业目标。帮助大学生认识个人能力、兴趣、特长,正确看待个人的生理和心理特征,初步确定职业目标。②开发职业技能,增进职业机会意识。对大学生的技能进行评估,指导大学生通过社会实践活动开发工作技能,使其有能力谋得更适合的职业岗位。③提供职业信息,发展职业生涯决策技能。通过书籍和小册子、影片等资料向学生详细介绍各种职业的性质、要求、工作范围、发展前景以及本地区劳动力市场的形势等,让大学生对社会可以提供的职业及就业岗位建立广泛、深入的了解。引导大学生合理分析职业信息,作出正确的职业抉择。④学会角色转变,适应职业生活。帮助大学生做好从学生向职业人角色转变的心理准备,独立走向社会,顺利地从事职业和适应职业生活。

就业教育发展的主要特点包括:①从毕业前临时性指导向职业生涯规划教育转变。就业教育已经不单单是毕业前组织几次招聘会,发布一些招聘信息,临时组织几次模拟面试或者礼仪教育,而是根据新生到毕业生的不同特点,开展就业指导公共课、创业论坛、校友交流会、职业生涯规划测评、建立多形式的实习实践基地等多方面、有针对性的职业生涯规划教育体系。当然职业生涯规划活动的开展还处于探索阶段,内容、效果、参与积极性等各方面都有所欠缺,但这意味着高校就业指导思路的转变,也是我国就业指导与服务工作发展的方向。②就业教育与服务工作的信息化程度越来越高。如今高校内就业信息网的建设、就业交流平台的开发,无论是高校就业指导机构的积极引导,还是大学生们自发组织,信息化、网络化已经成为我国就业指导机构建设发展的趋势。③就业教育与服务工作的参与者趋于多元化。首先,官方的就业指导机构得到了更大的支持,以前仅仅是就业办或者就业指导中心单个职能部门的支持,如今已经成为了由校长、书记牵头,学校、院系、专业、班级等多方共同推进。另外,校园内活跃着的就业指导机构或者个人还包括学生社团组织、企业校园俱乐部、校友会、商业就业辅导机构、企业实习实践基地等。

二、护理学专业大学生创新创业与就业教育

(一) 护理学专业大学生创新创业与就业教育现状

国内外护理教育者逐渐意识到创新创业教育的重要性,并尝试开展多种形式的创新创业教育。美国亚利桑那州立大学护理保健创新学院建立并维持创新创业文化,推出跨学科的医疗创新临床试验中心,指导学生如何开发创造具有市场价值的医疗保健产品,同时服务于真实的社会医疗保健需求。英国阿尔斯特大学护理学院在大学生学习周期内将创新创业教学纳入课程体系,注重培养学生运用创新思维的能力。近年来我国护理院校也非常重视大学生创新创业教育,将创新创业课程作为必修课。创新创业课程属于大学生通识教育的一部分,不同专业学生授课内容相同,一些护理院校还开设了"创办你的企业"(Start Your Business,SYB)培训课程,为学生提供创新创业指导。自我国开展创新创业教育以来,教学模式及教学方法也有了很大的进展,护理学专业作为实践性较强的专业,特别注重操作能力的培养,多数高校摒弃传统的教学方式,实行理论与实践相结合、第一课堂与第二课堂相结合等教学模式,一些护理院校采用本科生导师制,导师一般包括护理学院专任教师和临床兼职教师,从学生入学一直到毕业,全程、全方位指导本科生参与创新创业活动,包括大学生创新创业项目、大学生创新创业大赛、社会实践和毕业设计等。

第一章 文档
SYB 培训课程

20 世纪 80 年代,欧美国家已经在护理教学中引入护理职业生涯规划相关理论,通过介绍职业生涯规划的理论和步骤,帮助护理学专业学生制订学习和工作目标,提高学生适应护理工作的能力。职业生涯规划教育对刚刚步入临床实践的护生的职业选择产生重大影响。我国护理学专业大学生就业教育一般由高校学生工作处、就业指导中心或团委等部门承担,院系辅导员配合推进就业工作,包括开设职业生涯规划课程、为毕业生提供就业信息、解读就业政策和办理就业手续等。职业生涯规划课程也属于大学生通识教育的一部分,不同专业学生授课内容相同,因此护理院校也在逐渐探索具有专业特色的就业教育,鼓励专任教师在专业课程教学中渗透就业教育,或由专任教师开设护理学专业就

Note:

业指导课程,邀请专业领域的专家为大学生开展职业生涯规划的讲座,开设团体辅导、工作坊等,帮助学生确定职业方向,发展专业能力,科学规划职业生涯,也有部分护理院校的就业教育中引入了护教协同、全程化和个性化指导等理念。

(二)护理学专业大学生创新创业与就业教育期望

我国政府出台一系列优惠政策以鼓励大学生创业,开设大学生就业创业指导机构和平台,但与护理学专业相关的政策却不多。在人口老龄化和三孩政策开放的国情下,人们对于老年护理、母婴护理等方面的关注度日益增高,护理学专业本科生的创业机会也随之增多,需要政府及社会对此方面的创新创业教育给予更大的支持。

护理学与人们的生命健康有着密不可分的关系,护理学专业在校大学生不仅要掌握相关的护理学专业知识,创新精神和创业能力的培养也显得尤为重要。树立科学的创新创业理念是创新创业教育融入护理学专业教育必不可少的一步。学校或学院应将科学的教育观念融入创业教育,将创新创业精神渗入护理学专业教育,使护理本科生充分认识创新创业的重要性,改变创新创业理念,加强创新意识,树立创新精神,增强创业兴趣,培养创业能力,此外还能提高应届毕业生的就业率、创业率、缓解就业压力,满足社会各方面的人才需要。

创业课程是开展创新创业教育的核心内容,护理高校创建科学的创新创业课程体系可以从以下几个方面做起:首先,提高创新创业课程在必修课程中的比例,给予相应的学分或学习证书,并针对不同年级的护生分层次设计课程。对于低年级的学生,侧重于创新创业相关理论知识的教育,培养学生创新创业理念;而对于高年级的同学,应侧重于创新创业实践课程,加强学生的创业实践能力。同时建立跨学科、跨专业的课程,使创新创业课程更加系统、全面、多样,以满足护生对创新创业教育的需求。其次,护理学专业的老师应灵活应用专业教材,将创新创业课程融入护理学专业课程的教育中,如当下比较热门的社区护理、老年护理、妇产科护理、新生儿护理等,可结合实际商业案例给学生传授创业理念和经验,讲解养老机构、母婴护理中心、社区家庭护理机构等企业在国内外的发展现状和发展前景,激发护生的创业兴趣,提高护生的创业意识。

护理学专业大学生就业教育方面应做到:①加强对护理学专业学生的职业生涯规划教育。职业生涯规划即个人在从事职业之前或职业发展过程中,结合自身情况以及影响职业发展的制约因素,为自己确立职业目标,选择职业道路,编制职业发展的计划。在入学之初就要对学生进行良好的大学生职业生涯规划教育,并将教育贯彻始终,落到实处,得到学生的认识与重视,让学生掌握策划自己职业生涯的本领,不盲目地学习护理学专业的知识与技能,从而达到理想的求职效果。②鼓励护理学专业学生发散思维,拓宽就业思路。目前来说,护理学专业毕业生就业主要分布在各级各类综合医院、专科医院、急救中心、康复中心、社区医疗服务中心,从事临床护理和护理管理工作。除此之外,随着社会经济的不断发展,护理学专业毕业生的工作领域也随之拓宽,护理学专业毕业生可以通过考取硕士、博士学位,从事护理教育与研究工作,也可以考取公务员、参军入伍、自主创业等。这些也都能够满足护理学专业毕业生的职业需求,要正确引导毕业生的就业理念,提供最新的就业讯息和社会动态,拓宽就业口径,确保学生找到更加适合自己的工作方向。③有针对性地对护理学专业学生进行就业指导。就业指导不仅仅是指学校为毕业生提供充分的就业信息、举办各种招聘会、讲授求职及面试技巧培训等服务,更要根据各个阶段不同的指导目标,针对护理学专业就业前景和就业压力并存的特殊性,长期进行个人定位指导、就业的心理指导等能对学生就业产生长期影响的指导。护理学专业的毕业生存在个人择业期望值较高、个人定位不够明确、盲目自信等特征,应及时完善学生的就业心理,提升长期的、稳定的就业竞争力,将就业指导贯穿始终,既能让学生对未来充满希望和自信,又能让学生找准自身定位,最终达到职业期望。

(孙宏玉 岳 彤)

思 考 题

1. 请思考在大学阶段如何提升自己的创新创业能力?

2. 请阐述政府及高校促进大学生就业的相关政策。

3. 请结合护理学专业大学生创新创业与就业现状及发展趋势,制订适合自己的职业生涯发展短期目标和长期目标。

第一章 目标测试

护理学专业大学生创新思维的培养

第二章 课件

—— 学 习 目 标 ——

- **知识目标：**
  1. 掌握创新思维培养方法。
  2. 熟悉克服思维定式的方法、创新思维的分类与特点。
  3. 了解创新思维的概念，创新思维的原理。
- **能力目标：**
  1. 能主动打破思维定式。
  2. 能运用创新思维方法进行创新。
- **素质目标：**
  1. 具备护理创新思维的基本素养。
  2. 通过创新思维解决护理工作中的问题。

随着医学科技的日新月异、护理事业的快速发展,护理人员也需要与时俱进的开展创新性工作,才能满足人们日益增长的对卫生健康的需求。护理学专业大学生作为最重要的护理后备军,需要了解创新思维培养的方法,将来能够更好地创新性地解决护理领域的专业问题,实现护理学专业教育与社会服务紧密结合,并最终提高护理学专业大学生服务社会的能力。本章节从思维及创新思维概述、创新思维培养方法及创新思维在护理学中的应用等方面进行阐述。

第一节 思维及创新思维概述

导入情景与思考

在临床见习带教的过程中我们经常看到这样一幕:当带教老师用听诊器听到某患者由于肺部病变而出现异常的声音时,为了让学生更好的学习该疾病,认识这种声音,带教老师会让学生们一一去听诊,这会给患者带来一定的不便。

请思考:

1. 你有什么办法去更好地解决重复听诊的问题?

2. 解决这个问题可能需要用到什么思维方式?

一、思维概述

(一) 思维的概念

思维(thinking)是对客观事物的间接的、概括的反映,反映的是客观事物的本质特征和内在联系。间接的、概括的反映是指通过其他的事物来认识,并按照对事物本身规律性的认识,把相同的类似特征的事物进行概括。概括的水平越高,越能反映出事物的本质特征以及内在的联系。例如,我们拿到一瓶生理盐水,能感觉到其本身的重量,这是大脑直接传递给我们的。根据已有的知识,我们知道这个水和普通的水不同,可以用于治疗,这个过程是间接的,也就是所谓的思维。人的思维是在感知的基础上产生和发展起来的,思维是认识的高级阶段或称为认识的理性阶段。

(二) 思维的特点及分类

1. 思维的特点 思维具有间接性是指思维对于不在眼前的、不能直接作用于人脑的事物能够作出反映。比如,通过痰液的性状初步判断呼吸系统的感染情况,通过尿液的颜色初步判断泌尿系统的出血情况。通过中介物,间接的去反映事物的特点,就是思维的间接性。思维的概括性是指思维反映的东西不是个别事物的个别属性,而是一类事物的共同属性或者本质属性。如人们把"体表覆羽,无齿有喙,前肢为翼"的动物统称为鸟。概括分为经验概括和理论概括两个层次。古人偶然发现某种植物的叶子可以治病,便逐渐概括出部分植物可以作为药物使用,这就是经验的概括。在经验概括的基础上总结出现象间的联系,达到对现象的规律性认识,即理论概括,如能量守恒定律。

2. 思维的分类 思维可以分为逻辑思维和非逻辑思维两类,通过判断和推理来反映事物的本质特征和内部联系的思维就是逻辑思维。逻辑思维思考的前提或依据与思考的结果之间具有必然的联系,逻辑思维需遵守一定的规则,按照一定的思考程序和步骤进行推演,且要求每步都正确,不受思考者动机、情感、兴趣、意志等因素的影响。非逻辑思维则是指不包含在逻辑基本范围内,但在创造过程中发挥有效作用的各种思维形式。非逻辑思维属于人们内在的心理活动,如联想、想象。这些心理活动有时难以用语言来表达。非逻辑思维思考的前提与结果之间不具有必然联系,没有确定的思考程序、步骤及必须遵守的原则,不要求步步正确,允许走弯路、犯错误。非逻辑思维受思考者的动机、意志、兴趣、情感等因素的影响较大。非逻辑思维可以表现为发散思维、逆向思维、侧向思维等思维形式。创新性思维是逻辑思维与非逻辑思维的结合和相互补充。非逻辑思维的作用主要是广开思路、打开创新之门,提出更多新颖独特的设想。而逻辑思维的作用则主要是对提出来的各种设想进行梳理、推演、比较、加工,从而筛选出最佳的设计或设想。在日常生活中,处理常见的问题时逻辑思维基本就能满足需求,而在处理前所未有的问题或者需要改进处理问题的方式方法时,就不能仅靠逻辑思维了。因此,爱因斯坦说"没有通向创造发明的逻辑通道"。创新机制只能来自非逻辑思维,逻辑思维本身不可能实现创新作用,这说明了非逻辑思维在创造活动中的关键性作用。但是也不能因此否定逻辑思维的作用,在创新阶段的后期即验证阶段,逻辑思维的使用可以更好地去验证非逻辑思维创造出来的新观念、新设想、新成果,对非逻辑思维起到很好的补充作用。一般来说,在创造性思维中非逻辑思维相比逻辑思维能起到更重要的作用,而在常规思维中逻辑思维要比非逻辑思维起到的作用更大。

（三）思维定式

1. 思维定式的概念及特点　人的思维存在很大的惯性,当我们用一种思维解决了一个问题,下次碰到类似的问题则很容易采取上次的方式去解决。随着经验的积累、知识的增加,人们会对常见的事物或问题形成习惯性的认识和解决方法,形成一种固定的思考模式,心理学上称为思维惯性或思维定式。思维定式就是按照已有的经验教训和习得的思维规律,在多次反复的使用中逐渐形成了一种稳定的规律化的思维方式、方法,并且以这种思维去对待客观事物,形成了非常固定的思维。比如口腔科的医生更容易注意到患者的牙齿,这是先前的工作习惯,会不由自主地主导人的思维和意识,从而影响人的行为,形成思维定式。思维定式的建立需要一段时间,一旦建立之后就能够不假思索地支配人们的思维过程、心态及行为,具有稳定性和顽固性。

思维定式具有一定的优点。按照固定的规章和常规流程进行相关的工作可以避免医务人员出现遗漏疏忽,少走弯路,能尽快解决患者存在的问题。但思维定式也存在不少弊端,尤其在创新思维活动中会阻碍新方法、新思路的产生,起到消极的作用。因此,了解并规避思维定式是创新性思维最重要的组成部分。

2. 思维定式的类型　思维定式有许多表现形式,其中与护理创新思维、创新活动有关的主要有以下几种形式:

（1）经验型思维定式:经验通常是指人们通过实践活动摸索出来的相对稳定的知识、技能及规律,有时也指历史上已经证明了的结论。在通常的情况下,人们通过自己的感觉器官直接接触外部世界,并对各种事物的表面现象进行初步认识及总结。人类的经验主要来自生活、工作中的体验。从婴幼儿期开始,所有看到的、听到的、感受到的各种现象和事件都构成了诸多的经验。经验可以帮助我们处理日常的很多问题。当人们在某一方面具有经验,那么在处理这类问题上就会得心应手,特别是对于技术和管理工作都需要丰富的经验。因此,年资较长的护士比新护士能更好地减轻手术患者术前的焦虑,能更好地为肥胖的患者进行血管穿刺。也正是这个原因,在某些医院岗位招聘广告中会有"限有工作经验者投递简历"之类的话语。经验是有益的,但当人们过分依赖经验,形成比较固定的思维模式,削弱头脑的想象力,就会影响创新思维能力,这就是所谓的"经验型思维定式"。经验型思维定式受个人经历、社会熏陶等多种因素影响,日积月累、潜移默化,形成思维定式。

（2）从众型思维定式:是由于长期受周围人的行为模式、思考模式及解决问题模式的影响,模仿或参照别人的一种思维定式。这种思维定式可以帮助人们更好地适应周围的环境,与周围的群体形成和谐的关系,但是不利于创新思维的产生。

（3）权威型思维定式:其根源是有限性。人的认知和能力都是有限的,由于个人知识的有限性,我们尊崇博学者为权威;由于个人力量的有限性,我们尊崇强力者为权威。因此,有人群的地方就有权威。权威是存在于任何社会的一种实际现象。人们对于权威的尊崇是可以理解的,但有时这种尊崇会比较盲目,人们会理所当然地认为权威就是对的,与权威相违背就是错的。这就是权威型思维定式。

权威性思维定式有两类:一是教育权威,即儿童在成长的过程中接受的教育,如上课时间不准做小动作、不准交头接耳。如果儿童服从这些,就会受到表扬;反之可能会受到批评。因此,儿童从反抗到不敢反抗再到不愿意反抗,久而久之在儿童的思维模式里教育所造成的权威定式就逐渐形成了。二是专家权威,即由于掌握了深厚的专业知识所形成的权威。由于人们的时间精力所限,个体在社会中只能对一个或者几个专业领域内的知识精通,而对于其他大多数领域则了解较少。因此,由于大多数个体专业知识的缺失,专家的意见被认为是权威的、正确的,人们应该按照专家的意见做事,如果违反了专家的意见则会导致失败。久而久之,人们便以专家的答案、意见、建议为标准答案,从而在思维模式上形成了权威型思维定式。

3. 克服思维定式的方法　思维定式是阻碍创新思维培养的关键,在进行创新思维培养的过程中需要运用科学的方法克服消极思维定式,以不同的思维视角去发现新的问题或者解决问题的方式方法,才能扫除创新思维的障碍,助力创新思维的培养。

(1) 克服消极思维定式:首先要打破思维常规。当我们碰到问题时,可能会不由自主地按照思维定式来寻找解决问题的方案,这时思维定式就会影响创新思维的产生。克服这种消极思维定式,首先要自信,保持个性,不盲从,在对待问题时要抛开"专家说""书上说""大家都是这样认为的";其次我们要有勇气去提出不同的方案,要有勇气去承担创新带来的风险。通过开拓视野,应用创新思维,寻找最佳的解决方案。

(2) 以不同的思维视角思考问题:"横看成岭侧成峰,远近高低各不同。"每一个事物都具有多面性,当使用不同的思维视角去观察时,往往会看到事物不同寻常的一面。因此,以不同的视角去看待问题,能够发现新的创新点,甚至有时会看到事物完全不同的一面。例如,有一家牙膏公司生产的牙膏品质优良,受到广大客户的喜爱,但随着客户群体逐渐稳定,销量无法大幅度提升。以往遇到此类问题,公司一般会选择进行广告宣传开发新的客户,这就需要加大成本投入。此时有一位年轻的经理提出,可以扩大牙膏开口的口径,当年公司的营业额便提高了三分之一。这就是从不同的思维视角去思考问题、解决问题的典型案例。

二、创新思维概述

创新思维(innovative thinking)是创新活动的灵魂和核心,是产生崭新内容的思维形式。一个完整的创新过程包括发现问题、构思解决途径及付诸实践,其中构思来源于创新思维,也是创新思维中最关键、最困难的部分。我们可以通过科学的方法进行创新思维培养,提高创新思维及创新实践能力。

> **案 例 链 接**
>
> **创新思维解决了"难题"**
>
> 英国国家图书馆年久失修,政府重建了新的图书馆,但有一件事情让馆长犯愁了,那就是大量的图书需要从旧馆搬到新馆,这笔费用大约需要350万英镑,图书馆支付不起这笔巨大的费用。有一天,一名馆员看到馆长闷闷不乐,于是问:"馆长,为什么事发愁呀?"馆长说:"图书搬到新馆的经费问题还没有着落。"馆员说:"我有个主意,可以节省200万英镑,但我也有个条件。"馆长一听,忙问他是什么条件。馆员说:"我节省的超出200万的部分归我。"馆长一口答应,并和馆员签署了合同。之后人们便在报纸上看到一条启示:从今天起国家图书馆可以免费借阅图书,不限量,但条件是从旧图书馆借阅的图书必须要归还到新图书馆。最后加上宣传的费用,图书搬迁的所有费用总共还不到30万英镑。

从上述故事可以看出,创新思维的特点是敢于打破常规。按照常规的思维方式,我们需要有专人来搬运这些笨重的书籍,需要支付大量的酬金。但是这个馆员通过逆向思维方式,没有使用常规的搬运工人,而是花很少的钱做了宣传,再请一些人起带头作用,就达到了将搬运工作化整为零,让广大读者扮演了搬运工的角色。所谓创新思维,就是以新颖独创的方法去解决问题的一种思维。通过这种思维常常能突破常规思维的界限,以反常规的方法和视角去思考解决问题的路径,提出与众不同的方案,最终提高人们创新性解决问题的能力。

三、创新思维的分类与特点

1. 发散思维　发散思维又称多向思维、辐射思维,是大脑在思考时从一个目标出发,沿着多种不同的途径去思考,寻求各种答案的发散状态的思维模式。这种思维不拘泥传统,不墨守成规,易引发一连串的创意,具有更多的创新性。

根据物品的功能、结构、材料、形态、因果以及相互之间的关系等发散性思维的出发点,发散思维可以分为功能发散、结构发散、材料发散、形态发散、因果发散、组合发散、方法发散、关系发散等。

(1)功能发散:从某事物的功能出发设想该事物的多种功能,或从某一功能出发构想该功能的各种可能性。例如,请讲出医用纱布的多种功能:纱布可以作为伤口敷料,蘸取消毒液可以用来消毒,可以用作绑带,还可以用来填塞止血。纱布其实还有其他很多功能。因此,通过功能发散可以得到多种设想。

(2)结构发散:从某事物的结构出发,设想多种结构,实现创新。比如积木,通过改变积木排列的结构就可以造出宫殿、桥梁、汽车、飞机等各种形状。

(3)材料发散:以生产某事物的材料出发,变换材料达到不同的效果。比如手套,医用无菌手套是为了无菌操作,厚的橡胶手套可以防酸腐蚀,棉手套可以保暖。

(4)形态发散:以某事物的形态出发,通过形态的改变,实现不同的作用。比如沙发,有圆形沙发、方形沙发、手形沙发、树叶形沙发、动物形沙发、三角组合型沙发等。

(5)因果发散:以事物发展的结果为发散点推测造成结果的可能原因,或者由原因推测出多种结果。比如推测患者体温升高的原因,可能是感染,也可能是疫苗接种,还可能是激素变化或者是体温计没有复位等。因此,通过因果发散就能发现更多的可能性。

(6)组合发散:以某事物为发散点,尽可能把它和其他的事物进行组合生成新的事物。比如玻璃瓶装的生理盐水和瓶套组合,就产生了现在方便使用的塑料瓶装的生理盐水,瓶底直接有一个塑料环方便输液时悬挂。

(7)方法发散:以某种方法为出发点,设想出利用该方法的各种可能性。例如宾馆里的牙膏,为了防止牙膏漏出,牙膏口都是封死的状态,对于旅客来说使用时要打开这个牙膏口就比较麻烦。因此,厂家经过调研改进了牙膏的盖子,在盖子上有一个锥头,用这个锥头就能轻松刺破牙膏口。通过方法的改进达到方便快捷的目的,这就是方法发散的功劳。

(8)关系发散:通过对事物之间关系的发散处理,设想出事物的各种可能性。比如5和2两个数字的关系,如果是相加的关系等于7,相乘的关系等于10,相除的关系等于2.5,平方的关系等于25。总之,通过变换事物之间的关系可以得到多种可能性。

2. 逆向思维　一般情况下人们喜欢沿着事物发展的方向去思考问题,这样的思考方式方便快捷,能解决现实生活中的很多问题,但这样的思考方式也容易形成思维定式,会影响人们的创新性,有时也会影响到问题的解决。而从事物发展相反的方向去思考反而会有意外收获,这就是逆向思维,也称逆反思维,是以对立、相反、颠倒等方式去认识问题、寻求解决问题的方案。从结论、结果开始倒过来思考,有时反而会使问题的解决更加简单化。逆向思维也是创新思维的一种,在实践中采用的逆向思维形式有原理逆向、功能逆向、程序逆向等。

(1)原理逆向:在19世纪以前人们一直认为电和磁是互不相干的两种现象,直到1820年物理学家奥斯特发现放置在有电流通过的电线附近的磁针会发生旋转,从而第一次发现电流能产生磁场的电磁效应。后来人们通过逆向思维,提出磁能否产生电的设想,最终法拉第发现了磁场产生电场的现象,促进了发电机的诞生。

(2)功能逆向:是以事物的功能为出发点,向相反的一面去思考。对于长期卧床的患者,由于局部

 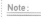

组织长期受压,易产生压力性损伤。临床上为了避免压力性损伤的发生,需要经常给患者翻身,以改变局部皮肤组织长期受压的状态。但是对于危重患者或活动不便的患者定时翻身存在一定的困难,因此,在过去此类患者压力性损伤的发生率很高。后来有人考虑,既然不能改变患者的体位,那么就改变床垫,于是发明了预防压力性损伤的床垫,通过定期对床垫局部的充气和放气,变换床垫局部与患者接触面之间的压力,可以有效预防压力性损伤。

(3) 程序逆向:过去心肺复苏的流程要求,医务人员发现患者意识丧失后,第一时间应迅速判断患者的颈动脉搏动和呼吸有无消失,如果患者的颈动脉搏动和呼吸消失,会迅速呼叫其他人员一起参与抢救。后来医务人员发现这样可能会贻误抢救的时机,因此更新为一旦判断患者意识丧失首先要呼救,之后再判断患者的颈动脉搏动和呼吸的情况,根据判断结果再做进一步的处理。这种程序上的改变为抢救患者赢得了宝贵的时间,这就是程序逆向思维的妙用。

3. **移植思维**　将某一领域的原理、方法、结构或材料等移植到另一个领域而产生新事物的方法就是移植思维。移植思维不仅在科学研究中经常使用,而且在日常生活中应用也非常广泛。从移植思维涉及的内容可以分为原理移植、方法移植、结构移植、功能移植、材料移植、技术移植等。

(1) 原理移植:是指将某一领域的原理移植到其他领域,产生新的成果或方法。动物学家发现,猫如果不吃老鼠,猫的夜视力就会下降甚至消失。后来经过对老鼠的研究,发现老鼠体内有一种特殊的物质,这种物质能合成牛磺酸,而猫的体内恰巧缺少这种物质。当猫不断地捕食老鼠,就能弥补其体内牛磺酸的不足而维持夜视力。眼科学家将这一发现移植到医学研究领域,让患有顽固性夜盲症的患者食用富含牛磺酸的食物,结果这些患者的夜视力显著升高,从而一举攻克了"夜盲症"这个世界性的医学难题。这就是典型的原理移植思维。

(2) 方法移植:是指将一个学科或者领域的研究方法移植到其他学科或领域中,从而解决该学科的问题。听诊器是由法国医生林奈克在 1816 年发明的。在听诊器发明之前,医生进行心肺部听诊时需要贴在患者的胸前。一天,林奈克遇到一位胸痛的肥胖女性患者,当他将耳朵贴在患者的胸前听诊时,由于患者肥胖胸部的隔音效果太强,听不到任何从胸廓内传来的声音,而且男女性别差异带来不便,因此林奈克特别苦恼。当他漫步在一条小路上时也一直在苦苦思索这个问题,迎面他碰见两个小孩在玩游戏,其中一个小孩在敲打木梁的一端,另一个小孩则把耳朵贴在另一端听传过来的敲打声,这个场景让林奈克顿时思路大开,最终他发明了世界上第一个听诊器。这就是方法移植思维的妙用。

(3) 结构移植:是指借鉴一个领域结构,将其创新性的应用到另一个领域中,从而产生新的事物或者成果。比如直升机就是借鉴了竹蜻蜓的结构。竹蜻蜓是我国古代人们发明的一种玩具,将竹片削成螺旋桨形状插在一圆杆上,当快速搓动圆杆时螺旋桨快速转动,借助空气就可以飞到空中。后来意大利人借鉴这个结构并加以改进,发明了世界上第一架直升机。

(4) 功能移植:是将某一事物的功能通过创新性的使用赋予在另一种事物上。比如从自动洗衣机的发明到自动洗碗机的发明。

(5) 材料移植:是指将某种产品的材料应用在别的产品制作上,产生新的产品,达到节约成本或改善性能的目的。

(6) 技术移植:是指应用于某一方面的技术被移植到其他的方面,解决其他事物的难题。

4. **联想思维**　将头脑中一种事物的概念、方法、形象等与另一种事物的概念、方法、形象等关联起来,通过联想探索事务之间的共同或者类似的规律,进而解决问题的思维就是联想思维。人们常常提到的"举一反三""触类旁通""由表及里",都体现了联想思维的精髓。根据联想的方式不同可以将联想思维分为相似联想、相关联想、对比联想、因果联想。

(1) 相似联想:就是通过某些事物的外在的和内在的特征引起对有着相似属性的事物的联想。世界上的很多事物都存在大量的相似性。如当病毒进入机体后机体会产生针对这种病毒的抗体。通过进一步研究发现,如果将和病毒分子结构相似的物质加工后注入人体,也会激发人体产生抗体,而这种抗体在一定程度上可以和病毒结合,起到降低或消灭病毒攻击力的作用。

（2）相关联想：儿科病房里的护士穿上粉红色的衣服，通过暖色调，可以给儿童一种温暖的感觉，从而促进儿童对护士产生亲近感。同时，在儿科病房的墙壁上贴上卡通图画，走廊里设置儿童的游乐区，贴近儿童的喜好，可以让儿童产生一种身处乐园的相对愉悦感受。

（3）对比联想：是根据事物之间存在的互不相同或者相反的情况进行联想，产生新设想的思维。比如糖尿病患者因血糖较高，需要服用降糖药，以维持正常的血糖水平，因此最初市场上的血糖检测仪检测到血糖增高，超出一定范围时会发出蜂鸣提醒。后来的设计者通过对比联想，注意到这类患者也会因服药或饮食不当，出现低血糖的情况，因此增加了低血糖的蜂鸣提醒。这就是运用了事物相反的属性进行对比联想。

（4）因果联想：是根据事物之间的因果关系，由一件事联想到另一件事。例如，在沙漠边缘居住的人们一直想挖一口井，但无奈一直找不到水源。有一天有人在干旱的地上发现了很小的一片绿色，再仔细看绿色的下方，稍有潮湿，于是挖井人当即决定在此处挖井，最终找到了水源，成功打出了一口井。这就是因果联想的妙用。

5. 前瞻思维　即超前思维，是对未来事物的发展方向和状况进行思考和预判。前瞻思维对社会发展、经济建设、医务工作都有较大的价值，是一种重要的战略思维。比如在跌倒发生前，对于患者的跌倒风险要有一个相对精准的判断，因此研究者创新性地制作了跌倒风险评估量表评估患者的跌倒风险，并为高危患者提供一系列的健康宣教。此外，为了预防老年患者倒地时可能带来的严重后果如骨折，研究人员创新性地设计了防摔伤安全气囊，让老年患者佩戴该安全气囊，在监测到重心急剧变化瞬间弹出，可以保护老年人的安全。

6. 组合思维　组合思维是指由两种或多种思路相融合产生出新设想的思维方式，也指通过不同的搭配而产生新的产品或事物的思维。比如测体温和红外线组合起来就产生了电子测温仪，将电子技术和台式血压计结合起来就产生了电子血压计。实际上组合往往呈现两极化的特点，也就是一方面简单的组合很容易做到，但是不容易想到；另一方面复杂的组合容易想到，但是不容易做到。此外在团队建设的过程中也应该运用组合思维，招聘特长、优势互不相同的成员，这样的组合在解决问题的过程中可以取长补短、优劣互补。

7. 收敛思维　收敛思维与发散思维相对，是指以某个问题为中心，通过多种方法、知识手段，从不同的方向、不同的角度将思维指向中心点，经过比较、分析，找出最合理的解决方案的一种思维。发散思维是一种求异思维，收敛思维是一种求同的思维。比如有人用 6 000 元买了一匹马，1 周后以 7 080 的价格卖了出去，然后下一周他又以 8 000 元的价格买了回来，再下一周他又以 11 000 元的价格卖出去，接下来他又以 13 000 元买了回来，最后以 15 640 元卖了出去，请问他总共赚了多少钱？当你找到解决该问题的最简单的算法，也就成功运用了收敛思维。

第二章　案例分析　便携式吸痰装置创新案例

第二节　创新思维培养方法

导入情景与思考

老年人是跌倒的高危人群，跌倒发生率高、伤害严重，不仅给患者带来严重的身心影响，还给社会和家庭带来沉重经济负担。某医院组织医护人员、老年人及其家属，以"如何预防老年人跌倒"为主题的讨论会，会上实施了头脑风暴法，在主持人的鼓励下，与会者踊跃发言，提出了很多想法，如选择合适的鞋子，加强锻炼增强肌肉力量，重点区域（如洗手间）设防滑装置及扶手，借助拐杖增加身体的平衡感，还有人提出发明类似汽车防撞系统，在监测到老年人失衡瞬间弹出安全气囊减少老年人损伤。会上收集到了很多方案，会后医护人员对这些建议进行了整理和筛选，将目前马上就可以实施的方法制成了老年人防跌倒小册子，发放给来诊的老年人及家属。

这就是头脑风暴法的具体应用：有一个明确问题，并针对这个问题尽量找出所有可能性的答案，

Note:

之后评价每个答案的可能性,最终锁定方向。

请思考:

头脑风暴法成功的关键是什么?

本节主要介绍三种创新思维培养的方法:头脑风暴法、水平思考法、可拓创新法。头脑风暴法、水平思考法在创新中强调的是如何"发散",通过"发散"获得新的设想,可拓创新法则是强调如何去"创立"一个创新设想。

一、头脑风暴法

(一)头脑风暴法的概念

头脑风暴法(brainstorming method)又称智力激励法,是 1939 年首次由美国创造学家奥斯本提出的一种激发创新性思维的方法。该方法是以会议的形式开展,组织一群人对一个明确的问题或者主题进行无限制的自由联想和讨论,会议的目的是发现新观念、新方法、新设想。与会者的思维不受任何束缚,鼓励与会者大声说出自己的观点、想法,任何的观点和想法都会被记录下来,且过程中不进行任何批评或评价,只有在会议结束后才会对这些观点和想法进行评估。此方法经过几代创造学研究者的实践和发展,如今已经成为创新思维激发的一种最重要方法,广泛应用于各行各业,在护理领域也广为应用。

(二)头脑风暴法的原理

头脑风暴法能够激发创新思维的原理主要有以下几点:

1. 情绪感染 在人们的思维不受任何限制的情况下,每个人都可以自由发言,群体中相互感染,可以最大限度地激发人讨论的热情,最大限度地发挥创造性思维的能力。

2. 竞争意识 心理学家告诉我们,人类有争强好胜心理,同时又都渴望被别人认可。在这种竞争意识的指引下,人们不断地发散思维,力求见解独到、观念新奇,人人争先恐后、竞相发言,可以使心理活动的效率提高一倍以上。

3. 连锁反应 联想是产生新观念的基本过程。在热烈的集体讨论中,每一个观点的提出都可能会产生连锁反应,引发他人的联想,激发其他的人产生新的观点,从而相继产生一连串的新观念,从而为创造性解决问题提供了更多的可能。

4. 畅所欲言 头脑风暴法实施过程中有一条很重要的原则,就是不得批评仓促的发言,也不能有表现出怀疑的表情、动作、神色。这个原则保障每个人都能畅所欲言,不受任何干扰和控制,这样的环境可以保证会议涌现大量新观念。

(三)头脑风暴法的运作程序

使用头脑风暴法时,要集中相关领域的专业人士召开专题会议,主持人首先要明确会议的主题或要解决的问题,创造融洽轻松的会议气氛,除了说明会议的规则外,不发表意见,也不进行评判,由专业人士提出尽可能多的解决问题的方案,会后再进行汇总评价。该方法在长期的使用过程中逐渐形成了一定的运作程序,按照该运作程序执行可以更好地实现会议的初衷。

1. 确认主题或问题 头脑风暴法不适合处理复杂的问题,适合解决明确的、单一的问题。因此,对于复杂的问题要事先进行分解,将复杂的问题分解成若干个明确的小问题再逐一进行讨论,会取得较好的效果。

2. 会前准备 会前需要落实会议的主持人、参与者,并明确需要解决的问题。首先选择 1 名主持人,该主持人应对拟解决的问题所涉领域有一定的了解;其次主持人要善于运用头脑风暴法,能够使用语言或非语言的表达对发言人员进行肯定和激励,鼓励与会者多提想法,对参与者的设想不做评论。选择参与者,参与人数一般 6~10 人为宜,人数不宜太多或太少。人数太多影响个人的发挥,人数太少不能相互激发。此外最好由不同背景、不同岗位的人员组成,因此除邀请专业领域的人士外,还应该邀请一些非专业的人士。非专业人士虽然对专业不够了解,但是同时也没有思维定式的困扰,有时反而会有一些新奇的想法可供进一步的挖掘。会议设置记录员 1~2 人,要求记录员将参与者的每一个设想,都如实记录下来。在会议之前应告知与会人员此次会议的目的,以便参会者可以事先进行准备,但要防止提供信息过多而造成先入为主的干扰。

3. 头脑风暴法的实施 首先主持人可以简要介绍会议要讨论的主题或问题及会议的原则。之后为了使与会者能够全身心投入,使大脑进入最佳的启动状态,主持人可以制造轻松的氛围,如播放音乐、分享水果,让与会者身心放松,还可以提出一个与主题毫无关系的有趣问题,激发与会者的大脑兴奋,然后便转入正题开始讨论。在参与者的讨论热情还未被充分调动起来前,主持人可以抛出事先准备好的设想,抛砖引玉,让与会者去分析这个设想的优点和缺点,激发参与者的联想,提升参与者的讨论热情。若出现讨论中断或者讨论难以进行下去的情况,可以休息几分钟,或者做一个小游戏转换参与者的思维,经过这种短暂的停顿,使参与者放松,有助于提高继续讨论的效果。

4. 会后整理及评价 一般在会议的第 2 天,会议组织者和记录员共同收集整理会中的所有设想,并交由专门的评价小组从新颖性、实用性、可行性、成本、价值等方面对每个设想进行评判。对于个别新颖的设想,如果认为有一定的可行性,但还有问题尚未解决,可以结合其他的会议形式进一步进行探讨。使用不同形式相结合的方法可以弥补头脑风暴法的不足之处。

(四)头脑风暴法成功实施的注意事项

头脑风暴法是最常用的激发群体创造力的方法,然而部分组织无法在头脑风暴法上获益且屡屡受挫,有的最终放弃,这并不是因为头脑风暴法没有效果,而是在使用头脑风暴法的过程中没有很好地把握该方法使用的禁忌,导致许多好的想法流产或没有被激发出来。下面是实施头脑风暴法的一些注意事项:

1. 目标不清晰 头脑风暴法适合解决明确的问题,不适合解决复杂的问题,因此首先要将问题分解,要有清晰的目标问题。为了解决这个目标问题可以产生许多创意,如"我们如何改善就医难的问题?"不如分解为"如何让患者能挂到号""如何让患者需要住院时能及时住院""如何让没有钱的患者能看上病"等问题。给与会者一个非常明确的讨论方向更有利于解决这个具体问题。此外,应减少问题的限制,如"我们如何通过分流让患者挂到号"这样的问题会导致与会者的思维局限在分流上,而不是挂号这个主题上。因此,目标问题不宜太宽泛,要明确,但明确主题的同时不要限制问题本身。

2. 与会者背景相近 头脑风暴法的与会者选择应慎重,最好选择有不同背景如在年龄、资历、性别、专长、部门等都不同的人员。如果与会者的背景相似或者来自同一部门,容易产生群体效应,也就是类似的想法,禁锢了创造力的产生。在整个会议过程中还应该引入一些与讨论无关的旁观者,旁观者往往能跳出当局者迷的困境,提出一些新奇的想法。

3. 部分人主导全场 要警惕个别与会者主导全局,如平时独断专行的老板擅长让别人顺从自己、认同自己的观点,有意无意中会将平时的做事风格带入会场中。此时主持人需要及时调整会场的氛围,及时阻止部分人单独持续发言,鼓励未发言的人积极发言。此外,避免出现一人分饰多角,如既当主持人又当记录员。

0203

第二章 文档

头脑风暴小知识

4. 过早批评和评判 实施头脑风暴最重要的一点是评判推后。为了鼓励多出想法,避免批评影响任何想法的产生、打击与会者的积极性,在产生想法的阶段不进行任何的评判是极为重要的。对于有批评倾向的人,主持人要及时制止,也禁止主持人对任何想法进行评判。对于出现批评行为的人,也可进行必要的惩罚。评判要放在会议之后专门进行。

5. 想法数量少 头脑风暴法的目的就是获取足够多的想法,数量越多越好,可以设定一个目标,如在 40 分钟内产生 100 个以上的创意。主持人也可以从各个方面激发与会者的热情,多产生想法,在想法枯竭时可以暂时休会,与会者也可以出去走走,或者主持人提及一些无关的话题。总之,在短暂的头脑休息后可能会有更多的想法出现。

Note:

二、水平思考法

(一) 水平思考法的概念

水平思考法(horizontal thinking method)也称发散思维法,是一种常用的培养创新思维能力的方法。水平思考法是英国心理学家德博诺针对垂直思考法(逻辑思考法)提出的。垂直思考法是以逻辑和数学为代表的传统思考模式,指思考者从一个状况推演到另一个状况,强调按部就班不能出错。水平思考法则是一种非逻辑非因果的思考模式,允许犯错,这种思考法旨在思考问题时摆脱旧的经验和知识束缚,冲破常规,善于从偶然的现象中挖掘出新的构想。比如当大部分人在考虑"什么人容易患某种疾病"时,部分人思考"什么人不容易患某种疾病"。德博诺认为,水平思考法的核心就是摆脱旧观点、形成新观点。

案 例 链 接

水平思考法的妙用

有一家三口,夫妻两人和一个5岁的孩子,想搬到城里去生活,于是开始在城里找房子。他们跑了一天,到晚上才好不容易看到一个招租广告,他们赶紧跑去看房。房子非常合适,于是他们前去和房子的主人交涉租房。丈夫问房主:"这房子出租吧?"房主打量了他们三人一番,说:"实在对不起,我们不招有孩子的住户。"夫妻两人一听这话,不知如何是好,失望地走开了。那个5岁的孩子目睹了事情的经过,可爱的小脑瓜不知道想了些什么。孩子又敲了房东的门,此时夫妻两人已经走到了几米外,他们扭头望着孩子停住了。门开了,小孩信心十足地对房东说了一句话,房东瞬间大笑了起来,决定把房子租给他们。

成年人如果去解决这个问题,一般善于使用逻辑思考法,可能会从出高价、哀求、夸耀孩子懂事这几个方面去谈,但这些都是围绕着房东的思维。孩子的思考是一种典型的水平思考法,完全转变了考虑问题的焦点。孩子说:"老爷爷,这房子我租了,我没孩子,我只带了我爸妈一起住。"房东听了哈哈大笑,把房子租给了他们。

(二) 水平思考法激发的原理

从水平思考法的核心出发,激发原理包括两个方面,一方面是摆脱旧观念,另一方面是激发新观念。摆脱旧观念,首先要拒绝将一切事情认作是理所当然的,避开思维定式,主动识别区分主导观点或极端观点;接着要有意识地去发掘事物的隐藏面,寻找看待事物的不同方式,改变思考问题的切入点,将注意力转移到其他的领域。激发新观念,则首先要将观念和评价分开,先不要着急去判断观念的对错,而是注意观察新观念能给我们带来什么,对我们有何启发和启示。比如当有人提出机器人能否代替医生做手术时,不要着急去否定、质疑机器人无法像医生一样结合患者的具体情况灵活操作,而是首先考虑手术机器人是否在精确度和误差率方面会超越真人,这样才会有助于新观念的发展。水平思考法的目的就是打破传统束缚,产生新观点。

(三) 水平思考法实施规则

1. 识别控制性观念　当我们计划改变或者改善某一事物时,通常有两种方法,第一种是直接改变,第二种是去除阻碍事情发展的因素。比如我们想让一个学生多读书,一种方法是告诉学生多读书的各种好处,还有一种方法就是把其他可能影响学生读书的因素,如电视、手机、游戏机等都拿走,房间里只剩下书;再如当我们怀疑患某种疾病可能与患者体内缺乏某种物质有关时,一种方法是我们直接去检测这类患者体内是否缺乏这种物质,还有一种方法就是检测不易患该病的群体中是否该物质十分充足。从这个思维出发去看待创新的话,与其费尽心思去了解为什么有的人能够有很好的创新,不如仔细去分析一下为什么其他人没有创新性的想法。如果我们对于阻碍产生创意的原因非常清楚,那么我们就能找到改进创新能力的好办法。

（1）辨识：水平思考法的一个重要技巧就是刻意找出障碍因素，也就是事物发展中的控制性因素。一旦控制性因素被暴露出来，我们能够辨识它，也就做好了避免控制性因素的第一步。控制性因素的暴露需要做到刻意、仔细。如果对控制性因素比较模糊，那就很难改变它。

（2）质疑：接受既定观念比质疑它然后追寻自己的创意要容易得多。因此，在追寻创意的过程中要注意积极地处理控制性观念，要有质疑控制性观念的信念。

（3）改变：对于控制性观念，我们可以先认识、先接受，然后再想办法去改变它，直到最后使它面目全非。改变控制性观念的方法有夸大其个别特征或改变个别特征到极致。

（4）借助外力：要直接避免控制性观念是很难的，所以经常需要借助外力。比如过去在病床旁核对患者的姓名时，往往由医务人员主动说出患者姓名，患者来确认是不是自己，而患者可能会因为没有听清楚等原因误回答"是"，从而容易出现差错。为避免通过患者回答"是"就确认患者身份的情况。现如今在核对患者信息时，医务人员均要求患者自己说出自己的姓名，如此则不容易出现差错。这就是借助于方法的改变和创新，避免控制性观念。

（5）勇于认错：坚持自己永远正确其实是一种刚愎自用，虽然很少有人会愿意主动承认自己以往的观念是错的，但是勇于认错才意味着能够摆脱旧观点，获得看待事物的新方式。接受新观点的人往往会比提供新观点的人对新观点的发展和改进具有更多的贡献。因为一个新观点的诞生是最困难的，但在新观点之上从不同的角度进行改进相对要容易一些。有时即使某个新观点很快就被放弃了，但是为了摆脱旧观点的束缚仍然应该勇于认错，做出改变。

2. 改变看待事物的方式　寻找不同的看待事物的方式，可能不一定是最好的方式。如刻意转移事物的重点问题，刻意改变事物的关系，以不同的形式表达同一种事物。有时看待事物的视角发生了微小的改变，产生的影响可能是深远的。

（1）转移看待问题的关注点：比如当大部分人关注为什么会有人得天花的时候，部分科学家开始关注那些不容易得天花的群体，于是关注点就转移到了奶牛场的女工不得天花的问题，后来通过这个线索发现了牛痘，从而结束了天花几个世纪里肆虐。又如对高血糖的患者进行治疗时一般会首选药物治疗，将患者的血糖调控到正常范围，但当患者经常出现血糖波动较大时，还要重点关注患者的饮食控制，患者可能是饮食控制没有做好而出现血糖波动较大。此时若不能及时转移看待问题的关注点，一味从用药入手，反而不能很好地解决患者存在的问题。

（2）改变固有分类：人们的大脑习惯于将外部的世界划分为不同的片段，这是由于大脑可关注的范围有限，另外这样的划分也有利于对事物拆分后进行分析。比如临床上习惯于把区域分为清洁区、污染区、缓冲区，这样的划分方便医务人员在这三个区完成不同的工作，也正是有了这些区的划分，才能更好地保障这些分区的特性。但从创新的角度出发，固有的分类或既定的组合可能会给人一种固有的限制，限制创新事物的产生，当打破这种僵化的分类或者进行不同的组合时常常会有新的设想产生。比如现在的负压病房和正压病房就是在分区的理念上进行了创新，打破了原来的固有分类和名称，形成了新的功能病房。

（3）改变看待事物的角度：人们的大脑自然倾向于先接受显而易见的事物，因此人们看待事物的方式易受大脑倾向的影响。为了打破这种影响，我们可以使用一些简单的技巧。第一是数量，如在看待事物之前就预先规定好要从几种方式来看，通过满足数量的追求来改变看待事物的固有角度。第二是改变关系，通过刻意改变事物之间的关系，打破看待事物的方式。比如过去采用玻璃瓶液体进行静脉输液时必须要在瓶口插上排气管，液体瓶和排气管之间形成了必须共有的关系，而当我们试图将两者之间的关系切断，不用排气管，便有了新一代的塑料瓶液体。因此，打破看待事物的角度，打破事物之间的关系重新组合，形成一种新的排列组合方式，创新就来了。

3. 摆脱垂直思考的限制　垂直思考又称逻辑思考，具有高度的概括性，讲求的是按部就班、循序渐进。垂直思考法所获得的结果具有系统性、普及性，但在创新能力培养方面是一个障碍因素，会限

Note:

制人们跳出固有的框架去思考问题。因此,要进行发散思维,首先就要摆脱垂直思考的束缚。

(1) 避免分类定义:逻辑思维善于把事物分类定义,每个词都有特定的含义,当定义和分类了某个事物,也就容易丢失介于临界的一些信息。比如灰色这个词已经限制了具体的颜色,并不能代表一种动态的定义(颜色从黑到白)。动态的定义其实并不是一种真正意义的定义,而是一种变化的可能性,这种可能性不会像定义一样抑制新概念的产生。

(2) 避免固定方向:垂直思考会直接把我们引向问题的答案,但有时这个答案不一定就是正确的。比如当一个患者出现了头疼,一般人的思维是头出了问题,事实上医务人员都知道不能头疼医头、脚疼医脚,头疼的患者可能是血压的问题,也可能是颅内感染的问题。因此,在思考问题的过程中要避免向固定的方向思考,应多维度思考。

(3) 避免要求每步都合理:重大的发明往往需要依赖于一系列的严谨推理,但并不意味着在这个过程中的每一步都是合理的。血压计是目前临床上最常用的仪器,但血压计的发明了经历了一些波折。18世纪初英国医生哈尔斯把自己养的一匹马作为研究对象,将一根玻璃管和一根铜管相连,然后将铜管的另一端插入到马腿的动脉中,此时血液立即注入玻璃管中并在玻璃管内达到了一定的高度,这个高度就表明了血压的高低,这个高度还会随着马心脏的搏动出现波动,这就是血压计最初的雏形。通过这种侵入性的操作去获得患者的血压看起来是非常不合理的,而且也无法推广使用,但它开启了血压计的发明之路。1896年意大利科学家罗奇发明了带充气袖带的血压计,之后人们不断改进,最终形成了现在我们常用的台式血压计。因此,在发明创新的道路上一定会存在一些意想不到的问题和不合理的环节,我们要客观看待,不要一味追求每一步的严谨性、合理性。

(4) 对逻辑判断进行反向操作:在创新领域严谨的逻辑思维有时会错失对一些创新性事件的发现,尤其是一些在逻辑上看起来比较荒谬的想法。比如在古人看来登上月球无疑是一个很可笑的想法,之所以会被认为可笑,是因为通过逻辑思维对距离和工具认知预判后,认为这件事根本不可能发生。但正是人类敢于打破传统的逻辑思维,敢于去尝试和创造,才有了今天的登月。因此,在进行创意设计时可以从逻辑判断的反方向进行尝试,把一些看似不符合逻辑的想法进一步推演,看看到底会发生什么,这种反常操作目的是敢于对逻辑判断或既有观点进行质疑。当我们敢于质疑现有的观念或观点,敢于去尝试,才会推陈出新。

4. 巧用偶然 偶然性不能被设计出来,但其可催生创意,这是偶然性的创新价值所在。人类历史上很多的重大贡献都是由偶然事件促成的。1928年,英国科学家弗莱明研究一种会让人致病的细菌——葡萄球菌。在那个年代设备还很简陋,弗莱明在一间闷热潮湿的旧房子中进行观察,实验需要多次开启培养皿,因此培养物是比较容易受到污染的。一天弗莱明偶然间发现在培养皿的口上长出了蓝绿色的真菌,在真菌的周围葡萄球菌消失而出现了清澈的水滴。这种真菌为什么能抑制细菌的生长? 这个问题进入弗莱明的大脑中。自从他偶然发现这个现象,就开始全力以赴、夜以继日的研究,最终找到了葡萄球菌的"克星" ——青霉素,这就是最初发现青霉素的故事。第二次世界大战期间无数伤员因伤口感染化脓而死亡,当时的抗菌药对于高烧的伤员没有任何作用,绝望的伤员甚至都写下了遗嘱,而青霉素制剂的出现把这些伤员从死亡线上拉了回来,因此青霉素成为人类历史上一项最伟大的发明之一。在研究的过程中对于偶然发生的事情要具体分析原因,深入探索,也许最终就会发现不一样的创新事物。

(四) 水平思考法实施的注意事项

水平思考法是最常用的创新能力培养方法之一,但在实施的过程中常因屈服于逻辑思维的缜密推理而流于形式,错失好的创新机会。下面是实施水平思考法的一些注意事项。

1. 抓住灵感 对于大脑突然闪现的灵感,不要怕犯错,也不要怕不合理,要及时记录,深入挖掘分析,直到理清新设想的脉络。

2. 敢想 对已有的占主导地位的观念要敢于打破,敢于与传统思维模式背道而驰,摆脱传统思维最常用的解决方案,敢于抛开旧意识、旧经验,抛开所有的条条框框约束,自由思考,敢于求"异"。

3. 敢做　对于不合常规的想法,要敢于去尝试实践、不怕失败。在实践的过程中遇到障碍可以调整方向,但调整方向的原则是解决新设想的实施障碍,而不是立刻否定新的设想。

三、可拓创新法

> **知 识 链 接**
>
> ### 可拓创新法的妙用自古有之
>
> 　　1983 年我国学者蔡文发表了首篇《可拓集合和不相容问题》的论文,标志着可拓学的创立。可拓学研究事物拓展的各种可能性及开拓创新的规律和方法,用于处理矛盾问题,将"不行"变"行","不是"变"是","矛盾"变"不矛盾",听起来很神奇,其实在我国古代已经有这种思想的流传,只是没有规律化、系统化为一门学科。
>
> 　　三国时期,孙权送给曹操一头大象,曹操很想知道大象的重量,但大臣们绞尽脑汁也想不出可以称量大象的方法,此时曹冲说:"我有办法,可以先将象放到大船上,并在水面与船的交界处做上记号,然后再在船上装一些其他方便称量的东西上去,直到船下降到记号处,称量这些物品的重量即可。"曹冲的思维是通过把大象变换成同等重量的可以测量的物体,从而换算出大象的重量,这种变换其实就是可拓创新法中的"元素变换法",将"没有巨大的称不能称量的大象"的这种"不可能"通过替换的原则变成了"可能称量",这就是早期可拓创新法的妙用。

(一)可拓创新法的概念

可拓学是我国科学家蔡文教授建立的一门具有深远价值的原创性学科,是研究新点子、新想法的规律和方法以及用于创新的学科。传统的创新依靠人的智慧和冥思苦想,没有系统性和规律性的路径可循。可拓创新法(extension innovation method)从事物的拓展面入手,把可拓学中处理问题的思想和方法移植到思维领域,通过建立模型,采用一系列变换方法,解决"怎么创新""从哪里创新"等问题,并对创新结果进行评价,选择最佳策略,从而使创新思维流程化、大众化。

可拓创新法就像指南针和地图,首先在地图上找到我们要去的地方,分析从现在的位置到目标有几条路,描绘出所有可能的路径,形成一个解决问题的地图,然后配上拓展变化的指南针,在某个位置出现问题时指南针告诉我们如何变换,指引我们最终找到目标。

世界上对万事万物的描述可以分为三大类:物、事、关系。为了形象化地描述物、事、关系,分别对应建立了物元、事元和关系元的概念,这些统称为基元,每一类都有特征和量值。比如病床有长、宽、高等特征,具体的数值就是其量值。250ml 生理盐水是一个物,它有容量的特征,而这个特征的量值是 250ml。所有的物、事、关系都可以表示为名称、特征及量值。当进行创新思维时,我们可以从一种特征出发寻找符合该特征的多个物,也可以从物出发寻找它的多个特征及量值。

(二)可拓创新法的思维法

在思维拓展时为了 360° 都能考虑到、无遗漏,可以通过以下八个"部"来描述物的构成,而它们之间经常可以相互转化,能够为创新性思考问题提供方向。

1. 虚部与实部　从物质性来考虑物,物可以分为物质性部分和非物质性部分。比如产品本身是实部,对应的品牌是虚部;药片本身是实部,药效是虚部。空城计中诸葛亮拥有的老弱残兵是实部,而诸葛亮本人谨慎不冒险的名声是虚部,诸葛亮通过利用"谨慎"的名声这样的虚部,而不是老弱残兵的实部,取得了空城计的成功。

2. 软部与硬部　组成物的实体部分是硬部,物的各部分之间的关系是软部。中国有两句俗话"三个和尚没水喝"和"三个臭皮匠,顶个诸葛亮"。在这里"人"是硬部,他们之间的关系是软部,同样都是三个人,结合得好不好结果完全不同。

3. **显部和潜部** 冰山在海面上漂浮的部分是显部,水下体积更大的部分是潜部。疾病的症状是显部,未显现出来的机体内的改变是潜部。因此,潜部和显部有时可以相互转化。

4. **正部与负部** 任何物都有对立的两个部分,关于某个特征正值就是正部,负值就是负部。药物使病情缓解就是正部,药物的副作用是负部。正负也是可以转化的。塞翁失马的故事中,老翁家的马丢了,对于这个家庭来说造成了损失,这就是负部,但这匹马后来又带回了两匹马,使家庭的财产增加了,负部就变成了正部。废物一般是负部,但废物再利用就是正部。

（三）可拓创新法的拓展法

1. **发散分析法** 根据"一对象多特征"的拓展,在解决问题的时候如果某基元的一个特征不能解决问题,可以考虑利用该基元的其他特征。比如一张白纸,当在上面作画写字时,它具有"可书写性"的特征;当我们折出小鸟的形状时,它具有"可折叠性"的特征;如果用它来垫桌腿,又拓展出了"厚度"特征。根据"一特征多对象"的发散性,可以拓展出具有同一特征的多个对象,如不同防火材料制成的防火板都有防火的特点。"同对象同特征"的基元可以有不同的取值,如打开一个"死结",可以选择用手解开,也可以选择用刀,通过不同的方式,问题迎刃而解。

2. **相关分析法** 相关分析是根据物、事和关系的相关性,对基元之间的关系进行分析,目的是通过形式化的方法让人们更清楚事物之间的相互作用和相互关系。当其中一个物元不能解决问题时,考虑通过与他相关的物元去解决。其中一个物元的量值发生改变,另一个与之相关的物元的量值也会发生相应的改变。因此,在创新领域要创新,可以直接进行改变,也可以通过改变与之相关的其他基元达到创新的目的。

3. **蕴含分析法** 蕴含分析是分析物、事、关系之间的蕴含性,若 A 实现则 B 一定实现,就是 A 蕴含 B。比如患者下肢骨折,就一定要卧床。人们买了羽毛球拍,就一定会需要羽毛球。当目标不容易实现时,我们通过寻找包含、蕴含关系的基元,也是解决问题一种方法,如想卖掉汽油,实际上可以想办法让人们买车。

4. **可扩分析法** 事、物、关系的可组合性、可分解性和可扩缩性统称为可扩性。根据这些特性可以将事、物、关系进行重新组合、分解、扩大或缩小,从而为解决问题提供可能性。比如当一种药物在治疗时不能奏效的话,可考虑再添加一种药物,这是可组合性。临床上在留置导尿管插入患者膀胱之后为便于固定,可以向气囊内注入气体,扩大局部体积,阻止导尿管脱落,这种导尿管的发明是利用了气囊的可扩缩性。

（四）可拓创新法的变换法

1. **元素变换** 元素变换是指对物、事、关系或其特征、量值进行变换。基本的变换方式包括置换、增删、扩缩、分解和复制等。变换的步骤是首先选择计划变换的基元,其次选择要实施的基本变换方式,最后拓展该基元的所有可替换的基元集。此外,还可以改变解决问题的策略。若所有变换不能解决问题,还可以变换运算方式。比如以手机为例进行增删变换,首先确定对象是手机(发明初用于通话),其次选择增加变换,最后拓展所有可增加的基元包括摄像头、震动传感器等,因此就有了拍照功能手机、步数记录功能的手机。但是假如手机计步功能不能实现,也可以通过买手机送运动手环解决这个问题。

2. **准则变换** 当某些元素不符合准则或标准时,就会出现"不可行"或"不可知"。此时如果不能改变元素本身,可以变换准则标准,通过变换或降低准则,使元素符合要求。比如考试成绩 90 分以上的学生可判定为优秀,如果某次考试考题较难,学生成绩普遍在 90 分以下,按照 90 分的标准就没有优秀的学生了,但是如果将优秀的标准定为 85 分,此时就能有符合优秀条件的学生了。

3. **对象变换** 这里的"对象"并不局限于人,还包括时间、地点、资源等各种矛盾问题的研究对象。当把问题局限于某一固定的范围内有便利性,但是也限制了视野,尤其是在处理矛盾问题时能跳出固有的或者习惯性的"范围",有时就能顺利解决问题。比如一个产品的利润非常少,如果只在一个城市售卖,不仅不会赚钱,可能还会赔钱,但是如果将销售范围扩大到全国、全球,不仅可能扭亏为盈,还会带来巨大的利润。

(五)创新策略生成

随着环境、条件、时间的变化,矛盾也是可变的,尤其是当人们使用不同的变换时。用基元去描述信息、知识、方法及各种问题变换过程的模型称为可拓模型。利用这个模型就可以更清晰地反映事物拓展的各种可能性及其内在的关系,在这个基础上建立可拓方法体系,明确任何一个可以变换的基元,并将其自由组合起来,便会产生新的奇思妙计。表 2-1 就是一个简单的策略生成表,在每个格内按照要求进行变换就可以产生 12 种不同的策略,若再考虑可拓创新变换法中的准则变换、对象变换,则可以形成一个立体魔方变换。变换任一维度任一基元都能够形成新的策略,变换所有维度所有基元就能够找出所有可能的策略。

表 2-1　创新策略生成表

变换方法 / 路径	条件	目的	条件 + 目的
置换变换	对条件要素进行置换	对目的要素进行置换	同时进行条件和目的的置换
增删变换	对条件要素进行增加或删除	对目的要素进行增加或删除	同时对条件和目的要素进行增加或删除
扩缩变换	对条件要素进行扩大或缩小	对目的要素进行扩大或缩小	同时对条件和目的要素进行扩大或缩小
组分变换	对条件要素进行组合或分解	对目的要素进行组合或分解	同时对条件和目的要素进行组合或分解

第二章　视频
护理与创新

第三节　创新思维在护理学中的应用

—— 导入情景与思考 ——

国际护士节这天,某医院门诊大厅一眼望去,一张张护理创新发明海报映入眼帘,走近一看,原来是"护理创新展示周"活动。护士在工作之余为了解决患者或护理工作的难题,进行了许多发明创造。这些脑洞大开的实用小发明让人眼前一亮,有"便携式吸痰装置""便携式多用途医用检查箱""一种高黏度的物质泵""一种便携式可移动眼部助视器""一种投影式腹部注射定位装置"等。这些看似简单的小发明都是经过反复推敲修改最后呈现,融入了护理设计师对患者的一片关爱之心。他们从患者的角度出发,通过创新思维切实解决患者的"难题",获得了患者的一致好评。

请总结一下你见过的护理领域的创新思维。

青年学生富有想象力和创造力,是创新创业的有生力量。"加强高等学校创新创业教育,是提高人才培养质量的重要举措。而把创新创业教育融入护理学专业教育中,不仅是社会发展的需要,更是行业发展的需要。培养具有创新创业能力的高素质护理人才,真正提升护理学专业大学生认识社会、研究社会、服务社会的意识和能力。本节主要介绍创新思维在护理学领域中的应用,掌握科学提升护理学专业大学生创新思维能力的方法,可以让护理学专业大学生的创新创业教育事半功倍。

一、护理学领域的创新思维

(一)创新思维与护理教育

目前在护理人才创新能力的培养方面,我国部分院校已经将一些先进的创新理念引入到教学中。有的院校把创新思维引入护理学基础的操作课程中,并渗透到教学的各个环节。首先,在课堂导入环

Note:

节作出创新,改变以往的操作课程,不是教师讲解示范,而是通过一些有趣的视频案例先引发学生对操作的兴趣;其次,通过头脑风暴法让学生以小组为单位自己梳理操作要点,小组选出代表进行比赛,之后进行小组讨论、互相评价,分享与操作项目相关的开放式讨论的结果;最后由教师进行点评,形成"教师导向、学生思考、学生设计、学生展示"的创新性护理实验教学模式。通过这种模式,在提高学生课堂兴趣的同时,鼓励学生全面探究问题,很好地提升了学生的创新思维能力。另有些院校将创客教育引入护理教学中,这是一种移植思维。创客教育是指将创客理念融入教育中,激发学生的创新热情,让学生借助数字化、智能化以及开源化的工具设备,随时随地将各种创意进行转化,提高学生的创新思维能力,促进教学改革,让学生享受快乐的同时提高创新能力。创客教育引入护理教学的具体做法包括组建创新创业导师团队,体验真实临床场景,对学生的创新想法进行指导,鼓励学生把创新的想法进行转化,在评价机制中增加对学生创新意识、创新成果的评价。

目前的授课形式与过去相比发生了较大的变革,特别是一些远程授课给更多的人带来学习知识的便利,但对于护理实践课,要面临去临床见习以及去操作室练习的情况,这些课程的网上授课难度很大。教师们通过发散思维,在网络授课时创新性地加入了各种创新元素,如健康评估的视、触、叩、听等内容的学习,采用结合典型病例的视频、音频的教学方法,通过远程视频指导,克服了种种障碍,使该课程的网上授课得以完成。以上这些都是创新性思维在护理教育行业的应用。

(二) 创新思维与护理科研

科学研究是推动护理学科发展的动力,也是加强护理学科建设的有效途径。而科学研究最关注的就是创新,可以说创新就是科学研究的灵魂。在护理科研中,首先是选题方面的创新,好的选题是成功的一半,既要新颖、与众不同,还要有现实的意义,因此护理人员要通过移植思维、逆向思维、发散思维等创新思维方法完成创新性的科研选题。其次是方法学的创新,如调查研究的方法创新。过去进行问卷调查时都要将问卷打印出来,再让研究对象勾选,最后再录入电脑进行后续的分析统计,不仅费用高,浪费了大量的人力物力,而且效率还不高,一人一天能够收集的问卷数量是非常有限的。现在,科技的发展很好地解决了这个问题,很多的调查问卷不需要打印,只需要一个二维码分享给被调查的对象就可以完成知情同意书的签署以及问卷的调查,还可以自动进行简单的统计分析。这就是创新的力量改变科学研究的调研模式。此外,在护理研究结果展示的环节也有创新思维的引入,如通过设计创新性的图片或实物,更加直观地反映自己的研究结果。因此,护理研究的方方面面都离不开创新。

(三) 创新思维与护理管理

管理要创新,关键在于管理者。创新思维是现代护理管理者最重要的思维方式。部分医院护理部将创新活动纳入年度工作任务中,并定期了解创新活动的进展,给予相应的政策支持和帮助。管理层还对创新项目的员工适当减负,提供时间上的便利,使创新能够落到实处。护理与多门学科有相通之处,护理管理者也可以通过移植思维将其他学科有关的原理、技术移植到护理领域。比如我国西部某家医院就将"医生住院总"的模式移植到了护理管理的领域,创立了"护理住院总"的岗位,在夜班或节假日等人力薄弱的特殊时段轮流值班,从而更好的保障了护理工作的安全性。

(四) 创新思维与护理服务

2019 年国家卫生健康委员会办公厅下发了《"互联网 + 护理服务"试点工作方案》,方案中明确"互联网 + 护理服务"就是医疗机构依托互联网信息技术,利用机构注册护士,通过线上申请、线下服务的模式,为出院或罹患疾病不便就医的特殊群体提供护理服务。重点针对高龄及失能老人、康复期及终末期患者,提供慢性病管理、专项护理、康复护理、安宁护理等服务。患者在医院官方公众号上注册后,点击"住院服务 - 延续护理",按照自己的需要和页面的提示选择延续护理的项目后就可以下单;院方在收到患者的订单后,首先会对患者的健康需求、病情状况等进行全面的评估;当满足上门护理服务的条件,院方会网上确认,用户会收到预约成功的短信,医院同时会安排具备相关技术能力和资质的护士上门服务。

随着医学诊疗技术的发展,越来越多的孕周较小的早产儿得以存活,但早产儿因先天不足,出院后返院率高、生长发育迟缓、视听发育障碍。为解决这些问题,有些国家创新性地开设了新生儿随访项目,为出院后包括早产儿在内的高危儿免费提供服务,这便是早产儿连续护理。早产儿连续护理具体是指不管时间、地点、照护者发生何种变化,医疗团队都能通过一系列的行为设计为早产儿提供连续不间断的护理服务,体现在早产儿住院期间指导家长学习早产儿护理,患儿出院后进行远程医疗服务和家庭访视,从而使早产儿能享受连续不间断的护理服务。连续护理在早产儿领域的创新性使用促进了早产儿的生长发育,降低了早产儿返院率,提升了早产儿的健康。

(五) 创新思维与专科护理

《全国护理事业发展规划(2021—2025 年)》指出:坚持改革创新发展。顺应护理事业发展面临的新形势新要求,聚焦护理领域人民群众新期待,把握护理工作特点,创新护理服务模式,着力推动护理服务业改革与发展。加大护理领域改革创新力度,破除制约护理事业发展的体制机制障碍,持续增强护理发展动力。创新是护理服务的永恒主题。有护理人员将"六顶思考帽"思维模式引入外科护理中,通过将护理问题中的具体事项分配到每顶帽子。用"蓝帽"思维讨论外科护理管理中存在的问题,严格遵循"蓝帽"指令进行相关思考和讨论,待讨论会结束后,护理管理者对所有提出的护理措施进行总结。用"白帽"思维记录护理质量及患者的评价感受,收集患者的护理服务的满意度,并按月进行统计分析。用"红帽"思维将优质服务理念灌输给护理人员,主动增进护患感情,建立良好的工作氛围。用"黄帽"思维对患者满意度高的护理人员进行精神和物质奖励。用"黑帽"思维对护理过程中出现的问题及时沟通,改进既往的惩罚制度。用"绿帽"思维革新排班模式、护理培训及监督制度。"六顶思考帽"创新思维法应用于护理过程中不仅提升了工作人员的积极性和主观能动性,还提升了护理人员的执行力和依从性,改进了护理质量,避免了不良事件的发生,最后提高了患者的满意度。

传统的卧床患者洗头法在临床上使用起来多有不便,特别是脑外科患者由于头部伤口,洗头不便且容易感染,对于水量、水速、清洗范围都有较高的要求。根据患者的这些特殊需求,脑外科护士使用移植思维,创新性地将一次性灌肠器改造后,对水量、水速及清洗范围都能很好地控制,解决了患者卧床洗头不便的问题。骨科患者因为骨折,经常需要冷敷处理,传统的冰袋只能贴于患处,不易固定,费时费力还效果不佳,骨科的护士通过组合思维想到了一个解决问题的好办法,通过布袋、绷带、冰块相组合,发明了多部位使用的冷敷袋。通过对布袋的设计改造,使冰袋放入其中固定后不易异位,提高了冷敷的效果。因此,应鼓励在专科护理中引入创新性思维,解决患者切实存在的不便,改进护理服务质量。

知 识 链 接

"六顶思考帽"思维模式

　　"六顶思考帽"是德博诺博士开发的一种思维训练模式,是一个全面思考问题的模型。顾名思义,"六顶思考帽"思维模式包含了六顶帽子:蓝帽、白帽、红帽、黄帽、黑帽、绿帽。蓝色是高于一切的天空的颜色,在思考的过程中占首要位置,负责控制、组织、统筹整个思考过程,并合理安排管理其他帽。白帽代表纯理性思考。红帽提供的是情绪和感受,是身体的一种反应,不存在对错。黄色代表阳光和光明,象征积极乐观,是"积极探索之帽",探索事物发展的未来的意义和价值。想法和建议都是黄色帽生成的,有了建议和方案,就要将其付之于实践。黑帽是谨慎之帽,阻止人们去做那些非法、不利的事。黑色之帽可以保护人们避免危险。绿色象征草地、植物的葱郁繁茂,绿帽代表创造力,脱离常规思考轨道,提出创新性的建议。简单来说,白色思考帽是陈述事实和数据,绿色思考帽是提出解决问题的方案,黄色思考帽评估方案优点,黑色思考帽评估缺点,红色思考帽是选择方案的直观的潜意识的认识,蓝色思考帽总结陈述得出方案。

二、护理学专业大学生创新思维的培养

随着现代社会科学技术的迅猛发展,对护理工作的与时俱进提出了新的要求。提高护理学专业大学生创新能力、培养护理创新型人才不仅是医疗护理事业发展的需要,也是个人职业发展的迫切需要。作为护理人,必须树立创新意识,培养创新精神,掌握科学创新方法,锻炼创新思维,提升创新实践能力。那么如何培养创新思维能力呢? 可以从以下几个方面进行:

(一) 提升护理学专业大学生创新素养

莫顿列兹尼科夫研究发现,人的创造性行为中只有 25%~40% 是遗传决定的,而 60%~75% 是后天获得的。对于护理学专业大学生创新思维的培养,首先要提升创新素养。

1. 掌握护理及交叉学科知识　创意的提出可以是灵光乍现,但创意的具体设计及实践则必须从构建良好的知识结构开始。没有扎实的专业基础知识,护理创新就是无水之源。护理学知识和经验越丰富、越扎实,就越能发现护理工作中的问题,越能开阔思路、寻找灵感,最后解决护理领域的问题。因此,要创新,首先必须打好学习基础。对于医学基础课程的学习要全面系统,对于护理学专业课程的学习应理论联系实际,明确护理行业的发展趋势,勇于发现、思考并解决问题。但只精通护理学知识还不够,跨学科的交叉融合是护理创新的灵魂,因此应发展自己的兴趣,涉猎相关学科,学习公共课程,打破护理学科的专业限制,为培育创新思维提供优良的土壤。

2. 学习科学创新的方法　创新是一门科学,有专门的方法用于创新思维的培养。比如打破常规思维的方法有发散思维、逆向思维、移植思维等,对于创意的挖掘也有科学的方法如最常见的头脑风暴法,且此方法在实施的过程中有严格的注意事项和原则。因此,不进行科学创新方法的学习,就如无土之木,很快就会枯竭。

3. 参与科学研究,锻炼创新技能　现今的护理学专业大学生有很多机会可以参与到科学研究中,参与科研项目可以培养学生发现问题的能力,并及时采取有效的措施和途径去解决问题。更重要的是,参与科学研究还可以培养护理学专业大学生新技术、新成果的运用能力以及创新性思考的能力,进而提高创新能力。

(二) 提升护理学专业大学生的创新能力

1. 勤于观察、树立创新意识　勤于观察可以分为两个部分。一是作为学生,在学习阶段要勤于观察。在医学基础及护理学专业课程中会有大量的实验课程及操作课程,护理学专业大学生应该积极参与,保持好奇心和评判性思维,对于常规的实验流程及操作的细节要敢于提出自己的疑问,创新灵感的迸发有时就在敢于思考的一瞬间。二是作为护理人,接触临床护理工作时要善于发现,善于打破常规去思考每一步的操作是否有可改进和完善的地方,是否只能是机械重复。通过对各项护理工作的全方位观察与思考,对所得信息进行筛选,对多种因素进行取舍,发现创新点。

2. 身心放松、克服思维障碍　创新能力是指产生新思想、发现和创造新事物的能力。在创造力形成的过程中首先需要克服消极的心态,如悲观、消极、否认自己。可以通过做一些能给自己带来愉悦、让自己身心放松的事情,如阅读、散步、沉思,以赋予自己积极向上、源源不断的能量与活力。当感受到生命中的美妙与馈赠时,心中便有了爱,内心便会温暖,心灵就会得到释然。温暖和爱意的时刻也是创造力的鼎盛时刻。其次需要克服思维障碍如墨守成规,可以多看各种奇形怪状的物品,尝试一些被认为是疯狂的念头,做点白日梦。事物只看一半,再留一半给自己去假想,培养求异思维。这些都可以打破传统思维,培养创新能力。

3. 留意身边事,发现创新点　护理工作中有大量的事需要按照流程、指南、常规去做,因此有时会直接忽略一些创新点或者隐藏的可以改进的地方。因此,从学生时期开始就要培养对周围事物的观察及评判性思维能力。护理人员常采用传统的水银血压计为患者测量血压,但当患者自己在家里

测量血压时,这种传统的水银血压计使用起来多有不便,后来有人发现了这个问题,发明了电子血压计,解决了普通人在家里自我测量血压的问题。又有人发现不识字的老年人进行血压测量时经常会出现问题,因此发明了语音电子血压计,即使不识字、不会测血压,也可以通过全程的语音指导来完成血压的测量。测量血压对护理人员来说是一件小事,但对于需要每天自己使用血压计测量的患者来说就是生活中的"大事"。我们的身边经常会有这样的"小事",但只要留心观察,依然能发现创新点。当我们去留意、去发掘、去解决这样"小事",就可以创新性地为人们解决他们生活中的一些"大事"。

4. 从灵感中捕捉创新点　一件平常的事、一件意想不到的事有时也会触发我们的灵感,带来意想不到的收获。利用创新思维,捕捉涌现的灵感,常常会有意想不到的收获。住院的女宝宝,尤其是年龄特别小的如早产儿,收集尿液会比较困难,护理人员常常需要几次才能收集成功。有一次有人突然灵感一现,想到有什么办法可以帮助护理人员去更好地解决这个问题,经过一段时间的研究、思考和设计,女婴集尿袋就产生了,只需要轻轻地将女婴集尿袋粘贴在女婴的外阴上就可以轻松收集尿液,特制的胶贴也不会损害宝宝的皮肤。因此,对于灵感中闪现的问题,及时抓住并对问题进行深入的挖掘是创新发明的源泉。

5. 及时记录　看到别人的发明创造后,经常会听到有人说"这个想法其实我早就想到过,就是一闪而过,没有抓住"。日常生活中人们的大脑经常会冒出一些特别的想法,如果不加记录,下一秒可能就抛之脑后了。好的想法往往就是这样转瞬即逝的,因此,当我们的大脑中闪现了一些想法、主意时要及时记录,抽时间再去琢磨思考,好的创意也许就产生了。护理是一门精细的艺术,不管是在学习知识阶段、临床实习阶段,还是临床实践工作中,我们都要养成随时记录的习惯,这对改进创新是非常重要的。

6. 转变观念、捕捉创新点　随着我国经济的飞速发展,体制改革取得巨大成功,人们的消费观念发生了巨大的变化,"经久耐用、价廉物美"不再是唯一的购买标准,而是否喜欢、服务质量、是否舒适逐渐成为购买的标准。随着消费观念的转变,势必会在产品和服务上出现一系列的创新,这为创新者提供了前所未有的创业空间。但仍有部分人认为发明创造是科学家的事,跟我没有任何关系,也有的人喜欢故步自封,只埋头做事,从不抬头看天。作为新时代的护理学专业大学生,必须转变观念,人人可以创新,时时可以创新,事事可以创新。有了这样的理念,我们才能从小事做起,从身边事做起,去挖掘、捕捉创新点,进行创新。

7. 从新技术、新知识中寻找创新点　随着信息技术的不断发展,互联网深入护理人的工作、生活、学习的方方面面。未来社会的时代特点必定是以科学技术为核心,是建立在知识和信息的生产、存储、使用和消费之上的知识经济,时代特征的变革也为护理人进行创新提供了机遇。信息的便捷传递为我们获取新知识、新技术提供了便利,新知识本身就是创新,学习并利用新知识就能为我们带来新的机遇。为了辅助医务人员提前预测患者患心脏病的风险并制订合理的预防措施,某公司研发了一种应用程序接口(application programming interface, API),能够轻松地实现和其他软件组件的交互,可以利用人工智能预测心脏病风险。这款 API 工具会从 21 个方面对患者进行分析,包括饮食习惯、吸烟习惯、日常活动等因素,还会收集呼吸频率、血压来判断心理压力与焦虑,在综合分析过后会对患者进行打分并分为低、中、高 3 个危险级别,指出一些可以降低心脏病风险且患者能够改善的因素。这款 API 不仅可以为医务人员提供更全面的信息,还能指导患者改善生活习惯,及时预防心脏病,在心脏内科应用比较广泛。因此想要创新,护理学专业大学生在校期间就应广泛涉猎多学科,多学习新知识、新技能,以便能在交叉学科领域发现新的创新点。

(孙宏玉　任利华)

Note:

思　考　题

---

1. 请使用本章节的知识,针对"如何预防老年人忘记及时吃药"的问题组织一次头脑风暴。

2. 口罩是医护人员工作中必不可少的物品,但是长时间的佩戴挂耳式口罩容易导致双耳郭疼痛。请运用创新思维的方法,去思考有哪些方法可以帮助医护人员解决这个难题。

3. 请检索静脉输液装置的发展历史,分析每一个发展阶段都使用了哪些创新思维及创新方法。

第二章　目标测试

URSING

第三章

护理学专业大学生创新实践能力的培养

0301

第三章 课件

—— 学 习 目 标 ——

知识目标：

1. 掌握常用的创新性学习方法。

2. 掌握奥斯本检核表法和 5W2H 法的运用方法。

3. 熟悉护理学专业实践创新的领域和过程。

4. 熟悉大学生创新实践能力培养的重要性。

5. 了解本科生导师制运行特点。

6. 了解护理创意与开发的过程。

能力目标：

1. 能撰写大学生创新实践项目标书。

2. 能制订大学生学科竞赛计划。

3. 能撰写一份护理创意策划书。

素质目标：

1. 具备创新实践精神，有开拓精神。

2. 对创新实践问题有执着求真的态度。

3. 在护理学专业创新实践活动中体现出人文关怀精神。

随着医学科学技术的迅猛发展和人们对健康需求的日益提升,专业技术自主与创新显得尤为重要。新医科对医学类人才培养提出了更高的要求,护理教育须重新审视创新实践能力培养,赋予其新的定义,不断丰富其内涵。护理学科亟需通过多学科交叉、医工跨界融合,培养出层次高、专业精的创新型、复合型护理人才。护理本科生作为未来的护理工作者,其创新能力的培养和提高对护理事业的发展起着至关重要的作用,也是决定其自身职业发展的关键因素。护理学是综合应用性学科,创新能力的培养和发展主要来源于实践。本章主要从大学生特别是护理学专业学生的创新实践能力的培养和发展进行阐述。

 —————————————— 导入情景与思考 ——————————————

护理学专业学生小吴参加临床实践时发现,护士花比较多的时间写各种无菌时间的标记,如打开棉签的时间、开无菌溶液的时间、开无菌敷料包的时间等,给患者操作时也需要记录时间,如更换PICC无菌贴膜的时间。护士签时间时多用签字笔在塑料包上手写开包(瓶)时间,或者写在患者伤口贴膜上,字迹不容易保留,也不美观,达不到效果。小吴在思考下列问题:

1. 是否有一种方法能把执行时间标记及签名打印出来?
2. 怎样才能使护士更加方便?
3. 通过什么途径去实现这个目标呢?

第一节　大学生创新实践概述

创新能力(innovation capability)是一种含智力因素和非智力因素的综合能力,既指提出新思想、创造新事物的能力,也指对原有知识的重新组合、拓展和对其使用价值的重新发掘能力。创新能力的形成和发展须以实践活动为基础,实践能力是创新能力形成和发展的重要前提条件,而且创新思维很多来源于实践,创新思路和方法也需要通过实践去实现。因此,大学生参加各种类型的创新实践是培养创新能力的重要途径。

一、大学生创新实践的重要性及存在问题

(一) 大学生创新实践的重要性

高等教育作为强国目标的人才、科技和服务的重要支撑,需要承担时代赋予的使命和责任,主动服务战略需求,培养创新型人才,全面提高学生的创新实践能力。为了适应新技术、新产业的需求,高校在大学生培养上需要大力加强创新实践教学,以增强学生的自主性和创造性,提高学生的核心竞争力。

1. 培养大学生的创新实践能力是大学生的发展需求　高校根据大学生的社会需求及学生发展阶段制订创新实践教育体系,通过该体系提高学生的创新创业能力,使学生的综合能力得到显著提升,从而为社会的发展培养出更多创新复合型人才。

2. 培养大学生的创新实践能力是社会发展的需求　在创新实践教育体系下,可以将知识传授与实践教育有效融合,从而使学生的人际沟通能力、解决问题能力逐步提升,使学生更好地认识到社会环境,明确社会的发展需求,从而在学习过程中明确未来的发展方向。

3. 培养大学生创新实践能力是教育改革的重点　《教育部关于大力推进高等学校创新创业教育和大学生自主创业工作的意见》中指出:"在高等学校开展创新创业教育,积极鼓励高校学生自主创业,是教育系统深入学习实践科学发展观,服务于创新型国家建设的重大战略举措;是深化高等教育教学改革,培养学生创新精神和实践能力的重要途径。"在"大众创业、万众创新"的国家战略中,大学生作为最富有创造力的群体,是创新活动的主要践行者。

（二）创新实践能力培养存在的问题

1. 与学生创新能力培养相适应的实践教学体系尚未建立　多数学校和专业的实践教学环节主要依赖课程实验、课程设计、专业实习和毕业设计等，存在学生实践时数少、实践育人模式单一的问题，很难满足新产业新技术发展的需求。

2. 创新实践条件不够　课外科技活动场所和实践训练平台匮乏，难以满足学生自主实践和创新的需求。

3. 创新实践覆盖面不够　学生课外科技活动缺乏组织管理和固定的指导教师队伍，学生项目获批率不高，学生参与率低，大部分学生得不到全面的创新训练。

4. 创新教育与专业教育结合不紧密　现代人才培养观要求德智体劳全面发展且具有时代创新性的人才，这要求把创新创业课程与专业课程密切结合，但目前多数创新创业课程开设与专业课程的融合不佳，教师容易忽视创新创业理念在专业课教学中的融合，影响学生创新能力的培养。

针对以上问题，学校应以提升大学生创新实践能力为目标，建构创新实践教育体系，依托各类实践中心、各类科学竞赛以及校企合作项目，系统搭建创新实践教学平台，培养具有创新实践能力的人才，服务国家需求。

二、大学生创新实践教育体系

（一）树立创新实践教育理念

1. 创新实践培养面向全体学生　对学生实践创新能力的培养，不能是只针对少数学生的育英或者拔尖培养计划，而应是面向全体学生的。为此，学校需要优化课程体系、实践计划，采取有效措施鼓励多数甚至是全体教师参与其中，不断改革教育教学方法，使贯穿于本科教学各个环节的创新实践教育成为常态。

2. 创新实践培养渗透到各个教学环节　大学生创新教育应该贯穿在大学教育的全课程、全过程。学生创新实践能力的培养不仅需要专门开设创新专业课程、举办新技术讲座来接触前沿、拓宽视野，更应该渗透于包括所有课堂理论教学、实践教学环节在内的大学四年各个教学环节中，使学生在获得专业知识和专业实践能力的同时逐渐具备初步的创新实践能力。创新能力的培养需要作为一个整体来设计，是系统的、连贯的、递进的培养。各个培养环节之间应相互衔接、承前启后，以提高人才培养效率。

3. 学生是创新实践教育的主体　主动实践是大学生创新实践能力培养的关键，要让学生尽可能真正作为主体参与到实践教学活动的各个环节，包括创新题目的确定、方法的制订、程序（路线）的设计、问题的质疑、分析与总结等。在此过程中教师应积极引导、启发学生进行主动实践，把主动实践的理念贯穿在实践教学的各个环节。对不同的学生，应根据其具体情况有针对性地提供指导与帮助。

4. 培养大学生自主学习能力　"授人以鱼不如授人以渔"。现代大学教育不能局限于单纯的知识传授，更重要的是让学生掌握学习方法，发展自主学习的能力。自主学习是指大学生完全独立学习以及学生自己获得的知识、技能和学习能力。要大力发展学生的自主学习能力，需要在课程设置、课堂教学模式、教学资源配置上进行调整，给学生更多自主学习的时间和机会，营造独立思考、自由探索的学习氛围，培养学生的学习兴趣爱好，以提升其评判性思维能力和创新能力。

（二）优化知识体系和课程设置

1. 调整和优化课程体系　课程学习是学生打牢科学和专业基础的重要环节，具有创新性的课程教学是培养学生创新能力的基础。学校需确定创新人才培养目标，打破原有的课程框架，构建以培养学生综合能力为主的创新课程体系，并融入学科发展中的新知识、新技术，培养学生创新意识、思维和能力。培养方案需按少而精的原则设置必修课，增加选修课，给学生更多的选择空间，以拓宽学生的学术视野，设置跨学校、跨院系、跨学科选修课，培养学生开展学科交叉创新能力。

2. 大学生创新能力全程进阶式培养框架　大学生创新实践能力的培养不能单凭一门创新创业

Note：

课程或者是参加几项竞赛就能达到目标,而是需要全程规划、全方位实施、全员参与的创新教育体系。培养的层次分为:

第一层次(内核):是以第一课堂为主战场开展的学科/知识类课群,安排学生依据专业课程体系进行学科专业知识的学习,同时也以系列教学环节对其创新创业精神进行启蒙,为后续进一步进行创新创业实践活动打下坚实而稳固的理论基础。

第二层次:是在第一层次基础上以第二课堂为侧面战场开展的各项相关的实践活动/竞赛活动类课群。在本层次需设计和开发出多种形式的竞赛类和项目类课程,组织学生参与竞赛和深入课题研究。这个层级的学生可以很好地将课堂上的理论知识转换到实际运用当中。与之对应的锻炼平台包括参加"挑战杯"等国家重要赛事,申报创新训练计划等国家和省市重点项目,以及深入课题组,深度参与专业创新技术研究。

第三层次:是渗透于各种课堂内外的创新实践环境氛围,如公众号、学院院刊、宣传橱窗、校友长廊、师生科研团队、学科创新作坊以及校外实践基地等。这个层级的学生具有较高的科技创新和研究水平,有在专业领域进一步研究和突破的潜力。与之对应的培养和训练平台包括发表学术论文、申请专利、参加高水平会议和论坛等。因此,大学生创新实践能力的培养不能只依赖一两门课程或者项目,护理学专业学生创新实践能力培养需渗透在全过程及全方位的体系中(图 3-1)。

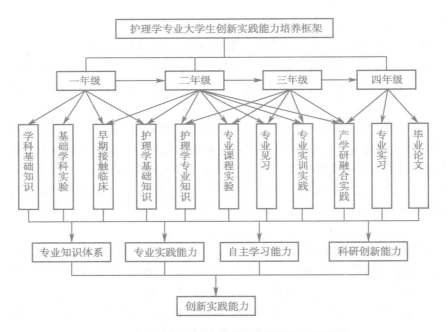

图 3-1　护理学专业大学创新实践能力培养框架

3. 结合专业需求,构建创新实践课程体系　构建"专业理论课程 + 实验课堂 + 创新实践课程"的三位一体的课程体系,理论课程侧重专业理论知识的构建,实验课程侧重于实验技能和理论知识的再验证,创新实践课程侧重于对知识的融合和再创新。创新实践训练贯穿培养的全过程,将基本技能训练、实验设计、专业实习、科研训练、学科及科技竞赛、毕业设计等实践环节一体化设置,构建综合素质教育实践、专业基础实践、专业综合实践等多层次实践教学体系。

(三) 变革创新教育方法

以知识传授为主的教学方法不利用于启发学生的创新思维,需要把以"授业"为主的教学方法转变为启发学生对知识的主动探究和追求。

1. 开展启发式教学　启发式教学方法是以启迪学生思维为核心,教师从实际出发,采用多种方式启迪、诱导学生发现问题和思考问题,调动学生的学习主动性和积极性,培养其评判性思维能力和可持续发展能力。教师需改变传统知识传授的方式,设计问题情景,把激、启、发、疏等启发式教学思想贯彻到教学组织与设计的各个环节,培养学生创新思维能力和解决问题的能力。

2. 问题式的教学方法　"思源于疑",创新欲往往是从疑问开始的。爱因斯坦认为,提出一个问题往往比解决一个问题更重要。因为解决一个问题往往是一个技能而已,而提出一个新问题或新的可能性,从新的角度去看旧的问题,则需要创新思维。在教学过程中教师要善于提出启发性问题,让学生去思考、寻找答案,同时要鼓励学生质疑,激发学生与众不同的疑问、猜想、想象,培养学生提出问题的能力。

3. 社会参与教学法　社会是创新实践的最大教室,也是创新的最大平台,有无数发明创新的课题和机会,要鼓励和引导学生投身于社会服务。例如,多数学校都有暑期"三下乡"项目,组织护理学专业学生利用专业知识和技能进行"三下乡"专业健康服务活动,学生们在暑期集中深入偏远乡村,为群众提供所需的健康服务,同时也了解民众服务需求和存在的问题,提出创新实践课题。服务型实践可促使学生应用所学知识直接服务群众,除了主动性运用课堂学到的知识和技术,同时还能创新性地学会课程所没有涉及的内容。

（四）优化创新教育环境

大学教育环境对于学生的学习、成长具有至关重要的作用。良好的育人环境能促进学生的健康成长和创新能力的发展;反之,不佳的环境则会阻滞学生创新能力的发展。

1. 营造创新型校园文化环境　校园文化建设致力于营造一种开放、民主、进取的文化氛围,打造尊重知识、尊重人才、鼓励创新的校园环境,引导学生创新意识,激发学生创造能力,鼓励个性发展。学校在校园布局、建筑、着装、标语口号、宣传栏、教室的布置等方面,考虑科技与人文兼顾、自然与美学兼顾、有序与个性兼顾等,通过这些反映出学校对创新、创造的积极提倡,努力营造创新创造的校园文化。同时,学校应充分发挥校园文化活动在创新人才培养中的综合效应,不断丰富、创新校园活动。学校应依托团委、学工部、学生会和社团,开展丰富的文化活动,不断拓展校园文化活动空间,创新校园文体活动的形式,让同学们在不断的参与中体会创新的乐趣,享受创新的成就感。同时,学校与企业、社会组织联合开展创新文化活动,将学生的创新与社会需求紧密结合。

2. 提升学校创新教育设施和条件　学校需要为学生的创新实践提供相应的设施和资源,包括:①优化图书馆条件和服务。图书馆是学生获取知识和信息的重要地方,除了提供丰富的馆藏图书资源外,需要加强信息资源的建设,充分开发和利用网络信息资源,提供专题文献数据库。同时,图书馆还可以根据需求提供信息检索培训和信息技术支持性服务,以便创新课题组师生能得到全面的文献信息。②加强网络硬件设施建设,促进校园信息化。在良好的校园网络环境中,学生能根据特定的目标组成学习共同体,在沟通、交流、分享各种学习资源中共同完成学习任务,包括大学生创新实践项目。③加强实验室的建设与投入,优化实验教学内容,提高综合性、设计性、创新性、实践性的实验比例,独立开设实验（实践）课程,为学生开发创新实验项目提供条件。④建立学科创新实践平台,依托专业、学科优势与特色,在各学院建设与学科、专业相配套的校内实践创新基地,如创新实验室、科技创新实践基地等,打造一批开放式、自主性的创新训练平台,促使学生在学习本专业知识的基础上初步尝试将专业知识应用于项目实践,提升学生专业实践能力。

3. 健全创新教育管理体制　有完善的创新教育管理体制是大学生开展创新实践的有力保障,主要包含两方面:①建立大学生创新实践专职管理机构,让学生在专业化管理体制中得到学习和锻炼。机构主要承担大学生创新实践教育培养计划制订,组织实施各级科创项目申报立项,协调组织各类科技项目竞赛,开展各类创新学术活动。②健全创新教育主体的激励保障机制。教师和学生是教育的主体,教师起到的是管理、教育、引导和指导作用,学生直接参与创新实践工作的各个环节。做好这两个群体的激励保障机制是促进创新实践工作积极有序发展的重要保障。

（五）改革教育教学评价方法

教育教学评价体系在学生创新能力的培养中发挥导向功能,需调动教师和学生双方在创新实践活动中的积极性。

1. 对学生的评价 需承认学生的个体差异,实行评估内容的开放化、评估标准的多元化和评估方式的多样化。具体来说,对创新实践能力的评价内容可以包括学生参加创新项目、科研项目、创新创业竞赛情况、发表学术论文、获得发明专利情况、撰写调查或者社会实践报告情况等。

2. 对教师的评价 对教师指导学生创新实践项目的数量、人数、创新获奖项目与级别、学生满意度等方面进行评价,对指导创新实践项目的社会影响力等进行考核。对教师参与创新实践教学及指导需设立考评及激励机制,鼓励教师的积极性。

三、大学生全程导师制在创新实践教育的应用

(一) 本科生全程导师制的内涵

本科生导师制是深化本科人才培养模式改革、提高本科人才教育质量、提升本科创新人才培养能力、推动本科教育内涵式发展的重要举措。本科生全程导师制(full tutorial system for undergraduate students)是指在本科生从入学开始至大学毕业期间指定导师对其进行全方位指导的人才培养模式。本科生全程导师制是依托本科专业,以提高本科生的创新精神和实践能力为目标,为每名入校本科新生配备导师,在学业规划、学习过程、科研探索以及品德素养等方面全方位辅导本科生的一种互动式培养制度。它以学生全面发展的现实需要为基础,关注每个学生个体的知识、能力、素质协调发展,通过导师的个别指导和言传身教,培养学生勇于探索的精神和独立思考的能力,遵循个性化培养原则,结合研究性教学的特点,组织实施教学,锻炼学生创新能力。

本科生全程导师制的目的在于通过师生间直接、平等、频繁的互动交流,培养学生独立思考和判断的能力,增强学生创新精神、创业意识和创新创业能力,整体提升人才培养质量。导师针对学生个体差异,对学生选课、选择专业发展方向、设计学习方法和职业生涯等方面进行指导,为学生制订个性化创新训练,关注每个学生在学习过程中的接受程度、能力提升方式等,对学生进行持续化、个性化、一对一的指导。学校充分发挥已有的学科和导师优势,以"兴趣驱动、自主实践、重在过程、结合专业"为基本原则,通过本科生全程导师制,将各种形式的创新活动合理地分布到人才培养方案中。

(二) 导师的选聘规则

1. 全国万名优秀创新创业导师人才库的建立 2016 年《教育部办公厅关于建设全国万名优秀创新创业导师人才库的通知》决定在各地各高校创新创业导师人才库的基础上,建设全国万名优秀创新创业导师人才库。全国万名优秀创新创业导师人才库由各地各高校推荐的各行各业优秀创新创业人才、具有较高理论水平和实践经验的高校教师组成,旨在集聚优质共享的创新创业导师资源,切实发挥导师的教育引导和指导帮扶作用,提高创新创业教育的针对性、时代性、实效性,增强大学生的创新精神、创业意识和创新创业能力,提高人才培养质量,努力造就大众创业、万众创新的生力军。全国万名优秀创新创业导师选聘的是全国知名科学家、创业成果者、企业家、风险投资人等各行各业优秀人才,创新创业教育教学能力强、实践经验丰富的高校教师。2017 年教育部完成了首批导师遴选入库相关工作,共确定 4 492 位导师为首批入库导师。入选全国万名优秀创新创业导师人才库的导师需积极参加各地各高校的创新创业教育活动,到高校讲授创新创业教育相关课程或开设相关讲座,担任大学生创新创业大赛评委,指导帮扶大学生创新创业,以及参加其他形式的大学生创新创业活动。

导师人才库的设立为创新创业能力的培养提供智力支撑,将对院校师资水平建设以及学生创新创业能力培养的实效性等各方面产生巨大的影响。

2. 各院校本科生全程导师制导师的选聘规则 选拔优秀教师担任导师是实施本科生全程导师制的重点。本科生导师的遴选采取个人自荐、专业学院推荐、学院特邀相结合等多种方式进行。在导师来源上分为校内与校外师资两部分,部分院校推选了一批具有优秀实践经验和理论造诣的实践基地教师、外聘的企业优秀人员、创业成功者,社会上具有学术背景、创业经验或者丰富企业管理经验的"实战家"等,纳入本科生导师制指导体系,并优选一批常年从事课程与教学的优秀专业课教师,共同组成实

践型导师指导团队,从不同角度共同帮助学生将理论与实践有机融合,指导开展创新实践活动。

（三）本科生全程导师制运行模式的特点

1. 全程化的教育引领进程　本科生全程导师制最显著的特色是导师的指导覆盖学生整个大学学习的全过程,导师对学生从入学初开始开展专业引导、学科入门、学校生活等全方位的辅导,在学生学习的不同阶段采用阶梯式全程导师制的培养模式进行针对性的指导。

大一新生刚刚经历高强度的高中生活,考入理想院校。入校后通过学生 - 教师双向选择确定导师。这一时期导师主要目的是帮助学生快速完成角色转换,适应全新大学生活,协助其设定学习计划和专业选修课,从思想上指导学生转变学习思维方式,引导并制订有效的学习方法。一年级时以专业导论课为载体,导师着力引导学生了解本学科专业,激发学生对本专业的学习兴趣,让学生在潜移默化中形成创新意识。

对于大二学生,导师要在丰富学生课余生活的同时提高他们的实践创新能力。二年级是进入科学研究大门、掌握专业基础知识的重要阶段,这一阶段中学生开始学习专业理论知识,导师要创造机会让学生参与到科学研究的辅助性工作中,根据学生自身的学习兴趣和导师的专业研究方向分专业、分方向指导学生参与课题研究、社会实践、学术讲座等,开发学生潜能,有意识地培养学生创新意识、实践能力和综合素质。

到三年级时,经过前期的知识储备,学生在掌握专业基础知识的同时,接触到科学研究的基础工作,导师根据学生的个体特点,与学生共同制订有针对性的研究能力培养计划,引导学生选择合适的研究课题,并就研究内容提出具体的分阶段目标,创造机会让学生参与到科学研究工作中,有效提高学生的创新思维。

当学生到四年级时,对科学研究工作的全貌产生更加全面深刻的认识,导师可以通过具体的创新训练项目、学科竞赛、毕业设计（论文）等鼓励学生运用所学的知识探索科研课题,进入真实的科学研究情境中,拓宽学生学术视野,着力培养学生分析解决问题的能力和团队合作能力,增强学生的创新精神和能力。

本科生全程导师制实现了本科生培养各阶段、各环节的导师全程指导。从入学初的专业启蒙、科研导论,到科研选题训练、创新训练项目等重要环节,再到本科阶段的专业实习、毕业论文（设计）的选题、撰写等环节,均有导师进行指导,保证学生在本科期间的各个阶段都能平稳健康发展,确保学生大学四年在学业成绩、沟通能力、创新精神等方面都取得显著进步。

2. 定制化的实践创新训练　以班级为单位的创新教育很难做到差异化教育和个体化指导。而本科生全程导师在学生一入学就与学生有定期的沟通和交流,导师可以帮助学生根据其自身的兴趣、实际水平和能力制订创新创业训练计划,申请各类创新创业项目。导师可以在学生开展和实施创新创业项目时进行持续的一对一辅导,满足其个性化学习需求,提升创新实践能力。

3. 梯队化的科研创新团队　本科生全程导师制的最终目标是培养学生的创新能力和科学研究素质,而构建以导师为主导、研究生辅导本科生、高年级本科生辅导低年级本科生的纵向链式学习科研团队,进行定制化、个性化指导是实现该目标的重要环节。导师将本科生纳入自己的科研团队中,学生从本科阶段开始感受科学研究的氛围、接触科学研究,到实际进入科学研究领域、掌握研究方法、树立科学研究的态度,每一环节都与导师团队潜移默化的影响密切相关。具有一定专业知识和科研能力的硕士生和博士生正处于对自己所学专业的深入研究阶段,对于课题研究所需的理论知识较为熟悉,能较好地对本科生进行学业上的指导。同时由于年龄差距不大,硕士、博士研究生在学习和生活等方面都能够给予本科生帮助,这增强了团队的凝聚力和向心力,更有利于科研创新工作。

（四）本科生全程导师制在创新创业教育中的应用实例

以某校护理学专业为例,本科生全程导师制是在常规教学的同时,由专业教师作为学生导师,按照差异性分组的方式,以学年为单位分为四个阶段,实现四年专业学习的分阶段指导。在实施导师制的第一和第二阶段中,师生匹配采取单向选择,即由学院和教研室根据学生人数随机进行分配。考虑学生后期发展和毕业论文选题、写作指导,第三和第四阶段实行师生双向选择的原则,由学院和教研室统一协调。在每学期导师制活动正式开展之前,由学生和导师共同制订导师制活动计划,经学院批准后付诸实施。本科生全程导师制流程示意图见图 3-2。

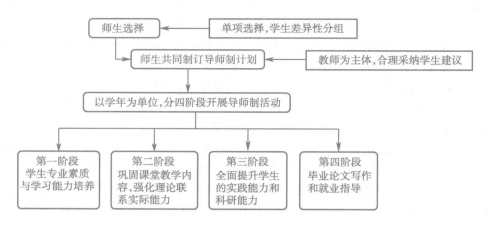

图 3-2　本科生全程导师制流程示意图

第一阶段(第一学期、第二学期):确定"护理学专业素质和学习能力"为活动主题,通过开办学习方法讲座、指定阅读书目、介绍读书笔记写法,以让学生参与医院志愿者活动、早期接触临床等方式,培养学生的专业思维和专业自豪感。

第二阶段(第三学期、第四学期):确定"巩固课堂教学内容,强化理论联系实践能力"为活动主题,在初步掌握专业基本理论知识基础上,由教师引导学生阅读护理学最新文献和进行知识竞赛,以巩固课堂教学的内容;同时通过情景模拟、技能比赛等方式培养学生理论联系实践的能力。

第三阶段(第五学期、第六学期):确定"全面提升学生科研能力和实践能力"为活动主题,在学生已较系统学习医学基础及护理学相关知识后,导师和学生共同制订科研计划和社会实践计划,进行阶段性论文资料的查询和写作,撰写大学生创新创业课题申报。同时可以安排学生进入导师科研课题或参加到科研攻关团体中;在校内实践教学平台建设的基础上,加强与医院、社区、卫生行政部门等实务机构的合作,以打造理论与实务紧密结合的学生实践能力培养平台。例如,在学生临床实习阶段,针对手术同意书,引导学生实际调研,培养学生发现问题和解决问题的能力;在不同的护理学专业实践活动中,全面提升学生的护理实践能力和创新能力。

第四阶段(第七学期、第八学期):确定"毕业论文写作和就业指导"为活动主题,一方面指导毕业论文的选题、开题、写作、修改和答辩;另一方面向学生提供研究生考试及相关信息,引导学生从自身特点出发选择适合的毕业出路,正确认识职业前景,提高就业竞争力。

在第三、四阶段,教师指导学生参加创新创业大赛,组建科研团队,申报创新、创业项目并开展研究和实践。借此过程培养学生的科研兴趣,锻炼学生的组织和协调能力,提高学生的实践能力,拓展学生的专业技能,并进一步促进学生形成团队意识,为护理学专业学生创新精神的养成和提升起到了重要的作用。

第二节　大学生创新实践能力的培养与提升

大学生由于受到高等教育和高校文化的熏陶,拥有与其他同龄群体相比更为突出的智力水平、知识储备以及自学能力,具有培养创新能力的天然优势。大学生如何培养创新实践能力呢? 知识是创新能力发展的前提条件,只有积累丰富的本学科和跨学科的知识,才能灵活运用发散思维、聚合思维和灵感思维等创新思维,从而创造出新知识、新方法和新技术。值得注意的是,没有知识必然难有优秀

Note:

的创新能力,但是有了知识也不一定会有创新能力。如果把知识当作教条生搬硬套,便会使头脑僵化,阻碍创新能力的发展。因此,应该在积累知识的基础上有意识地学习创新方法并付诸实践。由此可见,大学生创新实践能力的培养可以从知识积累能力养成、学习创新方法和创新实践三个方面着手。

一、知识积累能力养成

知识积累能力养成包括培养自学能力、信息获取和利用能力及知识记忆能力三个方面。

(一) 培养自学能力

随着科学技术的加速发展,人类知识的迭代更新也愈发频繁,这就要求当代大学生必须不断学习和强化自学能力,这样才能紧跟时代潮流。为适应这一趋势,可以从重视课堂学习与课前预习、确定自学目标、掌握科学的读书方法三个方面培养自学能力。

1. **重视课堂学习与课前预习**　培养自学能力并不意味着可以忽略课堂学习。课堂学习是大学生获取课程基础知识和技能的关键途径,也是大学生发现自己兴趣点进而展开自学的起点。因此,自学是对课堂学习的补充和发展,两者应该结合起来。另外,自学能力需要在自学的实践活动中养成,而课前预习正是为大学生的独立阅读和独立思考提供了一个实践机会,所以坚持课前预习是大学生培养自学能力的重要途径。

2. **确定自学目标**　目标是学习活动的灯塔,有了目标,自学才会有方向和效果,才能真正做到所学为我所用。要明确:此次学习要达到什么目标? 这个目标是否可以转化为小目标加以实现? 自己目前的水平与实现目标之间存在什么差距? 应当在哪些方面重点努力和突破?

3. **掌握科学的读书方法**　要掌握泛读与精读相结合的方法。泛读可以用较少的时间阅览一本书,从而达到对其内容概况的系统了解,也可以是在短时间内浏览大量的书籍,用以扩大知识面,开阔眼界,更快地了解新学科、新知识及发展前沿。精读则是对自己感兴趣或需要深入学习掌握的资料和书籍进行细致的研读。泛读侧重学习的广度,精读侧重学习的深度。

(二) 信息获取和利用能力

在竞争日趋激烈的当代社会,信息获取和利用能力在很大程度上决定着最终的胜败,通晓信息的收集和运用方法对提高知识积累能力和创新能力具有极大帮助。大学生需要具备的信息获取与利用能力具体包括四种。①信息收集:准确、及时获取所需信息,选择适当的检索平台和资料,充分利用学校内外图书馆等教育信息资源;②信息评估:运用评判性思维评价所收集信息的准确性、相关性及可信度;③信息管理:运用已有专业知识组织信息,采用合适的数据处理方法,有序保存信息结果,将冗余信息剔除并整理可用的信息;④信息利用:利用已获取的信息解决现有的问题。

(三) 知识记忆能力

记忆是有效学习的保障,将所学知识通过记忆存储在脑海之中才能搭建起自己的知识体系,以备随时提取知识,将所学转换为所用,实现个人能力提升。大学生可主要通过四种途径提高知识记忆能力。①明确记忆目标:学习需要有目标,记忆同样需要有目标,学习时明确记忆目标可以使大脑细胞处于高度活跃状态,有利于记忆形成。②高度集中注意力:研究表明,学习时注意力高度集中,输入的信息在大脑就会形成特别强烈的兴奋点,更容易形成记忆。③在理解的基础上记忆:学习强调在理解的基础上获得知识,理解是前提,理解能够帮助学习者完成有效的学习和记忆。在记忆过程中多思多问有助于增进记忆。④及时回顾复习:重复是记忆之母。众多心理学研究表明,复习是巩固记忆必不可少的环节。此外,科学的记忆方法能提高记忆效率,记忆过程中可运用系统记忆法、重点记忆法、形象记忆法、联想记忆法、归类记忆法、练习记忆法、趣味记忆法等方法强化记忆效果。

二、创新方法学习

创新的方法是指创新活动中带有普遍规律性的方法和技巧。创新方法可以促进知识的升华,并将所学知识和创新实践活动结合起来。成熟的创新方法操作性强且行之有效,熟练运用这些方法可拓展创新思维的深度和广度,形成分析、解决问题的思路和方法,从而提高效率,实现创新,达到事半功倍的效果。可见,掌握创新方法对于培养和提高创新能力具有重要作用。20世纪90年代以来,来自世界各地的科学家提出的创新方法多达340余种,本节将按照思维方式相似性来归类介绍适用于护理学实践和研究的常用创新方法。

（一）设问型创新方法

善于提出问题是科学精神的重要体现,也是创新活动的起点。明确了问题,思维才有方向,行动才有动力。设问型创新方法就是一类关于如何提问的方法,主要通过围绕现有的事物或现象提出一系列问题,发现其中存在的不足,从而找到需要优化的方面,在此基础上产生创新。设问型创新方法以运用发散型思维方式为主,常用的设问型创新方法有奥斯本检核表法和5W2H法。

1. 奥斯本检核表法　奥斯本检核表法由亚历克斯·奥斯本提出,适用于各种类型的创新活动。此外,奥斯本也是头脑风暴法的创始者。奥斯本检核表法主要引导个体在面对需要解决的问题时从九个方面进行思考,以便启迪思路,开拓思维想象的空间,促进人们产生新设想、新方法。其优点在于该方法使思考问题的角度具体化,有助于打破思维定式,激发想象力;缺点在于该方法是改进型的创新方法,须先选定一个有待改进的对象,然后在此基础上加以改进。

（1）奥斯本检核表法的实施步骤包括:①明确问题,根据创新对象明确需要解决的问题;②检核讨论,根据需要解决的问题,参照该方法中列出的九个方面,运用丰富的想象力逐项核对讨论,写出新设想;③筛选评估,对新设想进行筛选,将最有价值和创新性的设想筛选出来。

（2）奥斯本检核表法的九个方面包括:①能否他用,即现有的事物（如材料、方法或技术）还有没有其他的用途,或者稍加改造就可以扩大其用途。例如,外科橡胶手套经过简单改造以后可用作预防压力性损伤的护垫。②能否借用,即能否从别处存在的经验或发明者中得到启发。例如,导弹的热追踪功能即是从响尾蛇通过热感应抓捕猎物这一现象中得到了启发。③能否改变,即能否在形状、结构、气味、颜色、声音等方面做一些改变。例如,某医院ICU护士研发的多功能饮水杯通过改变杯子结构,在杯体安装可以360°旋转的吸管,方便卧床的患者喝水,解决了无法采用坐姿的患者喝水容易洒水这一问题。④能否扩大,即能否扩大适用范围、增加使用功能等。例如,患儿输液时经常乱动,某市护理学会提出用经过消毒处理的弹力丝袜固定在穿刺部位,可确保输液安全,这一案例通过扩大弹力丝袜用途,为确保婴幼儿输液安全提出创新举措。⑤能否缩小,即能否减少体积、长度、重量、厚度、结构;能否浓缩化、省力化、方便化。例如,现在大部分医院均采用套袋式床单,相比传统需要折叠四角的床单更加省力和方便。⑥能否替代,即能否用其他材料、方法、技术或功能来替代。例如,留置针的运用大大减少了重复使用钢针穿刺给患者带来的痛苦,同时也减轻了护理工作量。⑦能否调整,即能否变换排列顺序、位置、时间、速度、计划、型号等。例如,"田忌赛马"就是一个通过改变排列顺序逆转事件结局的典型案例。⑧能否颠倒,即能否正反颠倒、里外颠倒、目标手段颠倒等。例如,电动扶梯的发明即是将楼梯的"静"与人的"动"颠倒后的创新成果。⑨能否组合,即现有的几种发明是否可以重新组合。例如,如今蓬勃发展的信息化便是各个领域传统技术与信息技术的重新组合。

2. 5W2H法　又称七问分析法,目前已广泛应用于改进工作、改善管理、技术开发、价值分析等方面。该方法是对5个W,即为什么（Why）、做什么（What）、何人（Who）、何时（When）、何地（Where）与2个H,即怎么样（How）,多少（How much）提出一系列的询问,并寻求解决问题的答案,引导人们寻求解决问题的思路。

5W2H法的操作步骤包括三步:第一步,针对需要解决的问题,从以上7个角度检查提问;第二步,对这7个方面的提问一一审核,将发现的疑点、难点一一列出;第三步,讨论分析,寻找改进措施。经7个方面审核无误,则说明该方案可行;若其中仍有问题,则表明应加以改进。

例如,国际护士节到来之际,护理学院计划举办系列活动,此时便可使用5W2H法来对这一任务进行分析和策划,详见以下案例链接:

运用 5W2H 法策划"5·12 国际护士节"系列活动

首先,需要从以上 7 个方面进行提问分析。①为什么(Why):开展此次系列活动的目的是纪念南丁格尔,弘扬南丁格尔救死扶伤的人道主义精神和为护理事业无私奉献的高尚品质;加强护理学子的专业认同和搭建综合素质提升平台。②做什么(What):系列活动包括开展技能操作大赛、健康科普志愿服务活动、文艺晚会等系列活动。③何人(Who):主要考虑活动的指导老师是谁,主要负责的学生干部是谁,各个活动的具体负责人是谁,每个活动的参与者和受众有哪些。④何时(When):确定各项活动举办的确切时间和活动当天所需时长,在此基础上明确各项准备工作的时间节点,以确保活动如期举办。⑤何地(Where):确定活动举办地点,以便提前熟悉环境,准备所需材料和安排行程。⑥怎么样(How):需要明确每项活动包含哪些内容和流程,如何避免和应对突发情况等。⑦多少(How much):对活动所需各项经费进行细致的预算。最后,通过对以上问题的讨论分析,找到和改进遇到的难点,最终确定整个活动方案。看似复杂艰巨的任务,在运用 5W2H 法进行剖析后可以得到清晰、全面、系统的解决方案。

(二) 列举型创新方法

列举型创新方法是指通过对事物的分析而列举出其各方面的特性,从中选择和确定创新点的方法。常见的列举型创新方法包括特性列举法、缺点列举法等。该方法有助于克服思维僵化和思维定式,促进全面认识事物;局限性在于使用该方法分析问题需要全面、精细,甚至较为烦琐,所以通常只适于较小和相对简单的问题。

1. 属性列举法　属性列举法(又称特性列举法)是通过先观察和分析属性特征,再针对每项特征提出改良构想的思维策略。具体可分三步实施:第一步,列出分析对象的全部属性,可以从名词特性(如整体、部分、材料)、形容词特性(如颜色、形状、感觉、性质、状态)、动词特性(如功能、作用)三个方面着手列举。第二步,从各个属性出发,详尽分析每项属性,提出问题,找出缺陷,尝试提出改进方案。第三步,分析和评价上一步中提出的方案,选出最有价值的方案。

例如,可以采用属性列举法改良玻璃输液瓶。通过对玻璃输液瓶名词、形容词、动词特性的分析,可以得到玻璃材质成本较高、不便运输和存在安全隐患等问题。因此,可以提出采用塑料材质代替玻璃材质的方案,从而产生一种新的输液瓶——塑料输液瓶。目前,塑料输液瓶已广泛运用于临床,可见护理工作中也能产生诸多创新举措。

2. 缺点列举法　缺点列举法是通过列举分析对象缺点和不足之处,找出解决问题的方法和改善的对策。可按如下四步实施:第一步,确定改进对象;第二步,详细列举改进对象的缺点,可用会议讨论、调查、同类比较等方法搜集相关信息;第三步,将列出的缺点加以归类和排序;第四步,分析每项缺点形成的原因,提出改进方案。该方法简单高效,适用于创新选题。

大学生在参与创新课题申报时常遇到"不知道怎么选题"这样的问题,缺点列举法可以帮助大学生在回顾所关注现象的相关文献时发现现有研究中存在的不足与空白,从而找到具有创新性的选题切入点。

(三) 组合型创新方法

组合型创新方法是指运用聚合思维按照一定的技术原理将多个功能元素合并,从而形成具有新功能的新事物的创新方法。据统计,组合型创新方法已成为现代技术创新的主要方式,占比高达60%~70%。此处重点介绍主体附加法。

主体附加法是一种以某事物为主体,在此基础上添加另一附属事物,从而实现组合创新的方法。此法适用于对现有事物的改进和完善。实施步骤如下:第一步,选定一个需要改进的主体;第二步,列出该主体存在的不足或缺陷;第三步,针对提出的问题列举出改进思路;第四步,选择需要组合到旧事

Note:

物上的附加物;第五步,确定改进方案。

例如,临床护理工作中常需要通过抬高床头来满足不同患者的治疗和舒适需求,然而在执行过程中多由护士凭经验判断角度,难以调整到精确角度。对此,张护士想出在床头添加刻度条这一思路来解决这一问题。这一案例中在原有事物基础上仅仅是简单添加了刻度条这一看似不起眼的附加物,却有效解决了护理临床工作中实实在在的困难。

(四)移植型创新方法

移植型创新方法是一种运用侧向思维,将某一领域中已有的原理、技术、方法、结构和观念移植应用到另一领域而产生新事物、新方法的创新方法。"他山之石可以攻玉",在各学科发展交叉越来越紧密的今天,移植型创新方法在护理学研究和实践中的应用价值愈发凸显,将其他学科的技术或理论移植运用到护理学领域常常能形成具有创造性意义的成果。移植型创新方法包括原理移植法、方法移植法、结构移植法、材料移植法、功能移植法等,此处重点介绍方法移植法。

方法移植法是把其他领域的技术或方法有意识地移植到某一领域,从而解决该领域中问题的方法。该法可通过两种不同的路径实施:第一种是以问题为导向,首先明确待解问题,然后寻找其他学科中同类已解的问题并探究其解决方法,最后将该方法用以解决本学科的问题;第二种是以方法为导向,首先学习和观察其他学科的理论或方法,然后再将其运用到本学科以解决实际问题。其中第一种路径在护理领域使用更为广泛,但也不可忽视第二种方法的运用。

例如,某医院借鉴手机上的导航应用,研发适用于医院的室内地图与导航应用。门诊的患者可以通过手机 APP 或者专用设备,在大型医院的复杂科室间迅速找到目标科室。本创新就是将导航技术移植应用于门诊导诊的场景中,给患者提供便捷、个性化和准确的导诊服务。

三、大学生创新实践

创新能力的培养,从本质上讲就是一个知行合一的过程。知识积累能力的养成和创新方法的学习均属于知识储备环节,创新实践则是属于行动环节。创新实践是用所学的专业知识结合创新思维和创新方法,通过实践活动创造性地解决各类问题的过程。大学生可以利用高校丰富的科技和文化资源进行创新实践,具体可通过参加课外学术竞赛、校园文体创新活动、课外研学和毕业论文撰写等实践活动来培养自身的创新能力。

(一)参加创新创业活动提升创新能力

参加创新创业活动是大学生提升创新能力的重要途径,近年来越来越受到国家部委和广大高校师生的重视。参加创新创业活动包括课外学术活动和创业活动两类。大学生课外学术活动是指大学生根据自己的学习兴趣,以解决实际困难和社会问题为切入点,利用课余时间,在学校的组织引导和教师的指导帮助下,以学生自主钻研为主的学术实践活动。课外学术活动是大学生培养实践技能和创新精神的重要途径。大学生在开展课外学术活动的过程中能充分调动自己学习的主动性和创造性,应用所学专业知识,激发创新思维,培养创新意识,运用创新方法,从而提高创新实践能力。创业活动是一个发现和捕获机会,由此创造出新颖的产品和服务并实现其潜在价值的过程。积极参与创业活动也是促进大学创新能力提升的重要途径。

1. 我国重要的大学生创新创业竞赛项目 目前具有代表性的大学生创新创业平台有"挑战杯"全国大学生系列科技学术竞赛、中国"互联网+"大学生创新创业大赛、"创青春"全国大学生创业大赛和国家级大学生创新创业训练计划。

(1)"挑战杯"全国大学生系列科技学术竞赛:是由共青团中央、中国科协、教育部和全国学联、举办地人民政府共同主办的全国性大学生课外学术实践竞赛。"挑战杯"竞赛在中国共有两个并列项目,一个是"挑战杯"中国大学生创业计划竞赛(简称"小挑"),另一个则是"挑战杯"全国大学生课外学术科技作品竞赛(简称"大挑")。这两个项目的全国竞赛交叉轮流开展,每个项目每两年举办一届。自 1989 年首届竞赛举办以来,坚持"崇尚科学、追求真知、勤奋学习、锐意创新、迎接挑战"的宗旨,在促进青年创新人才成长、深化高校素质教育、推动经济社会发展等方面发挥了积极作用,在社会上产生了广泛而良好的影响,被誉为当代大学生科技创新的"奥林匹克"盛会。"挑战杯"现已形成国家、省、高校三级赛制,是广大高校学子积极参与的科技盛会,也是为众多优秀青年提供创新平台。竞赛获奖者中已经有多人成为长江学者、国家重点实验室负责人、博士生导师,70%的学生获奖后继续攻读更高层次的学历,近30%的学生出国深造。以赛促教,以赛促学,以赛促改,大学生"挑战杯"竞赛已经成为我国大学生创新实践能力培养的重要推动力。

(2)中国"互联网+"大学生创新创业大赛:旨在深化高等教育综合改革,激发大学生的创造力,培养造就"大众创业、万众创新"的生力军;推动赛事成果转化,促进"互联网+"新业态形成,服务经济提质增效升级;以创新引领创业、创业带动就业,推动高校毕业生更高质量创业就业。其目标是把大赛作为深化创新创业教育改革的重要抓手,引导各地高校主动服务创新驱动发展战略、创新人才培养机制,切实提高高校学生的创新精神、创业意识和创新创业能力。为贯彻落实《国务院办公厅关于深化高等学校创新创业教育改革的实施意见》,进一步激发高校学生创新创业热情,展示高校创新创业教育成果,教育部于2016年5月至10月举办首届中国"互联网+"大学生创新创业大赛。大赛每年举办一届,至今已举办6届。例如,在2020年11月17—20日,第六届中国国际"互联网+"大学生创新创业大赛以"我敢闯、我会创"为主题,打造了一场汇聚世界"双创"青年同场竞技、相互促进、人文交流的国际盛会。经过一路发展,目前大赛主题赛事共包括高教主赛道、"青年红色筑梦之旅"赛道、职教赛道、国际赛道和萌芽赛道。其中,高教主赛道设有本科生创意组、研究生创意组、初创组、成长组、师生共创组;青年红色筑梦之旅赛道设有公益组、创意组、创业组;职教赛道设有创意组、创业组。大赛采用校级初赛、省级复赛、全国总决赛三级赛制。大赛为大学生开设了一堂最具特色的创新大课,实现了基础教育、职业教育、高等教育的贯通,培养了一支双创新锐大军,孵化了一大批高质量创新项目,成为大学生创新实践的重要舞台。

(3)"创青春"全国大学生创业大赛:是"挑战杯"中国大学生创业计划竞赛的改革提升。新时代高等教育要求,为了更好适应大学生创业发展的形势需要,共青团中央、教育部、人力资源和社会保障部、中国科协、全国学联决定在原有"挑战杯"中国大学生创业计划竞赛的基础上,自2014年起共同组织开展"创青春"全国大学生创业大赛,每两年举办一次。大赛的宗旨是培养创新意识、启迪创意思维、提升创造能力、造就创业人才,下设大学生创业计划竞赛(即"挑战杯"中国大学生创业计划竞赛)、创业实践挑战赛、公益创业赛等3项主体赛事。大学生创业计划竞赛面向高等学校在校学生,以商业计划书评审、现场答辩等作为参赛项目的主要评价内容;创业实践挑战赛面向高等学校在校学生或毕业未满3年的高校毕业生,且应已投入实际创业3个月以上,以盈利状况、发展前景等作为参赛项目的主要评价内容;公益创业赛面向高等学校在校学生,以创办非营利性质社会组织的计划和实践等作为参赛项目的主要评价内容。全国组织委员会聘请专家评定出具备一定操作性、应用性以及良好市场潜力、社会价值和发展前景的优秀项目,给予奖励并组织参赛项目和成果的交流、展览、转让活动。

(4)国家级大学生创新创业训练计划:简称"国创计划",目标是促进高等学校转变教育思想观念、改革人才培养模式,强化创新创业能力训练,增强高校学生的创新能力和在创新基础上的创业能力,培养适应创新型国家建设需要的高水平创新人才。教育部对各高校实施国家级大学生创新创业训练计划进行整体评价,每年组织一次分组评价,根据评价结果适度增减下一年度的项目数。各高校遵循"兴趣驱动、自主实践、重在过程"原则,以大学生创新创业训练计划项目为载体,安排专项经费资助大学生开展项目式学习、科研训练和创新创业训练与实践。在校级和省级项目培育的基础上推荐学生团队申报"国创计划"项目。"国创计划"实行项目制管理,在类型上分为创新训练项目、创业训练项目和创业实践项目三类,在类别上从2021年起分为一般项目和重点支持领域项目两类。

　　2. 创新训练项目申请及实施　创新训练项目须本科生个人或团队在导师指导下自主完成创新性研究项目设计和申请、研究条件准备和项目实施、研究报告撰写、成果(学术)交流等工作。团队中每名学生在项目实施过程中扮演一个或多个具体角色,完成商业计划书编制、可行性研究、企业模拟运行、撰写创业报告等工作。创业实践项目则要求学生团队在学校导师和企业导师共同指导下,采用创新训练项目或创新性实验等成果,提出具有市场前景的创新性产品或服务,以此为基础开展创业实践活动。一般项目按每年惯例申报的"国创计划"项目,推荐数额不超过省级大学生创新创业训练计划项目的 1/3。重点支持领域项目为 2021 年起新增项目,推荐数额不超过上一年度"国创计划"立项项目总数的 2%,旨在鼓励引导大学生根据国家经济社会发展和重大战略需求,结合创新创业教育发展趋势,在重点领域和关键环节取得突出创新创业成果。视项目进展情况优先邀请参加全国大学生创新创业年会。

3. 参加创新训练项目的注意事项 大学生在参加以上创新创业活动时需注意:①理论与实践相结合。研究工作必须以扎实的专业知识和实践能力为基础。学术研究是对基础知识的应用和升华,没有基础,成功便无从谈起,准备竞赛的过程更是一个不断促进理论学习的过程。②创新来自学科交叉与团结合作。参赛还要求大学生重视学科交叉,善于协同工作,以研究目标为出发点,人员组成服从研究的需要。在实际工作中结合需要,组建来自不同学科的团队,实现优势互补,学科交叉,共同完成任务。③灵活运用各种创新方法。在进行创新创业活动时设想越多,越容易成功。设问型创新方法、列举型创新方法、移植型创新方法和头脑风暴法是获得大量创造性设想的常用方法。

(二)参加校园文体创新活动提升创新能力

校园文体活动是大学生培养创新能力的重要平台。大学生可以在参加校园各类文体活动中直接提高创新能力,也可以在策划和组织校园文体活动过程中激发创新能力。首先,校园文体活动中就包括直接提高大学生创新能力的活动类型,如辩论赛、演讲赛、学科知识竞赛等。这类活动具有竞争性、严谨性、机敏性等特点,这就要求大学生需要具有扎实的知识积累、敏捷的思维能力、缜密的推理能力、灵活的现场应变能力以及良好的语言组织能力。因此,积极参加此类文体活动可以有效提升大学生的创新能力。其次,由于校园文化活动的主体是大学生,通常大部分文体活动均有大学生群体自我设计、自我服务,具有很强的实践性与创新性。校园文化活动组织和策划过程本身就是一个创新的过程,所以这一过程也是培养大学生创新意识、提高创新能力的重要途径。在参与校园文体活动过程中各类创新方法均可灵活运用,而在策划和组织过程中常用的创新方法是 5W2H 法和头脑风暴法。

此外,参加创新型社团也是提升大学生创新能力的有效途径。如某院校护理学专业相继成立了中医护理协会、急救协会、青春健康同伴社等社团,每个社团配备 1 名指导教师。社团学生在指导教师的指导下,通过查找相关书籍资料、设计科普图片、编制中医保健操、制作小发明等,并将科普图片、中医保健操等相关成果和护理技能应用到实践服务活动中,强化巩固课堂知识技能。社团还可以承担项目,如青春健康同伴社 2018 年承接某市计划生育协会青春健康教育项目;2019 年 5 月获中国计划生育协会青春健康高校招标项目,学生运用专业知识,围绕大学生生理、心理健康教育设计项目内容,按项目计划实施后形成项目实施效果评估总结报告。每个项目安排有专业的指导老师,学生在老师的指导下学习如何申报课题、如何完成课题,将平时的课堂学习融入和运用到课题研究中来,实现了书本知识的运用,有效夯实了基础知识;同时在完成课题的过程中接触和学习了具有前瞻性的知识,拓展和深化了基础知识,而课题的创新之处又让申报课题的同学去思考、去研究、去发现新的领域,这无疑对学生的科研创新能力有很大的提高。

(三)参加课外研学提升创新能力

课外研学是学生自主开展的一类以科学研究为主的课题研究活动。这种研究性的学习模式主要以大学生的自主学习为主,是大学生在教师的指导下进行设计、执行以及自我评价的一种新型学习模式。大学生通过发现问题、寻找解决方法、与同学和教师讨论、解决问题等步骤来培养自身积极进取、追求卓越的学习精神。课外研学活动旨在为大学生创造条件,可以利用课余时间从事科学研究和发明创造活动,开展自主学习和创新。在课外研学过程中,大学生围绕问题开展自主学习和研究,不仅能够有助于学生融会贯通课程内容,构建复合型知识结构体系,对培养学生创新能力成效明显,也有助于大学生尽早进入专业科研领域,接触学科前沿,明晰本学科发展动态,在培养大学生的独立性、合作精神、创新精神和能力等方面起到了积极作用。

具体而言,可以通过组建科研兴趣小组的形式来开展课外研学活动。科研兴趣小组营造了一种相对自由、开放、互动的学习环境,并且可以通过听取专题讲座、参加学术沙龙、完成项目研究等基础性工作启发科研创新意识,接受科研氛围熏陶,习得研究方法。另外,教师的指导和同伴的帮助、鼓励促动大学生在"边学边做,边做边学"过程中充分感受到自主学习的乐趣和收获知识的满足感,这为今后深入、系统的学习研究打下了基础。

另外,各类校内外专业实践基地也是大学生参加课外研学的重要平台。例如,某院校与社区居家养老服务中心合作建立实践服务与研究基地并开展的"居家上门服务 + 专业化课题研究"项目,其中有 50 名大学生参与到该项目,完成了对 900 名老人的身体功能评估、认知能力筛查及服务需求评估,并在教师指导下完成了学院科研项目申报和研究报告撰写。另外,该校师生团队为完成市科普项目,设计制作了 19 幅关于老年人"跌倒应急处理""直立性低血压预防""骨质疏松预防""噎食预防与急救、误吸预防"等科普海报,举办健康公益小讲课共 50 余次,教授老年人常见慢性病照护知识、中医特效穴位保健操和日常急救知识。通过这些专业实践,大学生可以养成综合运用专业知识、创新思维和创新方法的能力,从而实现创新能力的提升。

(四)通过毕业论文撰写提升创新能力

毕业论文撰写是综合运用各种知识和技能的实践活动,在培养创造性实践能力方面具有独特优势,大学生可以在其中进行创新思维训练,构思创新计划,锻炼创新能力,体验创新乐趣,分享创新成果。毕业论文撰写的每个环节都具有培养创新能力的作用,大学生在此过程中可以接受全面的从事科学研究、分析和解决实际问题能力的训练。

毕业论文应体现研究的可行性、新颖性和独特性,这要求大学生在毕业论文选题时要树立创新意识,建立评判性思维,敢于突破个人的思维定式和思维障碍,不拘泥于某种结论和形式,这样才能发现创新点,萌发创新思路,提出创新方案。可见,选题过程就是一个创新能力训练和考验的过程。在这过程中首先可以运用评判性思维方法,客观、严格地分析感兴趣的研究问题并挖掘前人研究中的不足;在此基础上可以运用发散思维,以研究问题为中心点,从不同的侧面、用不同的方法去分析选题,找到具有创新价值的切入点。在撰写过程中则需要最大限度地调动分析、综合、抽象、概括和联想的创新思维方式,对文献综述、研究结果、讨论、研究带来的意义以及对未来研究的建议进行的全面论述。此外,通过毕业论文撰写,大学生还可以进一步培养信息获取和利用能力、基本科研能力、写作能力和演讲交流能力。

第三节　创新实践能力在护理学专业大学生中的应用

自南丁格尔时代起,护理学专业创新一直处在健康服务创新的前沿。国际护士会(International Nursing Council,ICN)呼吁,护士是卫生保健体系创新与变革的重要力量,把 2014 年和 2015 年国际护士节主题分别定义为"护士:变革的力量,重要的健康资源""护士:变革的力量,高效护理与医疗成本"。纵观国内外护理发展,从护理器具的革新,到护理技术的改善,再到护理模式的变革,无不体现出护理人员创新的非凡成绩。随着人口老龄化进程的加快,医疗技术的迅猛发展,为提高护理服务质量,满足人们日益增长的健康服务需求,护理创新实践显得越发重要。护理学专业大学生作为未来的护理人才,要把创新实践与护理应用联系起来,提升自身创新实践能力,推动护理学专业的发展。

一、护理学实践创新领域

护理学是一门实践性很强的学科,护理创新工作始于实践,同时也止于实践。护理创新实践是一个循环往复的过程,涵盖了人类健康与疾病的各个领域,范畴十分广泛。根据工作场所不同可以将护

Note:

理实践分为护理管理、临床护理、社区护理、护理教育和护理研究,而护理学创新实践也应围绕以上五大领域开展工作,以确保护理学科的全面发展。

(一)护理管理创新实践

护理管理是对护理工作的诸多要素(如人员、时间、信息、技术、设备等)进行科学的计划、组织、领导、协调、控制,从而使护理系统有效运转,实现组织目标并使护士的能力及素质得到全面发展的活动过程。护理作为医院工作的重要组成部分,面对社会环境变迁、医疗卫生体制改革和护理学科不断发展的挑战,护理管理者必须大胆摒弃传统的管理模式,寻找创新管理方式。著名管理学家明茨伯格认为,所有管理者都要扮演10种角色,其中之一为"创业者"。护理管理者要承担"创业者"的角色,这就要求护理管理者必须适应不断变化的环境,能敏锐地抓住机遇,在观念、思想、方法等方面进行创新与改革,如提供新服务、发明新技术、开发新产品等,以谋划和改进组织的现状与未来。

护理管理者应从护理管理模式、质量管理、人力资源管理、经济管理、信息管理、文化建设、管理环境等方面进行创新研究,从而提高护理工作的效率和质量,如护士层级管理、专科护士培养、护理信息系统建设等。现分享两个护理管理创新实践的案例,供大家学习讨论。

➕【案例1】

基于磁性医院文化的护理管理实践与效果

随着人口老龄化、慢性疾病多发等多种健康需求,公众对护士的数量及专业能力提出了更高的要求。然而由于工作压力、职业发展等因素,护士人力资源短缺的现状愈发严峻。护理管理者应积极建立人性化、信息化的现代护理管理模式,尊重个人的价值和能力,通过激励来充分调动员工的工作积极性,并运用科学化的信息管理手段,以达到人、事、职能效益的最大化。

国内某三级甲等医院为了保持护理队伍的稳定性,加强医院对护理人才的吸引力,提升护理人员工作满意度,于2012年开始构建磁性医院文化,取得了良好效果。"磁性医院"是美国学者麦克卢尔等在1981年提出的概念,是指在护士严重短缺的情况下医院仍然能像磁铁一样吸引专业护士的加入,降低离职率,拥有高质量的护理队伍,提供优质的护理服务。它能为护士们提供一个体现个人与职业双重价值的工作环境;它以提高护理质量,构建健康工作环境,增强护理人员留任意愿为目标。医院从护理领导力、结构性授权、专业自主性、科研和创新四个方面进行护理管理创新实践。结果显示,该院护理工作环境得到改善,组织架构不断优化,护士职业认可度连续3年维持在97%的高水平,护士离职率保持在1.8%的低水平,并得到国内外同行的认可。可见,将磁性医院文化融入护理管理能有效提升护士职业满意度和患者满意度,是一种行之有效的管理理念。

➕【案例2】

安宁疗护专科护士培训的实践

护理人才队伍战略规划要求护理管理者要不断完善护士的分层级管理,其中要大力发展专科护士队伍,建立专科护士管理制度。随着人口老龄化进程的加速、癌症发病率的增长、家庭规模的小型化,我国安宁疗护需求巨大。安宁疗护是以多学科模式进行的实践,护士作为多学科团队的中坚力量,是安宁疗护实践的评估者、教育者、实施者、协调者和研究者。目前我国安宁疗护专科护士培训尚处于起步阶段,无法满足人民群众日益增长的安宁疗护需求。我国部分省份自2019年始开展了安宁疗护专科护士培训,取得了一定效果。

某肿瘤专科医院从2015年起开始探索护理人员安宁疗护的培训模式,举办了4期安宁疗护高峰论坛,1期姑息护理理论与实践师资培训,培训护士700余人,完成了2期贫困县41家县级医院共82人次的安宁疗护同质化培训,为安宁疗护专科护士培训的开展积累了丰富的前期经验。在此基础上通过文献研究、问卷调查及专家咨询等方法,在国内创新性地构建了包括6大主模块和17个子模块的安宁疗护专科护士理论培训课程体系,建立了集病房安宁疗护、对接社区安宁照护与居家安宁服务的医院 - 社区 - 家庭(hospital community and home,HCH)临床实践体系,规范学员与师资管理,提升了安宁疗护专科护士的核心能力,更好地发挥了护士在安宁疗护中的重要作用,推动了安宁疗护事业的发展。

(二)临床护理创新实践

临床护理的服务对象是患者,工作场所主要在医院。临床护理创新实践应体现在患者从入院到出院的各个环节,围绕患者的生理、心理、社会、精神和文化等方面的护理内容展开思考,以最大限度地减轻患者的痛苦、促进患者康复、提升优质护理服务品质为奋斗目标。创新引领发展,随着国家对创新日益重视,各行各业人员都在积极行动,临床护理人员同样也在工作中创新实践。只有不断创新,改善患者体验,才可以推动护理事业向前发展。临床护理人员要始终以患者为中心,开展基于解决临床护理问题为目的的创新实践。因此,护士应勤观察,勤思考,善于发现问题,积极思考探究,创新变革思路,创新解决问题的方案,最终落实到临床实践中,从而提升护理质量。

近年来随着信息化技术的快速发展、护理学专业方向的精细化和患者精神心理需求的日益增长,临床护理创新实践主要围绕信息化、专科化和人文化展开,如移动医疗技术、循证护理实践、人文护理等逐渐在临床工作中落地开花。现分享两个临床护理创新实践的案例,供大家学习讨论。

【案例1】

尿路造口周围刺激性皮炎患者的循证护理实践

循证护理是近年来护理领域中兴起的新概念、新观点和新思维,对护理学科提出了新的挑战。循证护理实践要求护士在具体的临床情境下使用当前最新、最佳的证据,根据患者的价值取向及意愿,利用个人的临床经验和专业技能为患者提供最佳的护理服务。如何将护理科研成果与临床护理实践进行有机结合,如何在遵循证据的基础上规划临床护理实践活动,这是临床护理人员需要认真思考的新命题。

尿路造口周围刺激性皮炎是尿路造口术后最常见的皮肤问题,由此引起的疼痛、焦虑、睡眠质量下降和社交障碍等问题严重降低了患者的生活质量。我国针对尿路造口周围刺激性皮炎的研究较少,缺乏权威的指南或规范指导实践。某医学院联合循证护理研究中心的护理学者,在知识转化模式(knowledge to action framework,KTA)的指导下,根据利益相关者的意见,对国内外尿路造口周围刺激性皮炎护理的最佳证据进行挑选和调整,以适合实践场所,以证据为基础制订实践方案,通过教育培训、质量监督和补充资源将方案应用于临床实践,比较方案应用前后的审查指标执行率、护士和患者相关护理知识水平及患者造口周围刺激性皮炎的发生率。方案应用后6项审查指标执行率从0~96%提高到77.03%~100%,护士尿路造口周围刺激性皮炎护理知识得分显著提高,尿路造口周围刺激性皮炎发生率由32%下降至12%。可见,此次循证护理实践规范了护理操作,提高了护士和患者的尿路造口周围刺激性皮炎护理知识水平,减少了尿路造口周围刺激性皮炎的发生。

Note:

【案例2】

叙事护理在癌症患者病情告知中的应用

叙事护理作为一种人文属性的护理方式,是对人性化护理服务内涵的补充。然而叙事护理的临床应用与研究在国内刚刚起步,加强临床理论与实践研究和临床管理是促进这个新生事物不断发展的应然选择。

某校叙事护理研究团队在2019年将初次入住肿瘤科的122例癌症患者随机分为干预组和对照组。对照组住院期间按常规进行护理及健康教育,入组后尊重家属意见,若需告知患者病情,由医生进行病情告知,护士在病情告知后给予患者心理安慰。干预组在常规护理基础上按照关注、理解、回应和反思进行叙事护理。结果发现,对癌症患者实施叙事护理可为病情告知做好准备,帮助患者建立积极的心理防御,能显著提高癌症患者病情知晓率,有助于提高癌症患者护患交流满意度。

知 识 链 接

什么是"叙事护理"?

"叙事护理"是由"叙事医学"派生出的概念。叙事,简单通俗地说就是讲故事。叙事医学的核心是关注患者,它以倾听关注患者为开端,通过理解患者的疾病经历,感受患者所面临的挑战,最终达成与患者的伙伴关系。20世纪末叙事进入护理领域,叙事护理强调护士以倾听、回应的姿态进入患者的故事中,了解患者的体验经历。叙事护理一方面能引导患者疏泄负性情绪、感受关怀温暖,推动护患友好和谐相处,另一方面还能启发患者对自身故事多角度思考,发现自身潜在力量,从而有利于疾病预后。

(三) 社区护理创新实践

社区护理是为一定区域的居民和社会团体提供护理服务,主要的工作场所包括社区卫生服务中心、工厂、学校、教会及各种民间团体等。以社区为基础的护理服务是以基本医疗护理服务为主,主要提供围绕个人以及整个家庭生命周期的"疾病护理",实施社区急慢性健康问题的管理和以家庭为中心的疾病照护。社区护理以促进和维护人群健康为最终目的,提供连续性、动态性和综合性的护理服务。目前我国社区护理的创新发展主要围绕三个方面,即完善社区护理质量管理体制、丰富社区护理服务模式和内容、发展社区护理学科,如延续护理模式和范围的扩大、"互联网+护理服务"模式的开展、养老护理院的建立等。现分享社区护理创新实践的案例,供大家学习讨论。

【案例】

"互联网+护理服务"平台

"互联网+护理服务"是指医疗机构利用互联网等信息技术平台,以"线上申请、线下服务"的模式为主,由已注册的护士为出院患者或罹患疾病且行动不便的特殊人群提供的护理服务。近年来随着我国人口老龄化趋势日益严重、慢性病发病率逐渐上升、医院床位持续紧张,"互联网+护理服务"需求日益增加。2019年1月我国开始开展"互联网+护理服务"试点工作,确定了6个省份为试点地区。《国家卫生健康委办公厅关于进一步推进"互联网+护理服务"试点工作的通知》要求原则上各省至少确定1个城市开展"互联网+护理服务"试点工作,各地卫生健康行政部门要根据区域内群众,重点是高龄、失能等行动不便老年人等迫切护理服务需求,统筹区域医疗资源,合理引导医疗机构增加护理服务供给。

　　某研究团队联合医院同事设计开发"互联网＋护理服务"平台并评价其应用效果。该平台具有用户端、护士端、平台管理系统 3 个端口,可提供基础护理、母婴护理、专科护理 3 个方面共22 项服务内容及 30 项检验服务,选择 1 所市级医院、5 所乡镇卫生院作为合作单位试运行平台。截至 2020 年 3 月,该平台共有注册护士 247 名、用户 7 411 名,完成服务 1 941 单,排名前 3 位的服务项目分别是新生儿经皮胆红素测定、更换胃管及鼻饲、普通换药,好评率及电话随访满意度均为 100%。可见,"互联网＋护理服务"平台的运行为保障患者居家健康及提供延续性护理服务提供了创新渠道,但还需进一步完善平台运行机制及服务人员配置,以保障平台的有效运行。

第三章　案例分析"小丑照护"对养老院老年人情绪的影响

(四)护理教育创新实践

　　护理教育负担着为国家和社会培养各层次合格护理人才的重要使命,按照培养对象不同可分为基础护理教育、毕业后护理教育和护理继续教育三类。面对世界高科技的挑战,护理院校应认真思考如何提高护理人才培养的质量,不仅要适应现代卫生保健事业的需要,而且要放眼世界、面向未来。为使护理教育面向未来,就必须培养学生主动、独立获取知识及自我教育的能力,特别是培养学生勇于探索、不断创新的精神,以适应时代飞速发展与科学的日新月异。

　　伴随着护理学成为一级学科、信息化技术的飞速发展及公众对护理服务需求的增长,护理教育的创新实践主要集中在培养目标、教学模式、课程设置、教学方法及教学手段等方面,如护理学专业化方向培养模式(麻醉护理方向、重症监护方向、口腔护理方向、助产方向、老年护理方向等)、标准化患者(standardized patients,SP)、虚拟仿真技术、创新素质提升课程改革等。以下是某校研发创新课程的案例。

【案例】

"创新与改进护理器具"课程开发与教学对学生创新素质影响的研究

　　从世界教育改革的动态来看,实施创新教育、培育创新型人才是教育发展的基本趋势。国外很多高等院校已把创造学作为必修课程。20 世纪 80 年代创造学从国外传入我国,创造教育也跟随创造学的传入而迅速成长。为实现创新教育、培养学生的创新能力,亟需探索适合护理学专业创新教育的教学模式和方法。其中,创新课程的开设可以激发学生潜在的创新意识,将创新教育理念贯穿于护理教育教学中,培养护理学生创新素养。某护理学院研发了一门"创新与改进护理器具"课程,研发团队结合护理发明专利案例,自编设计了该课程的教学目标、教学大纲、讲义、进程表、课件和考核方式,然后组织两届护理学专业学生进行选修,课程结束后学生的创新能力、创新意识和创新人格明显改善,大大提升了护理学专业学生的创新素质。

(五)护理研究创新实践

　　护理研究是通过系统的科学探究,解释护理现象的本质,探索护理活动的规律,产生新的护理思想和护理知识,解决护理实践中的问题,为护理决策提供可靠的、有价值的证据,以提升护理学科水平的系统过程。我国护理研究工作起步较晚,初期的发展较为缓慢,近 30 多年来,护理研究有了飞速发展,为护士的临床实践提供了证据基础,但仍需要结合研究的创新以推动实践的变革。护理研究创新实践主要围绕护理技术、护理服务模式、护理器具创新等方面,以期提高护士工作效率、提升护理效果、促进患者舒适、保障患者安全等。

　　1. 护理技术的创新　此类创新多来源于护理实践,根据实际需求对现有的护理方法、工作流程、工作环境、物品管理等进行技术创新、方法改良、流程优化等,以提升护理品质。例如,某研究团队创

Note：

新性地提出患者安全护理标识,护理部提出的一项以 5 种不同颜色的小圆点贴,由信息科协助在医院信息系统(hospital information system,HIS)窗口设置患者安全护理标识,患者入院经护理人员评估后对有需要护理标识的患者可在电脑页面点选符合需要的护理标识,并在手腕带上粘贴相应的患者安全护理标识小圆点贴。当相关科室医务人员打开 HIS 时,窗口能显示该患者的安全防范标识,或患者需要跨科或到辅助科室做检查时,各科室或各部门打开电脑窗口自然弹出提醒需关注的安全防范信息。该创新在全院临床及各部门窗口实施后大大减少了患者跌倒、坠床、压力性损伤等不安全事件的发生。该创新的设计需要护理、信息、管理等多学科合作,创新技术的实施也需要医院各科室的参与,才能取得保障患者安全的效果。

2. 护理服务模式创新　"互联网 +"技术被广泛应用于社会各领域,也为护理事业的发展带来新机遇。"互联网 + 护理服务"的提出丰富了护理服务内涵,创新了护理服务模式。例如,某研究团队开展基于互联网的医院院外延续护理创新实践,建设了一套延续性护理信息系统,开展"网约护士"延续性护理上门服务工作,发挥医联体优势,联合社区医院做好做实互联网院外延续护理服务。网约护理服务包括糖尿病足换药、伤口护理、造口护理和 PICC 导管护理 4 项上门服务,提高了延续性护理服务水平。

3. 护理器具的创新　变革护理器具一直是护理创新的热门,优秀的护理器具创新不仅可以提升护理效果,也可以体现护理人文精神。例如,某研究团队针对低龄儿童在雾化治疗中因恐惧心理存在配合率不高的问题,专门设计儿童用奶瓶式雾化器。他们从儿童心理需求及行为特点出发,从雾化吸入器的形态、色彩、材质、功能、操作等几个方面入手,在造型、色彩和功能上进行创新性设计(图 3-3),使得雾化器更能满足患儿的雾化吸入治疗要求。①雾化器设计了声光互动,让患儿使用时不会抵触;②奶瓶式雾化器奶嘴质地为硅胶材质,可起到安抚作用,使患儿感觉亲切,保持口唇紧闭状态,让药液容易直接进入呼吸道;③进行雾化治疗时只需将其竖直拿在手中进行雾化吸入,不用担心雾化药物液体流入患儿嘴中引起误吸或雾气飘到眼睛等部位引起不适反应;④奶瓶式雾化器可以播放音乐及显现七彩灯颜色,缓解患儿做雾化时的焦虑心情,吸引注意力使患儿不抗拒做雾化,增加雾化效果,改善患儿雾化吸入治疗依从性,提高治疗效果。

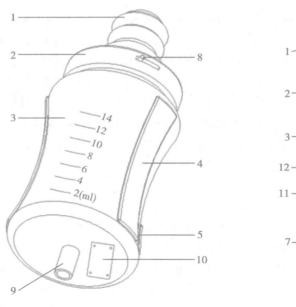
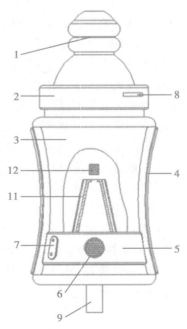

图 3-3　儿童用奶瓶式雾化器

1—奶嘴　2—上盖　3—瓶身　4—防滑条　5—七彩灯　6—扬声器　7—开关　8—调节辊　9—连接管
10—盖板　11—进液通道　12—隔片　13—上调节板　14—密封圈　15—下调节板　16—网孔板

Note:

综上所述,临床护理人员已经在护理学的各个领域进行了很多创新实践的尝试,这些实践活动推动了护理学科的发展。临床护理工作的复杂性和护理模式的不断变化要求护理人员始终要保持创新激情,积极主动发现临床护理问题,勤思考,善学习,多交流。同时,我们也要意识到创新实践是需要集体合力完成的,个人的智慧和力量都是有限的,临床护理工作也是需要团队协作才能将创新方案的效果最大化。

案例链接

护理创新的初心就是人文

某院心血管科张护士长被网络、报刊等多家媒体称为"护士发明达人""护士发明家"。截至2021年4月,张护士长以第一发明人身份获实用新型专利授权74项、发明专利2项。她结合血管外科专科护理特点,创建"畅暖家"护理品牌,取血管通畅、肢体温暖之意。她和她的团队一项项的护理创新思维均基于关心患者的疾苦、保护患者的安全,致力于提升护理效果,处处体现护理人文精神。

团队的首个专利灵感源于保障患者安全、提升服务质量。踝泵运动对于卧床患者来说是一项重要的康复手段,每天足量完成可有效预防下肢深静脉血栓的形成。然而临床护理工作中护士精力有限,加上部分患者依从性差,很难督促患者保质保量完成。"能否按照踏步器的样式,做一个能固定在床上做踝泵运动的仪器呢? 有计数器、语音提示,患者做多少个一目了然,如果忘记了还能语音提醒完成。"她将此想法形成专利申请书,申请了一项用于病床踝泵运动的装置专利。有了这个装置,可以更好地帮助患者在病床上进行踝泵运动,提高预防静脉血栓的效果。

护理发明、创新也不是什么高不可及的事情。"勤于发现,善于思考,每个人都可以让创新像呼吸般自由。"张护士长在她的护理创新网络课程中是这样总结护理创新的。

二、护理学创新实践的过程

在机构中开展创新可遵循一定的程序。国际著名设计机构 IDEO 把以人为中心的设计程序,即发展创新阶段分为三个阶段。

1. 构思创意

(1) 列出所有的创意:在此阶段可通过头脑风暴方法把所有的创意和可能的方法都放到桌面上来讨论,不去考虑每种创意的优缺点。有些创意可能来自需求,有些则可能来自项目。尽管如此,创新构思的形成首先需要考虑机构的优势、资源、环境。例如,在农村地区卫生服务创新需考虑农村合作伙伴及利益相关者的需求,此类创新就可能不适用于城市人群的需求。另外,不管是技术创新还是科研创新的构思,都需要建立在机构的优势和专长上。创新的核心是"从已知出发,基于优势,探索前沿"。

(2) 比较每种创意的优势和劣势:联系目前的环境、机构的专长、过去的经验以及合作者和利益相关者,分析每种创意的优缺点并排序。把排在前面几位的想法向更多的人去陈述和沟通,如教师、管理者和合作者等。

(3) 很多的创意可能来源于其他学科或者多学科交叉,如老年安全照护创新设计需要汇集人体学、工程学、建筑学等多学科的思路。现实中许多成功的项目往往包含和融入多学科的思路和技术,然后产生新的范式。

2. 基于优势,建立合作 如果发展创新的目的是改善健康服务体系,那么此类创新须取得医院及社区的支持,考虑供应资源以及护士的需求等。

3. 准备实施 发展创新构思最后需要一个完善的实施计划,可利用 PDSA 循环(Plan,计划;Do,

Note:

做;Study,研究;Act,行动)可以对创新的构思进行测试和探索,其中包含创意雏形设计、提炼及反复测试(表3-1)。

表 3-1 PDSA 循环在创新过程中的应用

步骤	活动
计划(P)	在计划阶段,创新团队需要提出和回答的问题 (1)创新的目的是什么 (2)实施此项创新将预期发生什么变化 (3)为什么我们能相信变化会发生 (4)此项创新涉及哪些人 (5)创新将在什么时候、在哪里发生 (6)怎么评价创新是否成功
做(D)	(1)实施创新 (2)记录过程,包括问题及意外结果 (3)开始分析初始数据
研究(S)	(1)更深入的数据收集及分析过程 (2)分析和解决创新实施过程中的问题
行动(A)	(1)调整创新方案(调整过程、解决问题) (2)重新实施

三、护理创意与开发

创意是创造、创新的灵魂,是最具创造力和生命力的核心。人类的发展离不开创意,任何行业的长足发展都需要不断创意。在护理工作中,护理人员将好的创意化为行动,改进护理技术、用品或照护模式,就能增加工作绩效与成本效益,进而提升优质护理服务品质。

(一)创意概述

创意起源于人类的创造力、技能和才华。创意来源于社会又指导着社会发展。人类是创意、创新的产物。人类是在创意、创新中诞生的,也要在创意、创新中发展。

1. 创意的概念 创意是创造意识或创新意识的简称,通常指有创造性的想法、构思等,是通过对现存事物的理解及认知所衍生出的一种新的抽象思维和行为潜能。在英文里以下几个词常被翻译成"创意":

(1) ideas:英文原意为"思想、想象、主意、观念"等。我国目前很多创意方法讨论文章中都直接把这个词等同于创意。

(2) originality:英语原意是"创意、独创性、创造力、原创"等。该词直接翻译为"创意"。

(3) creativity:即"创造力、创造性",有时也被翻译成"创意"。

创意是对传统的叛逆,是打破常规的哲学,是破旧立新的创造与毁灭的循环。法国文豪罗曼·罗兰说过:"创意是历史进化中永远有效的契机。"从科学发明到艺术创作,从经济管理到政治军事,创意无处不在。正是因为有了创意,人类才能够认识和反映客观世界的现象和本质,通过变革客观事物把设想变为现实,创造出形形色色的新事物,满足自身不断增长的各种需求。

在实际生活中,人们常常会有许多新疑问、新方法、新假设、新构想、新策划、新发现,甚至看来是异想天开的点子和构思,从广义上讲这些也是创意。创意的范围十分广阔,小到产品的构思、设计——每个观念的提出,第一步都是先有"创意",才有后续步骤;大到社会制度的创立——创意既是变革的起点,又蕴含在每一个环节之中。

2. 创意的特征 创意是对已有的事物进行新的表现与解释,或从根本上建立一个全新的事物。具有新颖性、真实性和价值性的创意才是有潜力的创意。

(1)新颖性:创意的本质是创新,创意指向的想法首先就应该具有新颖性。这里的新颖性可以是新的技术和新的解决方案,可以是差异化的解决办法,也可以是更好的措施。新颖性意味着一定程度的领先性,不少创业者在选择创业机会时关注国家政策优先支持的领域,就是在寻找领先性的项目。

(2) 真实性:有价值的创意绝对不会是空想,而要有现实意义,具有实用价值。创意可否实现,简单的判断标准为是否能够开发出有真实市场需求的产品和服务,或者可以寻找到让潜在的消费者接受产品或服务的方法。

(3) 价值性:创意的价值性是创意特征之根本,好的创意能够给消费者带来真正的价值。创意的价值要靠市场来检验,好的创意需要进行市场测试。同时,好的创意必须给创意者带来价值,这是创意动机产生的前提。

（二）创意开发概述

创意是人脑中不断涌现出想去创造的思想意识,创意开发则是创意的外显。创意开发是一种社会生产活动,可以从两个维度(个人 - 组织、结果 - 过程)来分析创意开发的含义。创意的过程是可以遵循一定的原则、按照一定的方法和步骤来开发的。只有有所想,才能有所为。人类历史是一部记载着精彩创意的壮阔画卷——印刷术、金字塔、辩证法、相对论、计算机、因特网……无一不是人类创意开发的成果。创意开发是推动人类历史发展的巨大动力之一。

1. 创意开发的概念　从不同维度进行分析,创意开发的定义是不同的。

(1) 个人 - 组织维度:在个人层面上,创意开发指提高个人创造性思维能力,开拓个人创造力以及提高个人产生创造性思维的能力。在组织层面上,创意开发指提升组织创造性、解决问题的能力,提高组织对所面临问题的分析解决能力。

(2) 结果 - 过程维度:从结果上来看,创意开发指产生解决问题的创造性方案。从过程上来看,创意开发指创造性解决问题的过程管理。

2. 创意开发原则　创意开发在很大程度上是一种思维过程,是对各种观念的提炼精选过程。因此,要想开发出有竞争力的创意,就要在创意开发的过程中遵循一定的原则。

(1) 需求原则:从事创意开发工作必须事先明确这种创意的需求在什么地方。例如,产品的创意开发和创新过程是一个从认识市场需要开始到满足市场需要为止的全过程。开发的产品必须具有使用价值,符合市场需要。同时,市场需求也是随着时间、地点的不同而不断变化的,产品创新应及时作出反应,以适应这种不断变化的需要。

(2) 适应原则:创意开发还要考虑到创意的实施应与一定的条件相适应。例如,企业在进行产品的创意生成和产品概念开发时,一方面要适应市场需求,另一方面要考虑到与企业的生产发展条件相适应,符合企业现有技术条件和生产条件,能够与企业现有投入生产的要素相适应,包括原材料、厂房、设备、人才等。

(3) 经济原则:创意实施的经济性也是创意开发时必须要考虑的。例如,对于产品创意,必须考虑实际进行产品开发和市场开拓的经济性。企业进行产品创新必须与企业经济条件相适应,符合企业资金承担能力的要求,能以最小的研究开发成本获得所需要和符合条件的产品创新方案。经济性是产品创新的一项最基本原则,它要求企业提供给消费者的产品不仅要质量高、性能优良、使用方便、安全可靠,而且还要成本低。

3. 创意开发方法　创意开发的方法种类繁多,但目前没有统一的分类方法。有学者将创意开发方法分为 4 类,即思维类、分析类、系统类和协作类。如主体促进法、思路扩展法、水平思考法属于思维类创意开发方法,问题分析法、需求分析法、属性分析法属于分析类创意开发方法,TRIZ 方法、创造力模板法、QFD 方法属于系统类创意开发方法,头脑风暴法、专家调查法、综摄法属于协作类创意开发方法。基于前述内容,本节选择 TRIZ 方法和综摄法进行讲述。

(1) TRIZ 方法:TRIZ 的英文为 "theory of inventive problem solving",其含义为发明问题解决理论。TRIZ 理论是教育家阿奇舒勒在 1946 年创立的。创新从最通俗的意义上讲就是创造性地发现问题和创造性地解决问题的过程。TRIZ 理论的强大作用正在于它为人们创造性地发现问题和解决问题提供了系统的理论和方法工具。应用 TRIZ 法解决问题的第一步是对给定的问题进行分析:如果发现存在冲突,则用原理去解决;如果问题明确但不知道如何解决,则用效应去解决;第三种选择是对待创新的技术系统,进行进化过程的预测;最后是评价,确定是否满足要求,如果满足要求则进行后续的设计工作,反之则要对问题进行重新分析。

最初,TRIZ 主要用于解决技术领域中的创新问题如新产品概念设计等,后来逐渐向经营管理、教育和政治等非技术领域扩展,应用范围不断扩大。实践证明,运用 TRIZ 理论可大大加快人们创造发明的进程,而且能得到高质量的创新产品。

(2)综摄法:其核心是类比,又称类比思考法、比拟法、分合法、集思法等,是由美国麻省理工学院教授威兼·戈登于 1944 年提出的一种利用外部事物启发思考、开发创造潜力的方法,是一种典型的创意构思方法。综摄法是以小组讨论的形式,将互不相连的事物通过直接类比、拟人类比、象征类比等步骤加以整合,激发思考者运用直觉、灵感和潜意识的心理过程,并通过异质同化和同质异化产生新的类比概念,获得对概念的新认识,求得解决问题的新方法。该方法以外部事物或已有的发明成果为媒介,并将它们分成若干要素,对其中的要素进行讨论研究,综合利用激发出来的灵感来发明新事物或解决问题。

一个综摄法小组的理想成员人数是 6~8 人,其中 1 名主持人,与讨论问题相关的专家 1 名,再加上各种科学领域的专业人士 4~6 名。综摄法对组员的要求比头脑风暴法小组组员的要求高一些,小组成员应该由经常运用并已经熟练类比思维方法的人组成,这些人应该具有互相帮助的品格,具有积极主动配合的团队意识,同时还要有必要的抽象概括能力。

综摄法运用于产品开发时收效最大。综摄法也同样适用于社会领域,如美国产业界和学术界的成员们就曾经利用这种方法研究"政府预算怎样进行分配"的问题。

4. 创意开发过程 创意开发过程指创意开发者运用创造性思维和技能产生新思想的一系列活动。创意开发过程常常以问题为起始点。问题是指个体不能用已有的知识经验直接加以处理并因此而感到疑难的情境。创造的发生首先需要分析问题,以产生明确的概念及认知,然后运用各种心智能力去开发解决问题的方案,而后验证其有效性并付诸实施。这一连串心智上的连续运作即为创意开发过程。可见,创意开发过程实际上是以问题解决为中心的过程,一般认为这个过程包括 4 个阶段:准备阶段、孕育阶段、明朗阶段和验证阶段。

(1)准备阶段:此阶段需要解决问题者认识问题的特点并对它进行表达。理解问题是解决问题的前提,这就要求创意者平时要积累的素材和训练创新思维,从不同角度进行观察并培养各种创新思维方式,从而理解问题,做好前期准备。

(2)孕育阶段:此阶段要针对问题收集资料,但问题尚未得到解决,处于内部孕育状态。在创意目标明确后,创意者需要深入社会,收集信息,了解市场需求和竞争对手,做好对客户需求的全方位把控,为下一个阶段做好充分准备。只有这样,创意作品才会切实可行。

(3)明朗阶段:此阶段需要对问题重新予以注意,解决办法会逐渐明朗。这个过程是在收集、总结的基础上进行交流和思考的阶段。这个过程需要加强创新思维训练,将孕育阶段获取的信息尝试用不同的方法进行提炼,最终确定解决问题的办法。

(4)验证阶段:此阶段要对提出的解决方法进行详细的验证。创意者在掌握了大量的信息后,头脑中有了基本的创意构想,初步方案基本成型,然后进行不断完善和提高。

(三)护理创意与开发

护理工作质量是医院核心竞争力的重要指标之一,而创新是推动护理工作发展的动力。护理工作的重心是保障患者的生命安全。随着医疗护理技术的发展和患者需求的日益增长,各种问题不断涌现。护理人员在工作中应善于发现这些问题,并遵循创意开发的原则和方法,按照创意开发的过程,运用创新思维开发出有价值的创意,并将创意转化为行动,以改进护理技术、用品或照护模式,从而提高护理创意在护理服务中的应用,为患者提供高品质的护理服务。

近年来我国各级医院非常重视护理创意的开发与应用,积极为临床护理人员提供创新环境和平台,鼓励护理人员在工作中努力创新、积极改进、勇于探索,以促进医院护理质量改进与发展。比如某医科大学附属医院从 2016 年开始至 2021 年已经举办了 5 届"护理创新发明大赛",激发护理人员的探索与创新精神,提供展示和分享护理创新新技术、新工具、新思路的平台。某市中心医院从 2017 年起共举办了 4 届护理创意"金点子"评比活动,创意涉及护理用品、工作流程、信息优化、护理管理等,新颖独特的金点子展示了护理人员的创新意识和创新能力。某省护理学会自 2012 年起共举办了 9 届"护理用具创新大赛",为培养护理创新人才、不断提高护士的创新意识搭建了平台,该活动大大激发了广大护理工作者的创新思维和创新热情。

【案例1】

可视防护喉镜进行咽拭子采样技术的研发

传统的咽拭子采样方法使用压舌板,采样人员必须直视患者口腔才能完成,具有受光线影响、视野局限、职业暴露风险高等缺点,更容易受到病毒的感染。为帮助抗疫一线医护人员在咽拭子采样时做好职业防护、降低职业暴露的风险,基于麻醉用可视喉镜的灵感,浙江省某医院护理部联合医务部的医护团队通过对麻醉用可视喉镜进行改良,研发了可视防护喉镜,并配套研发了一次性带面屏的喉镜套代替原始的压舌板进行咽拭子采样。改良后的可视喉镜具有照明、图像采集、放大显示、阻断飞沫传播等功能。目前该产品已获得省级医疗器械注册证书,并已应用于临床,最终以 100 万元成功转化。

【案例2】

某医院护理团队自主研发一种按压止血器

外周静脉穿刺拔针后,部分人群无法对穿刺伤口进行持续有效的自主按压,容易导致穿刺伤口出血和皮下淤青。为解决此问题,某医院护理科研团队针对目前临床上传统按压止血方法的不足,经过反复研究和实践,成功研制出一款安全有效、操作简单的外周静脉按压止血敷贴——易贴宝。该产品采用全新的设计,注塑件由外柱体和内按压件组成,外柱体内侧的凸起与内按压件的凹槽相互对应,这样的设计能有效保护血管,解决外周静脉穿刺拔针后按压耗费人力与时间等问题。它的应用与传统的外周静脉穿刺创口按压方法对比,存在的优势有:①无须人工持续按压,解放了护士双手;②操作方便,提高了工作效率;③有效止血和保护血管。易贴宝目前是国内唯一一款可单手操作的静脉止血敷贴,它的出现是按压止血领域的一场变革。

【案例3】

鸟巢式多功能新生儿护理用具的设计及应用

鸟巢式护理能够模拟胎儿孕育在母亲子宫内的环境,让新生儿得以保持他们特有的舒适体位——中线屈曲位,且有触壁感。良好的体位维持不仅让新生儿有安全感,更有助于维持其各器官功能稳定及正常的生长发育。某护理团队根据新生儿的特殊生理需求设计并制作鸟巢式多功能新生儿护理用具(专利号:ZL 2016-20477188.3)。它是一种纯棉布类工具,由 1 块 90cm×60cm 的布料沿对角线修剪后形成的八角 12 边形的底单与 8 根系带组成。住院早产儿使用此护理用具可提高有效体位维持率并降低扁头综合征的发生率,其中对于降低斜头畸形发生率效果尤为显著。此外,该护理用具还具有轴线翻身器、新生儿包被、约束带等多种功能,一物多用,是临床护理工作中专业、简便的护理工具。

Note:

四、护理学专业大学生护理创新实践

(一) 勇于发现问题、提出问题

诺贝尔奖获得者李政道说过:"能正确提出问题就是迈出了创新的第一步。"护理实践中从来不缺乏问题,而是缺乏对问题的敏锐性和批判性。学生的思维不容易受到传统思维定势和经验的束缚,有机会拥有新视角看待护理实践中问题,产生新的创意。例如,结肠肿瘤术后的患者提倡早期下床活动练习,但患者身上往往有多种引流袋(如腹腔引流袋、伤口负压引流装置)及输液管等,如何方便患者活动? 是否可以设计一个装置能妥善固定这些引流袋?

(二) 随时构思创意

每一次成功的背后都有"另辟蹊径"的创意来解决问题。当今社会生活每个角落包括专业实践领域都离不开创意。优秀的创意可以成为一个人取得成功的重要因素。面对问题,打破常规思维,提出创新解决方案,结合实践需求构思具体解决方案。针对上面的问题,有护理学生设计了一款书包式的布袋,患者下床时把引流袋放在书包里,书包的位置可以根据患者的身高进行调整,确保引流的通畅,方便患者下床进行活动练习。

(三) 善于解决问题

问题种类繁多,但解决问题的步骤方法基本相似:①开展观察或者调查研究,找到问题的原因;②客观分析问题,分析哪些因素诱发了问题;③解决主要矛盾,其他问题也就迎刃而解;④提出解决方案并付诸行动;⑤反馈与总结,实施方案后需要观察效果、进行评价和分析。评价解决问题方案的效果可以从技术层面、经济层面和社会影响方面进行。

五、护理学专业大学生创新项目实训

"国家级大学生创新创业训练计划"(简称"国创计划")是教育部实施的推动高等教育改革的重要计划项目,旨在提高高等教育的教学质量,增强大学生的创新能力,培养高水平、高层次的创新型人才。该计划包括创新训练项目、创业训练项目以及创业实践项目三项内容,其中创新训练项目指本科生个人或团队在导师指导下自主完成创新性研究项目设计、研究条件准备和项目实施、研究报告撰写、成果(学术)交流等工作。学生以团队形式进行申报,项目通常有校级、省级及国家级。在此以创新训练项目为例进行介绍。

(一) 项目选题

项目选题可以源于自身感兴趣的领域,大学生可以查阅文献资料,了解护理学科研究热点、难点与临床实践问题,比较研究领域既往研究成果,从中发现问题,提炼出研究问题(表 3-2)。此外,项目选题可参考教育部制订的"国创计划"重点支持领域项目申报指南。根据国家经济社会发展和重大战略需求,结合创新教育发展趋势,在重点领域和关键环节取得突出创新成果。项目选题也可来源于教师在研课题中的部分内容,指导老师带领学生开展相关课题研究,对相关选题的申报团队进行指导。

表 3-2　2017—2021 年 ×× 护理学院国家级创新训练项目选题示例

序号	年份	项目名称
1	2017	"互联网 +"对社区 2 型糖尿病患者生活质量干预影响研究
2	2018	一款智能化抢救车的设计与改进
3	2018	双层开合式改良锐器盒研发
4	2019	漫画艺术干预过敏性紫癜性肾炎患儿预后效果评价
5	2019	基于"互联网 + 护理服务"的糖尿病移动护理小程序功能需求调查分析

续表

序号	年份	项目名称
6	2020	治疗 3~5 岁自闭症儿童的智能温感交互产品设计
7	2021	互动式健康教育对 ×× 市养老院老年人防跌倒认知的效果研究
8	2021	基于多元一体文化护理理论对社区、养老院等养老机构的失能老人的辅助护理小程序

需要注意的是选题应具有一定的学术价值、理论意义或现实意义,具有创新性。鼓励面向国家卫生事业发展、具有一定理论和现实意义的选题,鼓励直接来源于临床一线、科技前沿的选题,鼓励开展具有一定创新性的基础理论研究和有针对性的应用研究课题,鼓励新兴学科研究和跨学科的交叉综合研究选题。选题应方向正确,内容充实,难度适中,研究思路清晰,研究方法科学可行。

第三章　文档　护理学专业大学生创新项目申请书示例

（二）项目申请书的撰写

大学生创新训练项目申请书作为项目基石,对研究的开展进行科学规划,为项目的顺利开展提供引导,在结题阶段,申请书为整个研究过程提供检验的参考依据。申请书所列各项内容均须实事求是,认真填写,表达明确严谨,简明扼要。大学生创新训练项目申请书由基本情况、立项依据、项目内容与方案、经费预算、项目承诺书、各级审批意见等部分构成。各部分撰写的具体要求详见第七章。

（三）项目的实施

1. 如何得到导师的指导　在项目选题筹备阶段应积极主动与指导老师联系,多和导师交流兴趣与想法;项目开展实施阶段向导师汇报阶段性成果与进展,听取指导老师的建议或提醒,可以与导师沟通,了解是否可以提供有助于项目开展的数据来源和支持(人力、物力)。同时,在项目实施过程中遇到任何问题都可以向导师寻求帮助,共同商讨解决方案。

2. 如何得到研究对象的支持　在项目开展时,首先要得到研究对象所在机构或患者家属的同意和支持,获得支持后可以经由机构或患者家属向研究对象介绍研究者的身份、单位、研究目的、研究内容等,也可自行介绍,在研究对象充分知情同意下开展项目。在接触研究对象之前充分了解研究对象的资料,做到准备充分。在调研过程中耐心倾听研究对象意见,文明有礼。当研究对象感到不适或对研究出现明显排斥时,应及时终止研究或待其不适缓解后再继续。可以为研究对象准备一份小礼品或者一定报酬以示感谢。

（四）项目的总结和评价

1. 中期检查报告　学校创新创业管理办公室一般会在项目的中期要求项目团队提交《大学生创新创业项目中期检查报告》,以了解项目进展情况。项目中期检查报告的内容主要包括项目进展情况、研究过程中的困难及解决办法、下阶段主要任务及时间安排、经费使用情况。

2. 结题报告　到项目结题时间,项目团队需要按学校要求及时提交《大学生创新创业训练项目结题报告书》。结题报告书主要包括预定计划执行情况、项目研究内容、主要成果、经费使用情况等。没有按计划完成的项目可以申请延期结题。学校会邀请学科专家对项目研究内容的完成情况、研究成果以及经费使用等方面进行评价,以判断项目结题是否合格。

（王红红）

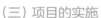
思　考　题

1. 创新能力不是天生的,是可以通过后天培养形成的。大学生可以通过哪些途径提升创新实践能力?

2. 请综合运用本章介绍的各种创新方法,形成一项"挑战杯"选题并初步设计其研究方案。

3. 请运用奥斯本检核表法,对临床护理工作中常用的治疗车提出优化升级方案。

4. 在夜班时值班护士经常要去患者床旁操作,护士站往往没有护士,但此时如果其他病房患者有需求时会按呼叫器联系护士,护士站的红灯闪烁,但值班护士却没法及时响应。如何解决此问题?请按 PDSA 框架提出你的创新设想。

第三章　目标测试

第四章

护理学专业大学生创业思维的培育

0401

第四章 课件

学 习 目 标

知识目标：

1. 掌握创业思维的概念、影响因素。

2. 熟悉护理学专业学生创业思维培养方法。

3. 了解创业思维在护理学专业中的应用。

能力目标：

1. 能够分析自身是否具备创业思维，分析自身创业基础与欠缺条件。

2. 能够识别和评估创业机会。

素质目标：

具有创业思维与创业精神。

当代大学生有着大量的创业机会,但是机会永远是留给有准备的人,所以如果想在大学期间或者毕业后加入创业大军,一方面要具备扎实的知识和资源积累,另一方面也要建立起创业思维,能够基于已有的知识结构和资源来完成市场需求的挖掘,从而实现创业理想。本章主要介绍创业思维的基本概念和培育方法,结合护理的特点介绍护理学专业大学生如何培育创业思维,为创业活动做好准备。

 —————————————— 导入情景与思考 ——————————————

小叶是护理学专业大三的在读学生,大一时她作为组长和班级同学在老师指导下一起申报了关于养老照护志愿培训方向的大学生创新创业训练计划,并获得了省级立项支持,在大二时她们的课题组申请到应用型专利 1 项。进入大三,她想以专利为基础参加"互联网 +"创业大赛,并和同学一起筹划在大四时创业。

请思考:

1. 从创业的要素和过程进行分析,小叶应如何进行创业准备?

2. 如果小叶进行创业,有哪些优势与劣势? 你对她有什么建议?

第一节 创业思维概述

"大众创业,万众创新"是针对国际形势和国内加快转变发展方式等现状提出的国家战略部署,其本质是让每个人都学会创新创造,积极看待身边的问题,并用创业思维去解决问题。创业思维视角主要是在学习和行动中不断思考、反思并逐步调整自己的思路与行为,以期达到自身的目标。创业思维提供了一种面对不确定性和未知情境的普适性思维,特别是遇到社会变革、竞争的环境,创业思维是一种行动导向的方法,对于创业者来说具有重要的指导作用。

一、创业思维

创业思维是一种思考和处理问题的方式,具有自己的特点,我们可以从它的概念、特点、分类来认识。

(一)创业思维概念

创业思维(entrepreneurial thinking)是遇到机遇、问题或者困难积极面对,依靠自己的优势和能力主动去适应变化,利用不确定的环境来创造商机、创造价值的一种思考和处理问题的方式。

(二)创业思维特点

创业思维与一般的职业思维不同,它具有联想性、冒险性、智慧性、创造性等特点。创业思维是一座桥梁,连接着创业知识、经验和实践。高校每个创业活动都有其与众不同之处,创业本身不是可以直接学习到的知识,但创业活动中如何获得信息、加工信息从而形成新信息的途径和方法即创业思维方式是可以总结和传授的。

(三)创业思维分类

从对未来的认知、行为的原因、采取行动的出发点、行动路径、对风险的态度、对其他公司的态度等方面综合考虑,创业思维可以分为效果逻辑思维和因果逻辑思维。

1. **效果逻辑思维** 效果逻辑理论的创始人美国撒阿瓦斯教授认为效果逻辑是一种决策逻辑,是创业者在充满不确定性并难以预测的环境下识别多种可能的潜在市场,从现有手段出发,不在意预测信息,投资他们可承担损失范围内的资源,以与外部资源持有者互动过程中建立利益共同体的方式整合更多稀缺资源,并充分利用突发事件来创造可能结果的一种思维方式。效果逻辑下开展创业首先从你是谁、你知道什么和你认识谁起步,尽可能利用少量资源并开始做可以做的事情,然后与大量潜在的利益相关人进行沟通并讨论实际的投入,根据实际投入重塑创业的具体目标;重复上述过程,直到利益相关人和资源投入链条凝练成一个可行的新创企业。

2. 因果逻辑思维　因果逻辑又称为预测逻辑,是一种强调必须依靠精确的预测和清晰的目标来进行创业的思维方式。在因果逻辑理论指导下开展创业,首先需要开展市场研究和竞争分析,找到目标细分市场,然后制订营销战略、计算边际成本/价格并制订财务规划,最后撰写商业计划、整合资源、组建团队并搭建新企业。

效果逻辑和因果逻辑的比较见表 4-1。

表 4-1　效果逻辑和因果逻辑的比较

观测点	因果逻辑	效果逻辑
对未来的认知	预测:把未来看作是过去的延续,可以进行有效的预测	创造:未来是人们主动行动的某种偶然结果,预测是不重要的,人们要做的是如何去创造未来
行为的原因	应该:以利益最大化为标准,通过分析决定应该做什么	能够:做你能够做的,而不是根据预测的结果去做你应该做的
采取行动的出发点	目标:从总目标开始,总目标决定了子目标,子目标决定了要采取哪些行动	手段:从现有的手段开始,设想能够利用这些手段采取什么行动,实现什么目标,这些子目标最终结合起来构成总目标
行动路径的选择	既定承诺:根据对既定目标的承诺来选择行动的路径	偶然性:选择现有的路径是为了使以后能出现更多更好的途径,因此路径可能随时变换
对风险的态度	预期的回报:更关心预期回报的大小,寻求能使利益最大的机会,而不是降低风险	可承受的损失:在可承受的范围内采取行动,不去冒超过自己承受能力的风险
对其他公司的态度	竞争:强调竞争关系,根据需要对顾客和供应商承担有限的责任	伙伴:强调合作,与顾客、供应商甚至潜在的竞争者共同创造未来的市场

二、创业思维影响因素

创业思维存在于创业的整个过程中,创业要素、创业类型、创业过程都是创业思维培养中需要考虑的影响因素。

(一) 创业要素

创业是一个创建企业的过程。企业是从事生产、流通、服务等经济活动,为满足社会需要和获取盈利,依照法定程序成立的具有法人资格、进行自主营业、独立享受权利和承担义务的经济组织。企业所需具备的要素也就成为创业的要素。管理学认为,企业可以看作一个由人的体系、物的体系、社会体系和组织体系组成的协作体系。因此,人的因素、物的因素、社会因素和组织因素就构成了创业的要素。

1. 人的因素　人是创业活动的主体。创业离不开人,而人的因素又包括创业者本身与人际关系。

(1) 创业者:可以是一个人,也可以是一个团队。创业对于创业者来说就是一种行为。人的行为背后存在动机,而动机又是由需要引起的。创业产生的动机可归纳为争取生存的需要、谋求发展的需要、获得独立的需要、赢得尊重的需要、实现自我价值的需要。创业者的动机直接影响创业过程,而且创业者的价值观和信念会左右创业内容,影响企业的生存和发展。

(2) 企业内部、外部的人际关系:人在社会上不是孤立的个体,而是生活在与他人的关系中,需要与他人互相支撑、互相协作。创业过程中人的因素除了创业者外,还包括企业内部的人际关系。只有处理好这种关系,才能真正发挥团队的作用,形成一种合力,使有限的人力资源发挥更大的作用。同

Note:

时,企业不是一个封闭的体系,而是一个开放的系统,与外部的供应商、客户、当地政府和社区发生相互联系。

2. 物的因素　物的因素是创业过程中不可缺少的条件。一个生产性的企业需要原料、设备、工具、厂房以及运输工具等才能生产出产品。创业过程中物的因素主要包括资金、技术、原材料、生产手段四个方面的内容。

3. 社会因素　社会因素也是协作体系的一个重要组成部分,创业中的社会因素包括社会认可与社会契合度两个方面的含义。

(1) 社会认可:改革开放政策实施以来创业活动得到了蓬勃发展,一个重要原因在于社会对创业活动的认可。创业是一个高风险、高回报的活动,如果得不到社会的认可,创业活动不可能顺利进行。

(2) 社会契合度:企业为社会提供某种产品或服务是企业成立和生存的根本。企业需要通过事业来完成社会使命,如果事业得不到社会的认可,说明它已经没有存在的价值。

4. 组织因素　组织因素是协作体系的核心,只有通过组织的作用才能创造新的价值。如前所述,人是所有管理因素中唯一具有能动性的资源,但是这种能动性要通过组织来实现。组织因素具有决策、创建、激励、奖惩、领导等功能。

(二) 创业类型

随着创业活动的日益广泛,创业活动的类型也呈现出多样化的趋势。了解创业类型,比较不同类型创业活动的特点,有助于我们更好地理解所需创业思维和开展创业活动。创业类型的划分方式很多,所依据的标准也不尽相同。

1. 以创业动机分类　可分为生存的需要、积累的需要、自我实现的需要和就业的需要。

(1) 生存需要型创业:首先,由于经济原因,大学里一部分人会利用课余时间打工。在打工过程中有一部分具有创业素质的学生会发现商机,开始走上创业道路。其次,一部分学生为了自我独立,开始独立承担自己的学习、生活费用,在他们中也产生了一定数量的创业先行者。这部分创业者通常都以学习为主要目的,从事一些需要投入时间、精力较少的行业,对经济回报要求较低。

(2) 积累需要型创业:按照奥尔德弗的 ERG 理论,人的需求分为生存、相互关系和成长。这三种需求并不一定按照严格的由低向高的顺序发展,可以越级。当代大学生随着年龄增长,对于相互关系和成长的需要会逐渐强烈。一部分大学生为了增加实践经验,丰富社会阅历,为了自身今后的发展或实现某个目标做好经济上的准备,在条件成熟的情况下也会利用课余时间走上创业道路。这个类型的创业者往往以锻炼为目的,承受失败的能力较强,同时由于压力较小,失败和半途而废的比例也比较高。

(3) 自我实现需要型创业:心理学研究表明,25~29 岁是创造力最为活跃的时期,这个年龄段的青年正处于创造能力的觉醒时期,对创新充满了渴望和憧憬。他们思维活跃、创新意识强烈,同时所受的约束和束缚较少,对成长的需要也更为强烈。另外,由于大学生所处的环境,他们往往更容易接触一些新的发明和学术上的新成果,或者他们中的一部分人本身拥有具有自主知识产权的科研成果。为了能早日实现自己成功的目标,他们中的一部分人改变了自己的成功观念,也开始了创业生涯。

(4) 就业需要型创业:当前我国大学生就业形势相当严峻,一方面表现为需求不足,另一方面表现为大学毕业生的工资待遇降低。在这种情况下为了找到一份自己满意的工作,有一部分大学生也开始了创业。

2. 以创业时间分类　可以分为兼职创业、休学创业和毕业后创业。

(1) 兼职创业:是指学生不放弃或不中断自己的大学学习而采取在课余时间从事创业活动的创业模式。我国目前大学生创业者对于这种模式倾向性很高,这种模式要求学生在创业同时不能影响大学课程学习,因此选取此种模式的创业者在创业活动中所涉及的行业通常都是对创业者时间投入要求较灵活的行业,而创业者本人对于学习和创业的时间、精力安排必须合理,否则将会一事无成。

从大学生创业者的角度来看,选择此种模式主要有以下三种情况:①创业目的是为大学学习服务,即大学生创业是为了更好地完成大学学习而开展创业活动。通常可以归为两类,一是为了筹集上学费用开展创业,二是为了锻炼自己的实践能力开展创业。②部分大学生创业者认为创业的风险太高,为了给自己创业失败后多一种选择,因此选择了兼职型创业。③迫于社会、家庭压力,大学生在对创业模式进行选择时往往需要征得家庭、社会的同意。

(2) 休学创业:是指学生为了创业而申请休学从事创业活动的一种模式。这种模式受教育体制影响较大,我国高校中现在还有很大一部分实行学年制或不完全学分制,这种现状的改变还需要社会、学校对大学生创业的认识进一步加强和我国教育体制改革的进一步深化。目前我国创业大学生中采用此种模式的比例很小。选择这种模式的大学生不仅要面对创业风险和挑战,还要应对周围环境的压力。从另外一个角度来看,由于这部分创业者创业失败后还有另外的选择,即回到大学继续读书,在创业过程中要有充分应对风险和困难的准备,否则容易半途而废。这种模式也可以称之为缓冲模式,即创业大学生在休学期内通过自己的实践和创业企业的发展能更有针对性地对创业模式作出选择。

(3) 毕业后创业:是指大学生在结束大学课程之后走上创业道路。选择此种模式的大学生其动机通常是出于自我实现或就业需要。这种模式对于高等教育的冲击较小,而且创业者在接受高等教育过程中实践能力、自身知识水平等各方面素质也会有较大提高。同时由于自身素质提高,其在创业过程中可选择的范围也较大,这对创业者成功起到了很大的作用。从大学生就业意义角度来讲,这种模式的大学生创业对于社会经济发展和缓解大学生就业压力的作用都非同一般。因此,这种模式应该是我国大力提倡和引导的。

三种创业的比较见表 4-2。

表 4-2 兼职创业、休学创业和毕业后创业比较

创业形式	时间与精力	经营模式	组织形式	技术含量	学业影响
兼职创业	不充裕	不稳定	不稳定	较低	有影响
休学创业	充裕	较稳定	较稳定	较高	有影响
毕业后创业	充裕	较稳定	较稳定	较高	无影响

3. 以创业主体分类　可分为独立创业和合伙创业。

(1) 独立创业:是指创业者独自创办自己的企业,其特点在于产权归创业者个人所有,企业由创业者自由掌控,决策迅速,但创业者要独自承担风险,创业资源整合比较困难,并且受个人才能限制。

(2) 合伙创业:是指与他人共同创办企业,其优势和劣势正好与独立创业相反。公司内的员工都有机会通过主观努力参与其中,并在这种创业中获得报酬和得到锻炼。

4. 以创业方式分类　可分为复制型创业、模仿型创业、安定型创业和冒险型创业。

(1) 复制型创业:是在现有经营模式基础上进行简单复制的过程。例如,某人原本在一家化工品制造企业担任生产部经理,后离职创立一家与原化工品制造企业相似的新企业,且生产的产品和销售渠道与离职前那家企业相似。

(2) 模仿型创业:是一种在借鉴现有成功企业经验基础上进行的重复性创业。这种创业虽然很少给顾客带来新创造的价值,创新成分也很低,但对创业者自身命运的改变还是较大的。例如,某软件工程师辞职后模仿别人开一家餐饮店。

(3) 安定型创业:是一种在比较熟悉的领域所进行的不确定性因素较小的创业。例如,企业内研发团队在开发完成一项新产品之后,继续在该企业内开发另一款新的产品。这种创业形式强调的是个人创业精神最大限度的实现,而不是对原有组织结构进行设计和调整。

(4) 冒险型创业:是一种在不熟悉的领域进行的不确定性较大的创业。这种创业除了对创业者具有较大挑战并给其带来很大改变外,其个人前途的不确定性也很高。通常情况下,那些以创新的方式为人们提供具有自主知识产权的新产品、新服务创业活动便属于这种类型的创业。

Note:

地方高校大学生创业能力评价指标

　　研究者对地方高校大学生创业能力评价指标体系构建研究,构建5个一级、36个二级评价指标。创业知识:专业基础和技术、行业和企业领域、商业法律和政策、创业理论与实践知识;基本创业能力:科学研究与应用、机会发掘和预算、资源整合与利用、团队建设与合作、社交拓展与自律、项目执行与建设、创新创业思维应用能力;创业精神:进取、批判、开拓、冒险、务实、牺牲、拼搏、合作、契约精神;创业意识:竞争、责任、事业、奉献、危机意识;创业人格:诚信、独立性、使命感、好奇心、冒险性、信心、自控力、幽默感、紧迫感、灵活性、意志力。

(三)创业过程

　　创业过程一般包括产生创业动机、识别创业机会、整合有效资源、创建新企业或新事业、实现机会价值、收获创业回报等6个环节,涉及从产生创业想法到创建新企业并获取回报,以及识别机会、组建团队、寻求融资等方面内容。在此基础上,创业过程可大致划分为机会识别、资源整合、创办新企业、新企业生存和成长4个主要阶段。

　　1. 机会识别阶段　分为产生创业动机和识别创业机会。

　　(1)产生创业动机:创业动机是创业机会识别的前提,是创业的原动力,它推动创业者去发现和识别市场机会。创业活动的主体是创业者,创业活动首先取决于个人是否希望成为创业者。创业动机不仅是打算创业的一时冲动,更是对创业目标与预期收益的深思熟虑。一个人能否产生创业动机,进而成为创业者,受下列3个方面因素的影响。①个人特质:每个人创业精神的强度不同,强度的强弱既受遗传影响,又受环境影响。②创业机会:创业机会的增多会形成巨大的利益驱动,促使更多的人去创业。经济发展转型和技术进步等多方面因素在使创业机会增多的同时也降低了创业门槛,有利于形成更大的创业热潮。③创业机会成本:是指创业者如果不创业而是从事其他工作,他们获得的收入和需求的满足程度。创业的机会成本低,则创业动机强;机会成本高,则创业动机相对弱。

　　(2)识别创业机会:是对可能的创业机会及其预期结果的分析与判断,包括发现机会和评价机会价值。识别创业机会是创业过程的核心,需要考虑的问题包括:第一,机会来自哪里,或者说创业者应该从何处识别创业机会? 第二,什么人更易于发现机会,或者说哪些因素影响或决定了创业者识别机会? 第三,人们通常通过什么形式或途径去识别机会,是经过系统的搜集和周密的调查研究还是偶然的发现? 第四,是否所有的机会都有助于创业者开展创业活动并创造价值? 围绕这些问题,可以看到创业者在识别创业机会阶段需要采取的活动。为了识别机会,创业者可能需要多交朋友,并经常与合作者交流沟通,这样做有助于创业者更广泛地获取信息。创业者还需要细心观察,从以往的工作和周边的事物中发现问题,寻找机会。

　　2. 资源整合阶段　资源是创业的基础性条件,整合资源是创业者开发机会的重要手段。强调整合资源是因为创业者可以直接控制的资源往往很少,许多成功的创业者都有白手起家的经历。因此对创业者来说,需要整合外部资源以有效地用于实现自己的创业目标。

　　人、财、物是任何生产经营单位都要具备的基本生产要素,创业活动也是如此。对发现了创业机会并打算创业的创业者来说,想要成就一番事业就要组建团队,凝聚一批志同道合的人。创业者所需要整合的另一种十分重要的资源就是资金。不少创业者在创业初期乃至新企业成长的很长一段时间里需要把主要的精力投入到融资的努力中。此外,创业者还需要围绕创业机会设计清晰且有吸引力的商业模式,向潜在的资源提供者展示,有时还需要制订详细的创业计划。

　　3. 创办新企业阶段　新企业的创建和新事业的诞生是衡量创业者创业行为的直接标志。创建新企业有很多事情要处理,包括公司制度制订、经营地址选择、企业注册、确定进入市场途径等。有时要在是创建新企业还是收购现有企业进入市场的不同途径之间进行选择。对公司内部创业活动来说,可能没有公司制度设计问题,但同样要制订奖罚机制、利益分配原则;可能没有企业注册问题,但同样要有资金投入及预算控制等问题。

4. 成长阶段 成长阶段包括实现机会价值和收获创业回报。

(1) 实现机会价值:创业者整合资源、创建新企业的目的是实现机会价值,并通过实现机会价值来实现自己的创业目标。这是创业过程中的重要环节。确保新创建的企业生存是创业者必须要面对的挑战,但创业者不能仅考虑生存,同时还要考虑成长。不成长就无法生存得更好,在激烈竞争的环境中尤其如此。创业者需要了解企业成长的一般规律,预见企业不同成长阶段可能面临的问题,采取有效的措施予以防范和解决,使机会价值得到充分的实现,同时不断开发新的机会,把企业做活、做大、做强、做长。

(2) 收获创业回报:对回报的正当追求是创业活动的目的,有助于强化创业者对事业的执着。对创业者来说,创业是获取回报的手段和途径,是一种载体。回报可能是多种多样的,对回报的满意程度在很大程度上取决于创业者的创业动机。如为了实现职业理想的创业动机与为了追求物质财富的创业动机回报满意度是不一样的。

第二节 创业思维培养方法

———————————— 导入情景与思考 ————————————

小张是护理学专业大四在读学生,她在实习轮转到妇产科时发现很多孕妇忙于工作,并没有时间到医院认真听孕期健康讲座,有时候产检都在忙工作,一旦出现问题就会很焦虑。因此,她申请了一个短视频平台账号,利用自己所学的知识做孕产期知识宣讲。虽然刚开始关注的人不多,但是她坚持了一段时间,也逐步积累了一些粉丝。她觉得这是个机会,想毕业后自己开一家关于母婴服务的咨询公司。

请思考:

1. 小张的想法可行吗?

2. 从创业机会的识别和评估来看,如何帮小张做一个创业规划?

———

创业思维从广义上说是指创业者对创业行为的一切设想与思考;从狭义上说是指创业者必须具备的、能指导创业取得成功的相关创业素质与思维。它包含创业意识、创业精神、创业能力等创业素质。培养创业思维需要认识创业者的特质、分析大学生创业优劣势、培养创业意识与创业精神、学会识别创业机会、加强创意实践训练等。

一、认识创业者的特质

创业思维是个体根据社会和自身发展的需要所引发的对创业的理解、构想和意愿,是从事创业活动的指挥棒和内驱力。创业者是发现和利用机会,通过一定的组织形式创造新价值并承担风险的人。这一含义可从以下三个方面来理解:第一,创业者应该善于发现外部机会,发掘自身的能力和资源,充分利用市场机会启动创业并谋求发展空间;第二,创业者应该组建团队,通过团队的力量开展创业;第三,创业者是将劳动、资本、土地这三项生产要素结合起来进行生产第四项要素的人,是把经济资源从生产率较低、产量较少的领域转移到生产率较高、产量更大领域的人。认识创业者特质有助于根据所需特质培养创业思维。

(一) 创业者基本特质

纵观成功的创业者所表现出来的自身特征,国内比较共同的归纳为:创新精神、责任感、决策能力、团结精神、学习能力、执行能力、反思能力、毅力及勇气、商业道德等。蒂蒙斯通过对百森学院杰出创业者协会一批优秀会员的观察和分析,总结出了成功创业者表现出的一些共同特质。他将此归纳为创业者所必须具备的"六大特质、五种天赋"。六大特质是指可以学习到的态度和行为,而五种天赋是其他人不一定能学得到的态度和行为。这也说明了要成为一名成功的创业者需要有一定的天赋,但更重要的是通过后天的学习。

1. 六大特质　创业者特别是成功创业者总是表现出一些相似的特质,最主要的六大特质包括责任感与恒心,领导力,执着于商机,对风险、模糊性和不确定性的容忍度,自信和适应能力,胜出的动机。

(1) 责任感与恒心:这一点比其他任何一项因素都重要。有了责任、承诺和决心,企业家可以克服不可想象的障碍,弥补其他缺点。责任感主要表现为牺牲精神,几乎所有新企业都要求创业者承担完全的责任。一家新企业需要创业者把他们的时间、情感和忠诚首先贡献给企业。创业者的责任承诺一般表现为两个方面:一是把自己大部分净资产投资于企业;二是愿意接受较少的薪水。创业者有很强的竞争意识,他们喜欢在任何事上都积极竞争并获得胜利。优秀的创业者会将全部竞争能量都用于对付企业外部竞争者和实现企业目标。他们在解决问题和完成任务上很能自律、坚韧不拔,并持之以恒。他们有坚定的目标,在解决阻碍公司进展的问题和障碍时有勇有谋。

(2) 领导力:成功的创业者有着扎实的管理技巧以及有据可查的业绩记录。他们是自我进步的激发者,有高度的内在控制力。他们富有耐心,能够勾勒出组织的前景,根据长远目标进行管理。他们无须凭借正式权力就能向他人施加影响,并能很好地协调企业内部与顾客、供应商、债权人、合伙人的关系,与他们友好相处,共同分享成功与财富。成功的创业者彼此之间互相支持、互相扶植,而不是互相竞争。他们积极建立团队,通过让人们承担责任并分享获得成就的方法使被他们吸引到企业的人成为更具胜任力的人才。

(3) 执着于商机:商机对于创业有着举足轻重的作用,成功的创业者都会为商机着迷。他们的目标是寻求并抓住商机,积累自身资源或资金。他们对其行业、客户和面临的竞争十分熟悉,执着于商机使得他们能够抓住重点。创业者受到的困扰是陷入商机里不能自拔,意识到商机的存在可以引导创业者抓住、处理重要问题。

(4) 对风险、模糊性和不确定性的容忍度:高速变化、高度风险、模糊和不确定性几乎是企业发展中必须面临的,成功的创业者能从容面对并善于处理悖论和矛盾。冒险不等同于冒进,成功创业者不是赌徒,他们有计划地冒险。他们对创业机会进行仔细而周全的分析,尽一切能力让各种可能事件朝着有利于他们的方向发展。创业者让其他人和他们一起分担财务和商务上的内在风险。创业者还要容纳模糊性和不确定性,在冲突面前泰然处之。

(5) 自信和适应能力:高度的不确定性和快速变化是每个新企业的特点,他们要求企业有应变性以及与之高度适应的组织形式。这个组织必须能够对各种情况作出快速而有效的反应。成功的创业者非常自信,他们认为他们的成就和受到的挫折与自身的控制力和影响力有关,他们可以影响结果。成功的创业者有很强的适应力和恢复力,他们不怕失败,并且善于吸取失败的教训。

(6) 胜出的动机:成功的创业者受超越别人的动机驱使,他们受到内心强烈愿望的驱动,希望和自己定下的标准竞争,追寻并达到富有挑战性的目标。他们从创建企业的挑战和兴奋中产生个人动力。成功的企业家会要求自己坚持最高标准的正直可信的品性。他们重视承诺,努力践行承诺,并且目光长远。这些个人素养的高标准将成为成功人士和企业结合并长久保持这种结合的黏合剂。

需要说明的是,并非一定要具备上述全部六大特质才可以创业,或只要具备了这些特质就一定能够创业成功,拥有这些特质并不是成为创业者的必要条件。如果缺乏上面某些态度和行为,可以通过经验和学习学到、开发、实践或历练出来。

2. 五种天赋　精力、健康和情绪稳定,创造力和革新精神,智慧和概念化能力,远见和激励的能力,独特的性格这五个方面的特性被蒂蒙斯总结为一个企业家的天赋。事实上蒂蒙斯研究发现,一些相当成功的企业家,他们缺少其中几项特征,或每种特征都不突出,几乎没有哪个企业家同时拥有五个方面的才能。但是如果企业家拥有了其中某些天赋,无疑会大大增加创业成功的可能性。

(1) 精力、健康和情绪稳定:企业家面临特殊的工作压力和极高的工作要求,这使他们的精力、身体健康和情绪稳定变得十分重要。他们虽然可以通过运动、注意饮食习惯和休息来稍作调整,但每一项都和遗传有很强的相关性。

(2) 创造力和革新精神:创造力一度被认为是只有通过遗传才可获得的能力,而且大多数人认定它本质上是遗传而来的。但新的研究表明,创造力、革新精神与制度、文化关系密切,基于生长环境及成长的变化而变化。它们只可诱发,不能模仿。

(3) 智慧和概念化能力:智慧是创业者最大的优势。通常成功的创业者不会被当作傻瓜或平庸的人,他们的触觉被当成特殊的智慧表现。有很多例子可以发现即使在一些领域表现并不是那么好的个人也可能具有足以成为创业者的智慧。

任何一项决策是否可行与创业者的概念化能力有着很强的关联。设想一下,对于一个概念化能力较差的创业者,由他所制订的决策只是乱七八糟的条条框框,有什么可行而言呢? 例如,对销售决策作出重大改变之后,重要的是考虑它对生产、调节、财务、科研和一切有关人员会产生什么影响。因此,概念化能力在管理过程中是起协调和统一作用的。

(4) 远见和激励的能力:远见是一种领导素质,它具有超凡的魅力。远见是经过后天培养而形成的一种对事情发展的预见和分析判断。所有伟大的领导者都是通过这种能力传递自己的影响力,而成功的企业家则通过这种能力激发灵感,激励员工为企业目标团结奋斗。

(5) 独特的性格:性格是一个人具有一定倾向性的心理特征的总和。性格会对一个人的行为产生一定影响。对于创业者来说,也存在适宜的性格和较不适宜的性格。一般而言,适合创业的人应当包括独立自主、乐观开朗、亲和力强、有责任感、勇敢勤奋、勇于创新、适应性强、诚实守信等特征。当然,由于性格具有可变性和不确定性,创业又是一个非常复杂的过程,性格和创业成功之间并不存在非常必然的关系。

很多大学生担心一个问题:性格内向是否不适合创业? 其实,尽管性格会影响创业,但性格并不是可否创业的标准。因为人的性格是可以改变和重新塑造的,只要扬长避短、发挥优势,性格内向者同样可以创业。

(二) 大学生创业的优势与劣势

大学生思维活跃,善于创新,但是也存在社会经验不足、心理承受能力差等不足,正确认识优劣势、学会取长补短是创业思维培养过程中的重要内容。

1. 大学生创业的优势 大学生创业在知识、活力、创意等方面具有内在优势,同时有国家政策支持、校内外机构的扶持等外在优势。

(1) 内在优势:具体包括四点。①知识优势:大学生具有较高层次的知识,是一个知识、智力和活力都相对密集的群体,具有较强的专业能力,因此知识资源如护理学专业知识是护理学专业大学生创业的最大优势。②活力优势:刚进入社会的大学生年轻、有活力、勇于拼搏、无太重负担,具有较强的社会适应能力,自信心较强,对自己认准的事物会有激情去体验。③创意优势:大学生有较强的领悟力,自主学习能力强,善于接受新事物,思路活跃,创意新颖,能将所学的知识很快内化为能力,外化为创造。一个成功的创业者一定具有独立性、求异性、想象性、新颖性、灵感性、敏锐性等人格特质。创意能力影响着创业实践的特质,是促使创业实践活动顺利进行的重要条件,主要包括在专业、经营管理等方面的创意,因此是创业基本素质的重要组成部分之一。④其他优势:除了以上明显的优势外,大学生还具有策划、组织、领导、管理、公关等方面的潜在特质。经过创业的体验,这些潜在特质会逐步显现,外化为相应的能力。

(2) 外在优势:大学生创业除了有自身内在优势外,外在优势对其成功也起着很重要的作用,如国家优惠政策的不断出台、学校提供的创业培训、社会服务机构的积极扶持。①政府的优惠政策:为了促进大学生创业,各级政府相继出台了注册、贷款、税费、培训等方面的优惠政策。这些优惠政策可以分成两大类:一是服务优惠,如登记注册优惠,为鼓励创业,对于高校毕业生从事个体私营经济,申办个体工商户或私人企业的,工商部门对其登记、注册会优先受理、优先办照,并简化登记手续。二是经济优惠,如金融贷款优惠,优先贷款支持、适当发放信用贷款;简化贷款手续;利率贴息优惠,对创业贷款给予一定的优惠利率扶持,视贷款风险度不同,在法定贷款利率基础上可适当下浮;税费的减免,如针对环保型创业实施减税政策,在培训方面的费用优惠等。②学校资源:首先,高校凝聚了一大批高水平的专家,拥有学科综合、交叉和渗透的优势,是科学知识创新的源头,能够提供对社会经济发展有深远影响的科技创新成果。这些宝贵的科技人力资源和研究项目及成果是高校科技自主创新的最大优势。其次,高校除了鼓励大学毕业生自主创业之外,还对学生自主创业进行必要的指导,在诸如产业选择、适应创业实践的市场经验等方面提供指导,使高校毕业生不仅成为求职者,而且成为工作岗位的创造者。③家庭方面:不同家庭对大学生创业可能会有不同影响。例如,对经济能力强的家庭,学生毕业后如果选择创业,在经济负担上可能相对较轻;而对经济能力不是很理想的家庭,学生毕业后选择创业,面临的经济难度会更大一些,如果创业失败,将直接影响到整个家庭的经济能力。

2. 大学生创业的劣势　制约大学生创业的因素很多,有自身因素,也有外在因素。

(1) 自身因素:与大学生社会经验少、阅历不丰富、所学知识不全面有关,主要包括以下四点:

1) 经验缺乏问题:由于学校教育的特点,学生在校学习期间学习理论知识多,参与社会实践相对较少。虽然也有不少同学通过兼职的渠道来锻炼自己,但兼职经验和市场要求的创业经验存在差异,不一定能够完全适应市场需求。因此,缺乏经验是阻碍大学生创业的首要原因。

2) 知识系统化问题:创业一般要求大学生具有复合型的知识结构,要求学生对创业手续、产品专利、财务知识、管理知识、法律知识、沟通知识、心理知识等各方面知识都要有所掌握。有的学生在创业时甚至对如何签协议、如何签项目合同、国家有哪些基本优惠政策都不是很了解;有些同学写的商业计划书虽然想法有所创新,但目的不是很明确;有的商业计划书目的很明确,但内容不具体,文字表达能力欠缺。

3) 政策信息了解不充分:在网络已经很发达的今天,很多学生对创业信息却不是很了解。曾有学校教授专门对一些已经创业的大学生进行了一项小型调研,结果表明有将近一半的学生对大学生创业的相关政策不太了解,有近五分之一的学生表示完全不了解,只有不到3%的学生表示比较了解,0.41%的学生表示很了解。

4) 心理承受问题:就业难,创业更难,创业所涉及的维度更复杂,范围更广,这就要求学生必须具备良好的心理素质,再好的项目也要做好打持久战的准备。

(2) 外在因素:与国家出台政策的执行情况、社会对大学生创业的支持力度有关,主要包括以下两点:

1) 创业政策了解不充分:当前国家出台了一系列鼓励大学生自主创业的优惠政策,但现实中部分创业的大学生没有将政策全面了解、解读到位。尤其在经营领域、融资渠道和税收优惠等关键问题上,创业的大学生们并没有享受到最充分的扶持。很多基层行政单位没有具体实施的方案可以参考,没有相关的实例可以借鉴,这也会影响优惠政策的实施。

2) 创业投资机构支持力度不够:创业投资机构的投资对象常常是企业,在确定投资某企业前,投资机构会详细调查该企业的管理团队、赢利能力、社会责任意识、高科技背景等因素。创投机构一旦选定了投资对象,就会为其提供相关的资金、增值服务以及对其监督管理,帮助企业更好地发展和壮大。近年来我国创业投资发展态势良好,除政府创立的创业投资机构外,民间投资机构、上市公司和大公司所属的投资机构大量涌现。但是大学生创业在起步阶段时各方面都比较薄弱,很难得到投资机构的青睐。因此要呼吁创业投资机构在大学生创业过程中给予资金、增值服务等方面的支持,以助力大学生创业成功。

Note:

二、培养创业意识与创业精神

创业意识是创业者思维活动的产物,是创业者在创业实践活动过程中心理活动能动性的集中体现,是创业者源于自己的生理动机和心理动机对所见、所闻、所知的客观事物的感觉和知觉,通过判断、推理等对已有的感性材料经过大脑加工,从而形成创业设想,是创业者内在的强烈需要和创业行为的力量源泉。创业意识的培养目标主要包括责任意识、市场意识、竞争意识、合作意识、风险意识等。

创业精神是创业者在创业过程中的重要行为特征的高度凝练,主要表现为勇于创新、敢于承担风险、团结合作、坚持不懈等。创业精神是创业者各种素质的综合体现,它集冒险精神、风险意识、效益观念和科学精神为一体,体现了创业者具有开创性的思想、观念和个性,以及积极进取、不畏失败和敢于担当等优秀品质。由于学科理念和实践的趋同性,护理学专业人员拥有共同的理想信念、价值追求、伦理习惯和道德规范,所追求的崇尚科学、追求卓越、慎独等专业精神与创业精神不谋而合。

创业意识和创业精神不是与生俱来的,而是在后天的学习、思考和实践中逐渐形成的。创业意识和创业精神一经形成,就会对人一生的发展产生重要影响。这种影响既体现在创业者准备和创业活动的始终,也体现在普通人的日常工作、学习和生活中。从某种意义上说,创业意识和创业精神不但决定个人生涯发展的态度,而且决定个人生涯发展的高度和速度。具有良好创业意识和创业精神的护理学专业大学生能够将眼前的工作作为未来事业发展的起点,把握好生命中的每一个机会,做好自己从事的工作,展现较快的生涯发展速度。

三、识别和评估行业优势与创业机会

创业机会识别是创业领域的关键问题之一。从创业过程角度来说,它是创业的起点。许多好的商业机会并不是突然出现的,而是对于"一个有准备的头脑"的一种"回报"。在机会识别阶段,创业者需要弄清楚机会在哪里和怎样去寻找,更重要的是能根据自身的因素筛选出最适合自己的机会,并且找到理想的创业思路,及时去实现它,最后获得成功。

(一) 创业机会的来源与特征

创业机会主要是指具有较强吸引力的、较为持久的有利于创业的商业机会,创业者据此可以为客户提供有价值的产品或服务,同时使创业者自身获益。

1. 创业机会的来源　"创业机会从何而来?"这个问题很重要。美国凯斯西储大学谢恩教授认为创业机会产生于四种变革,即技术变革、政治和制度变革、社会和人口结构变革以及产业结构变革。①技术变革:可以使人们去做以前不可能做到的事情,或者更有效地去做以前只能用不太有效的方法去做的事情。新技术的出现也改变了企业之间竞争的模式,使得创办新企业的机会大大增加。②政治和制度变革:革除了过去的禁区和障碍,或者将价值从经济因素的一部分转移到另一部分,或者创造了更大的新价值。③社会和人口结构变革:就是通过改变人们的偏好和创造以前并不存在的需求来创造机会。相比于其他来源,人口结构的变化是最可靠的一个来源。④产业结构变革:将改变行业的竞争状态,因而也会创造许多创业机会。

不难看出,变化是创业机会的重要来源。没有变化,就没有创业机会。在现实中许多人都充满了创业主意,富有创业幻想,但能否在众多的创业想法中发现真正的创业机会并有能力抓住它,最终成为一个成功的创业者,却受到许多因素的影响。

2. 创业机会的类型　创业机会按照不同的标准可以进行不同的分类。按照来源可以分为问题型机会、趋势型机会和组合型机会三种类型。①问题型机会:是由现实中存在的未被解决的问题所产生的一类机会。问题型机会在人们的日常生活中和企业实践中大量存在,如顾客的抱怨、大量的退货、无法买到称心如意的商品、服务质量差等,在对这些问题的解决中会存在着价值或大或小的创业机会。②趋势型机会:是在变化中看到未来的发展方向,预测将来市场潜力的一类机会。趋势型机会一般出现在经济变革、政治变革、人口变化、社会制度变革、文化习俗变革等多个方面，一旦被人们认可，它产生的影响将是持久的，带来的利益也是巨大的。③组合型机会：是将现有的两项或两项以上的技术、产品、服务等因素组合起来，实现新的用途和价值而获得的创业机会。现实社会中大部分的商业机会都是组合型的机会。

3. 创业机会的特征　较好的创业机会一般具有四个方面的特征。①有吸引力：好的机会需要有需求旺盛的市场和丰厚的利润，而且还容易赚钱。②持久性：好的创业机会一般具有可持久开发的潜力，并且能够为企业带来持续的竞争优势。③及时性：这些机会需要很快满足某项重大需要或愿望，或者可以尽早帮助人们解决一些重大问题。④依附于为买者或终端用户创造或增加价值的产品、服务或业务。好的创意必须能为顾客带来价值和利益，所以无论创业形式表现为产品还是服务，亦或是业务，都必须能为顾客带来实实在在的价值。

4. 创业机会的评价　评价创业机会，首先要看创业者是否具备开发创业机会的条件，也就是说要注重创业者和创业机会的匹配，然后要对创业机会的价值作初始判断。大学生创业者可以从成功人士和风险投资公司选择项目的原则中得到一些启发，他们选择的项目一般都具备现实可行性、新颖性、市场价值。

(二) 识别和评估创业机会

从众多创意中识别出创业机会，需要具备一定的知识，了解相应的识别方法。识别和评估创业机会需要观察社会发展趋势，解决现实问题，发现市场空隙，并且基于创业者的个性特征。

1. 观察趋势　顺应时代发展、引领时代潮流的创业项目更容易成功，逆潮流的或者与社会发展趋势相反的项目则容易走向失败。因此，护理学专业创业者应在众多的创新性想法中从政治、社会和科技等多角度进行分析，选择符合发展趋势的创业机会。①政治趋势：随着"健康中国2030"规划纲要的提出，健康医疗创新创业备受关注，为医学生创业提供了良好的契机。②社会趋势：国家高度重视大学生创新创业能力培养，积极为大学生营造良好的创业氛围。③科技趋势："互联网+"产业发展迅速，为个人创业提供了便捷渠道，5G时代的到来为远程护理等提供了可能性。

2. 解决需求问题　护理学专业的创业机会除了应顺应政治、社会、科技的趋势，还要能够真正解决市场中消费者的需求，满足当前供给中的不足。如满足市场需求的养老护理员的数量，满足日益增多的高质量养老护理需求的供给，满足部分人群的上门护理需求等。从身边出发，关注日常需求，从身边的观察中深入思考。

3. 发现市场空隙　许多新产品的出现就是因为消费者需要但无法在特定市场买到或者市场根本不存在，此时沮丧的消费者如果意识到其他人也深有同感时，市场空隙就会被识别出来。如方便翻身或搬运且省力的护理器具；能预防针刺伤的带有保护装置的留置针；适老化居家环境改造的公司。因此，立足身边，善于观察，通过寻找市场空隙，可以有效识别创业机会。

4. 影响创业机会识别的因素　创业机会识别作为一种主体行为，创业者的个体因素在其中起着重要作用。此外，机会识别是个体与环境的互动过程，外部因素尤其是环境中的客观因素的影响同样不容忽视。

(1) 个体因素：每个个体在创业机会识别的能力上是有所差异的，主要与创业警觉性、先知经验、创造力、社会资本相关。①创业警觉性：是指一种持续关注，注意未被发掘的机会的能力。有研究提出，创业警觉性是三个维度的整合体，分别为敏锐预见、探求挖掘、重构框架；也有专家认为，创业警觉性应包括扫描和搜索、联系和联想、评估和判定等三个维度。②先知经验：人们更容易注意到新信息与自己已有知识相联系的刺激。先验知识包括特殊兴趣和产业知识两个维度。也有研究提出，先知经验有四种，即特殊兴趣的知识和产业知识的结合、关于市场的知识、关于服务市场方式的知识和有关顾客问题的知识。③创造力：是成功创业者的一种重要特质。研究发现，信息多样化与发散性思维存在交互作用，只有在信息多样化的条件下发散性思维才对企业经营理念的形成产生显著的影响。④社会资本：又称社会网络，是联系创业者和机会的纽带与桥梁。创业者需通过自己的社会网络获得有关创业机会的信息，创业者自身社会网络的规模大小、多样性、强度及密度将对机会识别产生重要的影响。

（2）机会因素：不同类型机会的识别机制可能存在差异。相对隐性的机会可能需要通过先前的经验识别，而相对显性和规范的机会则需要通过系统搜索识别。研究表明，创业者更偏好于有价值的并且与自己以往知识有关的机会，因为这种机会符合创业者的愿望，并具有一定的可行性。

（3）各因素的交互作用：尽管创业机会识别的影响因素在不断丰富和完善，但单一影响因素的作用已不足以解释整个过程，因此各影响因素交互作用成了必然趋势。

当然，创业是一门实践性较强的学科，除了打好扎实的理论基础，更要从丰富的创业实践活动中获取经验。我们可以通过榜样示范、案例分析、虚拟运行、岗位体验、实战演练等多种形式加以实践训练。本书后面的章节中将会做详细介绍。

第四章　案例分析　构建新形势下养老照护志愿服务培训体系

第三节　创业思维在护理学专业中的应用

导入情景与思考

　　小李是护理学专业学生，她在医院见习的过程中发现很多老年患者手术后到卫生间坐马桶比较费力，特别是腿部和腰部力量比较弱的老年患者，向下坐和站起来的时候都比较困难。她向同学和老师提出了这个问题，大家也觉得这个问题在临床护理过程中比较多见。小李和生物医学工程的老师提出，要是有个可以升降的马桶就好了，老师觉得这个想法很好，带着小李和学生团队设计出了可升降的马桶盖，申请了专利，并参加了创业大赛。小李和学生团队准备毕业后将这个专利转化，以此产品为开始，成立医疗服务设备公司。

　　请思考：

　　1. 小李是如何将想法转变成现实的？

　　2. 你还能想到哪些护理中的常见问题是可以转化成创业内容的？

大学生是最具有创新创业潜力的群体之一，在高校开展创新创业教育，积极鼓励大学生自主创业是深化高等教育教学改革、培养学生创新精神和实践能力、缓解大学生就业压力的重要途径与环节。护理学是自然科学、社会科学、人文科学等多学科相互渗透的一门综合性应用学科，护理教育注重应用型、研究型护理人才的培养。多数护理学专业学生在传统护理教育理念与模式的影响下，在"传承"的就业观念影响下，毕业后顺其自然进入医院工作，缺乏创业的意识和自信心。面对创业动力与激情的缺乏，护理学专业学生亟需有针对性的创业优势分析及创业思维与精神的培育路径指导。

一、创业思维助力护理学发展需求

从 1860 年南丁格尔创办第一所护士学校——南丁格尔护士训练学校起，护理学经历了四个过程：简单的清洁卫生护理、以疾病为中心的护理、以患者为中心的护理、以人的健康为中心的护理。护理学通过不断的实践、教育、研究，得到积极充实和完善，逐渐形成了自己特有的理论和实践体系，成为一门独立学科。

护理学专业面对公众健康问题应对需要、医学科学技术发展需要及护理学专业化水平提高需要，在疾病康复、疾病预防、健康促进等方面，在医院 - 社区 - 家庭多广度的实践场所发挥着越来越重要的作用。创业思维有助于护理学专业面对社会变革和环境变化，积极探索，与时俱进，不断寻求自身发展。

1. 顺应公众健康问题应对需要　护理学专业服务于国家的健康事业。当前我国健康领域面临巨大挑战，人口快速老龄化且老年人身心照护需求增加，社会经济负担加重；疾病谱变化，慢性病成为威胁生命健康的主要问题之一,高死亡率疾病由传染病为主过渡到以慢性病为主,未来慢性病负担不容乐观。解决公众健康问题,每一个环节都需要护理的发展。顺应公众健康问题应对需要,护理学专业围绕生命全周期,不再局限于患者群,而是拓展到高危人群、一般人群,开展疾病综合治疗、生活方式干预、健康教育及健康维护等。

2. 契合医学科学技术与信息时代的发展需要　随着生命科学、信息科学的迅速发展,护理学专业契合医学科学技术的发展与应用需要,不断拓展自身。伴随着互联网医院、医联体和医共体发展,"互联网 + 护理"已经成为热点和政策支持的重点领域;同样随着5G、移动端技术迭代等方面的技术提升,移动护理也将迎来应用领域不断拓展的时代,成为各医院在病房、急诊、门诊护理等领域的标配。

3. 适应护理工作专业化水平提高的需要　护理学专业工作的领域在发展全人护理、延续性护理服务等方面延伸,在临床护理、康复护理、预防保健、社区卫生、老年护理、安宁疗护等范畴拓展。新时代护理学专业除了在医院的临床护理外,还在社区与家庭的初级卫生保健、慢性病管理、健康教育等领域中发挥专业化力量,也需要进一步跨专业合作与整合。

二、护理学专业大学生的创业思维培育

创业思维支配着创业者对创业活动的态度和行为。有了创业思维的指导,大学生的创业能力培养就有了主动性、自觉性和方向性,并能帮助大学生自主选择更有效的创业思维培养方法与路径。通过创业思维的培养与教育,可使护理学专业学生认识到创业不仅是自我生存和发展的需要,更是实现自我价值和促进社会进步的需要。

(一) 护理学专业需要创业思维

创业是一个国家经济活力的象征,一个国家的经济越繁荣,它的创业活动就越频繁。创业被认为是一个国家经济发展和社会发展的推动力,创业思维被誉为人类最宝贵的思维之一。护理学专业创业思维同样也是经济社会发展以及护理事业发展的重要动力来源。

1. 推动新时代国家卫生健康事业发展　护理学专业的创业思维不但能够催生大批创业者和新企业,而且能够造就快速发展的新产业,是弥补多角度健康服务供给侧缺位的重要举措。护理学专业的创业思维需要以为人民服务为出发点,主动对接国家发展战略。

2. 推进现代创新型护理人才培养　护理学专业创业思维的培养过程就是培育创新型护理人才的过程。创业本质上是一项创造性活动,护理学专业创业常来源于护理工作者对护理工作方式、工作仪器设备、与护理对象的社会关系等多方面内容的创意,这要求我们不断思考,挖掘自身潜能,且与时俱进。而护理学专业创业思维是创新型护理人才培养的不竭动力,为护理事业的发展注入新鲜的血液。

3. 促进护理科研创新成果产生和转化　护理领域现在有较多的新知识、新技术仅停留在科研机构,在医院、社区等一线护理工作场所仍未得到转化应用。科技是第一生产力,但是发挥出这一生产力的作用,一是要促进科技成果产生,二是要促进科技成果快速、顺利地转化为现实生产能力。护理领域的科研成果只有真正地转化、服务于实际的护理工作,服务于护理对象,才能创造出生产力,实现其应有的价值。而倡导创业思维,鼓励更多的有创业意愿的人去创业,则是实现护理相关科技成果产生与转化的根本性措施。

(二) 护理学专业相关创业机会识别

当一件事情发生的时候,对于大部分的人而言只是一件普通的事情,对于有些人来说就是很好的创业机会。拥有识别创业机会技巧的少数人抓住了创业机会,取得了创业成功,不了解创业机会识别因素的大多数人则白白丧失了很多良机。一般来说,经验和认知、人际关系网络、分析问题的科学方法和创造性等都是有助于创业机会识别的关键因素和技巧。

1. 经验和认知　按照"走廊原理",在某个产业工作的个体相比于那些在产业外的人来说,基于

其在该产业的经验和对于产业的认知,更有可能识别出未被满足的利基市场。

护理学专业学生的临床实习、工作经验是宝贵的人生财富。目前有许多经验丰富的临床护士逐步认识到老龄化社会的到来,基本生活照料之上的高质量养老照护服务需求增加。社区日间照料中心、长期照护机构、长期照护保险相关机构都能看到护理创业者的身影。临床护理工作经验,对疾病、人群及以人为中心的照护的认识,让护理创业者更能契合老年人的养老愿景,满足多层次、多元化的需求。护理学专业学生需注重自身专业思维、知识、能力的培养,为创业之路做好积淀,把握好护理学专业性带来的优势。

2. 人际关系网络　　我国著名学者包昌火教授认为,所谓人际网络,即为达到特定目的,人与人之间进行信息交流的关系网。它基本上是由结点和联系两部分构成。结点是网络中的人或机构,联系则是交流的方式和内容。按照小世界理论的观点,你和任何一个陌生人之间所间隔的人不会超过 6 个,也就是说,最多通过 6 个中间人你就能够认识任何一个陌生人。因此,找到关键的 6 个结点是打造人际关系网络的第一步。建立了大量社会与专家联系网络的人,比那些拥有少量网络的人更容易得到创业机会。

护理学专业学生在多彩的大学生活中可以建立丰富的人际关系网络,在校期间可以利用熟人介绍、参与社团、网络等途径拓展自己的人际关系,以互惠互利、诚实守信、分享、保持等为原则,以"3A"原则、换位思考、善于倾听等技巧扩充人脉,扩大自己的人际关系网,为未来的事业发展做准备,同时也有利于自己获得与同专业志同道合学生的合作或是跨专业的合作项目,从而得到创业的机会或启蒙。例如,某校一名护理学专业研究生就是在交流与合作中萌发创意理念,然后与公共卫生学院师生合作,研发以菌群干预与靶向干预的衰弱人群整体护理方案,开发了集样本检测、衰弱评估与护理咨询为一体的"互联网 + 护理"服务平台,面向老年健康市场,以期通过智慧护理助力健康老龄化战略目标。

3. 科学的问题分析方法　　一个好的创业者是能够发现问题并能找到好的解决方法的人。要找到好的解决方法,就需要有科学的问题分析方法。多数机会都可以通过科学系统的问题分析得以发现。

随着社会的发展,生活节奏的加快,人们观念的改变,母婴会所越来越被接受,某护理学专业的毕业生通过市场调研,发现投资商在投资了会所的硬件设备后,人员的配备经常会成为问题,具有专业知识的护理人员非常受欢迎,但是高等医学教育护理学专业毕业生就业时很少会选择进入母婴会所工作。她考虑,自己刚出校园,没有培训资质,没有足够的资金,于是她联系了一家培训机构,以项目化的形式加盟,从招募培训师、培训对象,到培训方案、管理模式,开启了自己的创业之路。由此可见,掌握科学的分析问题的方法有助于更好地识别出创业机会。日常生活中应养成善于思考的习惯,并能够将课堂上学到的系统知识和发现的问题相结合,进行有针对性的分析,更好地解决问题,发现并利用商机。

4. 创造性　　创造性有助于产生新奇或有用的创意。从某种程度上讲,机会识别是一个创造过程,是不断反复的创造性思维的过程。

护理事业需要改革和发展,这决定了护理学专业学生、护理工作者必须具有创造性思维能力。护理学专业学生应保持创新意识,要善于发现问题、解决问题,很多优秀的创业案例、创业思维就来源于对临床问题的深度挖掘。如某护理学专业学生在实习过程中发现临床实习同学针刺伤发生率较高,且现有的带保护装置的静脉穿刺用物价格昂贵,临床上没有被普遍使用,于是就想到在现有的针具结构上进行改良,以降低针刺伤的发生率。一个创造性的想法就可能诞生一个好的产品,加上现有学校产学研平台的辅助,产品可以得到推广的机会。

（三）护理学专业大学生创业思维培育途径

学校鼓励并支持护理学专业学生积极培养和树立创业理念、开展创业思维教育,这些措施能有效转变毕业生就业观念,是解决就业难问题的有效方法之一,也是促进社会发展、稳定和家庭和谐的重

0403

第四章　案例分析　一种多功能关节康复运动装置

Note：

要渠道。

1. 引导护理学专业学生树立创业观念　创业思维形成是一个漫长而复杂的过程。医学教育的专业性强,学校应该综合考虑、协调,将创新、创业教育贯穿于学生综合素质教育与培养全过程。在促进大学生全面发展的同时,普及创业思维教育和培训,建立一支有经验、能教学、可创业、专兼职结合的师资队伍,搭建学生各类组织和活动平台,积极引导广大学生树立全民创业的理念和思维,努力为大学生提供创业思维培养与创业能力锻炼的机会。同时学生自身要转变就业观念,科学、合理、理性地规划自己的职业生涯,在学好专业理论知识与技能的前提下,充分发挥自主学习和自我创业的积极性,主动学习其他相关科学知识,以更好地完善自己的知识结构,主动培养适合自己的创业思维,为后期创业打下坚实基础。

2. 完善创业思维教育课程体系　作为学校培养学生创业思维与能力的有效载体,创业思维教育课程体系的层次和质量关乎着创业思维教育的成效。我们应结合护理学专业的特点,开设具有针对性、实用性、专业性的创业思维教育课程。针对护理学专业学生知识面相对单一,可以增开管理、金融、法律、经济学等相关选修课程,拓宽知识面、提高创业基本素质。在课程建设方面,将第一课堂(理论教学)与第二课堂(实践锻炼)紧密结合,鼓励学生用创业思维参与医学实验、临床实习、科研设计、创新创业大赛等活动。积极动员并引导学生了解创业过程,体验创业从设想到实施的完整过程,帮助他们塑造科学理性的创业思维。

3. 发挥转化医学的带动效应　转化医学是当今医学研究的一个新模式,也是未来医学发展的趋势。转化医学是指打破基础医学与临床医学、预防医学、药物研发等之间的壁垒,将临床实践中发现的问题和基础医学研究所获得的知识紧密联系起来,转化为新技术、新方法、新药物、新器材等,从而提高疾病诊断和治疗水平;与此同时,也在实验室与临床科室之间架起一座桥梁,及时反馈需求与困惑,实现基础医学研究与临床研究的双向转化。其中的相互转化过程蕴含着很多创业的机会,目前已有部分新兴创业项目突显出巨大的商业价值、科学价值与社会价值。对于护理学专业学生来说,这是极佳的创业思维培养路径。平时可以密切关注医院见习、实习等环节,参与科学研究项目,锻炼学生实践能力和创新创业思维,让转化医学理念贯穿于护理学专业学习的始终。借助转化医学快速发展的趋势,充分发挥转化医学主体、客体以及转化媒介三者相互融合、相互促进的作用,可以让护理学专业学生充分感受和体会到转化医学理念带来的创业机遇,对其创业思维的形成起到潜移默化的效果。

4. 挖掘护理工作中存在的问题　护理学专业学生寻找创业机会的一个重要途径就是善于去发现和体会自己和身边同事在工作中的问题或难处。目前护理工作的许多实用新型专利或发明专利都来源于对日常工作中存在问题的挖掘,如更省力的辅助搬运工具、安全留置针等。而这些具有实用性、创新性且满足护理工作需求的专利也可以成为很好的创业产品。

5. 研判护理服务市场变化　创业的机会大都产生于不断的市场变化,这种变化主要来自产业结构的变化、政府政策的变化、人口结构的变化、消费结构的升级等。在当前的时代背景下,老年人口数量不断增加,老龄化程度日益严重,全周期各阶段护理需求旺盛,特别是失能失智老年人长期照护、慢性病护理及安宁疗护等。此外,基于家庭结构的变化,一个家庭可能需要负担多位老人的照护重任,社区"喘息服务"的供给也是可以挖掘的方面。护理学专业学生创业创意的来源应主动适应疾病谱和人口老龄化的进程,对于照护服务市场变化进行研判,服务于国家与人民的现实需要。

6. 识别护理对象高质量需求　随着消费能力与水平的不断提升,健康意识与健康素养的不断增加,护理对象多元化、多层次、高质量的健康服务需求亟待满足。目前婴幼儿、围生期妇女、老年人的专业护理需求极大,且尚未形成较为完善的护理产业,这也意味着面向这些护理对象的护理产业具有远大的前景。随着社会的发展,尊重每一位护理对象、以人为中心的照护理念也深入人心,定制化、个性化照护方案的供给企业也越来越受到护理对象的青睐。识别与契合护理对象需求可成为创业创意的重要来源。

7. 关注护理新知识、新技术　新创意的最大来源应该是企业本身的科学研究与开发活动,护理学专业学生的创业也应是如此。护理学专业有基础研究也有临床研究。与健康相关、疾病相关的医药护管类企业都有自己的产品研发部门，一个非常正规的研究与开发部门通常装备精良，有能力为企业成功开发新产品，通过新知识、新技术、新产品的研发，为企业供给源源不断的内生动力。

8. **培养精益创业思维**　精益创业的核心思想就是以最低的成本制作，先在市场中投入一个极简的原型产品，然后通过不断的学习和有价值的用户反馈，对产品进行快速迭代优化，以期适应市场，在资源耗尽之前从迷雾中找到通往成功的道路。

精益化创业是一种消除浪费、提高速度与提升效率的方法，与护理管理、服务理念相一致，在护理创业中效果尤为明显，以客户为中心，尊重客户价值，防止服务不足与服务过度，杜绝无价值的经济活动，实现全过程、全员化、标准化、责任化，并致力于持续改进、追求卓越、尽善尽美，不断优化投入产出。精益化创业的目标是提升效益，手段是降低成本，标准是有效价值，导向是市场客户，关键是细节管理。

总之，护理学专业学生创业思维培养的独特性和重要性决定了其培养方法和路径与其他类型学生创业思维培养的不同，是一项长期而艰巨的任务，具有很强的开创性和时代性，需要来自社会各方面的鼓励与支持。各医学院校、护理学专业学生及其家庭和社会等均需持有足够的耐心和包容心，努力营造一个健康、和谐的全民创业大环境。

（管园园）

思　考　题

1. 护理学专业大学生为什么需要培养创业思维？
2. 护理学专业大学生如何结合专业培养创业思维？
3. 培育创业思维对护理学专业大学生的综合发展有什么益处？

第四章　目标测试

URSING

第五章

护理学专业大学生创业准备

第五章 课件

知识目标:

1. 掌握创业项目选择的方法。
2. 掌握商业模式构成与设计。
3. 熟悉市场调研的方法。
4. 熟悉创业准备的内容及提升路径。
5. 了解常见的几种商业模式。

能力目标:

1. 能应用商业模式画布,为创业项目设计商业模式。
2. 能提高创业的实践能力。

素质目标:

1. 具备敢为人先的企业家精神和工匠精神。
2. 具备社会责任感和使命感。

当前,我国经济发展进入新常态,"大众创业、万众创新"已成为经济社会发展新引擎。在"双创"的国家战略中,大学生作为一个特殊的群体,更是实施创新驱动发展战略和推进"大众创业、万众创新"的生力军。随着医疗健康数字化的进程快速发展,医疗健康领域将成为创业新阵地。"新医科"建设对护理高等教育提出了新要求,培养能够运用交叉学科知识和以大数据、人工智能为代表的信息技术解决多样化健康服务问题和学科前沿问题的高层次护理创新人才,才更具社会竞争力。本章主要从大学生创业准备内容、提升路径、实践及创业准备在护理学专业大学生创业中的应用进行阐述。

―――――――――――― 导入情境与思考 ――――――――――――

陈某是一名护理学专业专升本学生,进入本科阶段学习后,规划在 2 年内提升创新创业实践能力和专业的科研素质。在进入本科学校后不久,她依据个人兴趣和自身的能力优势,很快成为"慢病预防管理平台"运营项目团队的一员。陈某经过一年创业项目和竞赛的实践,积累了一些创业方面的实践知识,并结识了其他院校计算机和营销管理专业的学生。陈某选定"互联网 + 养老产业"为创业方向,筹划组建自己的创业团队,在项目的设计和风险把控方面得到了指导教师的指导,尝试自己独立策划、运营项目。

请思考:

1. 请分析陈某创业之前需要做好哪些方面的积累和创业准备?

2. 请你分析大学生进行创业实践活动,需要提升哪些方面的能力?

第一节　创业准备概述

创业实践活动既具创新性又具挑战性,属于高难度的实践活动,对创业主体有较高要求。对有创业意愿的大学生来说,除培养创新创业思维,还要做好创业前的准备,本节将详尽介绍大学生创业实践活动的创业准备要素,既包括多学科交叉的创业知识,也包括开展创业活动所需的创业能力以及创业品质。

一、创业准备

从创新创业意识开拓到创新创业知识储备,到创新创业能力建立,再到创新创业素质养成,创业准备的程度直接影响着大学生创业的方向、行动效率、成功与否。其中,创业知识是创业的基础资源与积累;创业能力是促进创业成功的核心资源;创业品质是创业者个体创业活动过程中表现出来的综合心理素质。

创业准备是指大学生为创业而进行的知识积累、技能学习和法律政策了解和心理品质等一系列创业准备行为。

(一)创业知识

1. 专业基础和技术知识　专业基础和技术知识是大学生创业的基础和原动力。大学生开展创业实践活动,首先依赖专业基础和技术知识的积累。大学中专业基础和技术知识的学习是大学生创业能力提升的重要途径,大学生自主创业,需要具备所选行业的专业知识和基础技能。相对于市场上千篇一律的创业项目,大学生只有在自己专业优势的基础上,才能够在创业市场上找到自己的准确定位。这不仅要求大学生拥有扎实的专业素养,同时也要求大学生戒骄戒躁,在一个领域内稳扎稳打、精耕细作。护理学专业大学生对标现在的创新创业领域,在校期间需要扎实积累护理学专业的基础和技术知识。

2. 创业理论和实践知识　创业知识是大学生创业的基础资源,不仅关系创业活动的成败,更关系创业企业的可持续发展能力。拥有创业意愿和能力的优秀学生要获取和积累创业知识,还要通过课程的学习培训、自主学习等方式学习创业课程。

关于创业知识及其分类,不同学者给出不同的观点,阿尔瓦雷斯(S. A. Alvarez)和布森尼兹(L. W. Busenitz)认为,创业知识代表着如何利用概念化和抽象化知识去找寻、获得有潜在价值的资源并加以整合及利用的能力,为创业者找到高效配置的专有知识、利用市场机会创造利润的方式和方法。罗哈斯(B. Roxas)将创业知识系统地划分为功能导向型知识和战略导向型知识,前者包括销售、市场、生产、人力资源管理、财务管理等知识,后者包括战略和竞争分析、成长管理、商业环境评价等知识。中国学者认为,创业知识是在新企业创建或成长过程中能够用于识别机会、合理配置资源、运营管理新企业、进行创业战略选择并能创造出经济效益的知识,包括三类:第一类是与市场或顾客相关的知识,如市场需求、顾客偏好、市场竞争程度等,主要用于机会的识别和评估;第二类是功能导向型知识,如人力资源管理、财务管理、营销管理、生产管理等方面的知识,主要用于实现创业资源优化配置和运营管理新企业;第三类为战略导向型知识,如市场竞争策略分析、营销策略分析、产品策略分析等方面的知识,主要用于指导新企业战略层面的决策行为。因此,大学生创业者应通过系统化的创业教育培训和学习去掌握和积累创业基础知识,从而有效解决创业过程中遇到的问题和风险,不断适应创业环境变化,有效推动创业活动的开展。大学生掌握的创业知识越扎实、越全面,创业成功的概率越大。

3. 行业和企业领域知识　在创业初期,大学生在经验欠缺、技术薄弱、资金不足等情况下,通常会选择便民服务行业、批发零售行业、文教体产业等相对聚焦的行业,洞察行业内细分领域和寻找市场痛点,挖掘潜在的市场客户需求。在选定目标市场后,要对行业市场竞争特征分析,分析一定要依据充分的行业数据资料,往往需要附上调研问卷及数据分析结构,以表明该分析是基于实际数据的理性分析,而非臆断。因此,大学生创业者应尽可能地在自己擅长、熟悉的行业领域内进行创业,以提高创业的成功率。对于大学生来说,在考察行业发展情况时,要重点调研创业项目是否和国家产业扶持政策及地域发展政策相吻合,是否有扶持基金和税收的减免政策等。例如,一站式养老服务项目属于健康养老产业领域,近几年国家出台了很多健康养老产业发展的相关政策,创业项目属于文化创业项目,国家政策大力支持文创产业发展,这些都与国家政策吻合,属于国家支持的方面。

4. 商业法律和政策知识　在国家创新驱动发展战略和实现经济高质量发展的时代背景下,大学生创业迎来最好的时代。大学生创业者在创业实践过程中,掌握必备的法务知识和创业政策,有助于提升创业意愿,提高创业成功的概率。

善于正确理解并充分运用政策的大学生,往往能够快速捕捉到市场潜在的商机,因此大学生创业者一定要注重政策意识的培养。国家有关深化高等学校创新创业教育改革,大学生创新创业方面的相关政策从2015年开始相继出台,让学生就业创业有了"基础"政策保障。例如,国务院办公厅2021年10月11日发布《国务院办公厅关于进一步支持大学生创新创业的指导意见》(国办发〔2021〕35号)是第一次由国务院出台的专门针对支持大学生创新创业的政策文件。文件中规定从优化大学生创新创业环境、落实大学生创新创业财税扶持政策、加强大学生创新创业的金融政策支持等八个方面提供政策保障,引导大学生精准创业。与创业有关的商业法律知识主要包括:

(1) 企业的法律问题:企业在创业之初,创业者往往会面临企业法律形式的确定、协调融资和租赁、申请专利、合同起草、商标及版权保护等相关法律问题。法律知识在创业过程中运用非常广泛,涉及的法律包括公司企业法律制度、合同法律制度、劳动与社会保障法律制度、知识产权法律制度、民事诉讼法律制度及相关法律实务的内容。

(2) 企业的法律组织形式:大学生确定企业的法律组织形式应根据国家的法律规定要求和新企业的实际情况进行选择。我国目前主要实行的是《中华人民共和国个人独资企业法》《中华人民共和国公司法》和《中华人民共和国合伙企业法》,企业法律组织形式基本与国际接轨。按照中国企业法律条款的有关规定,初创企业可以选择的组织形式有个人独资企业、合伙企业、有限责任公司和股份有限公司。

（3）知识产权问题：在知识经济时代，对于创业者来说，保护自己的知识产权、避免他人侵犯是非常必要的。大学生在创业过程中涉及的知识产权主要包括专利与专利法、商标与商标法、著作权与著作权法；涉及的法律法规主要包括《中华人民共和国专利法》《中华人民共和国商标法》《中华人民共和国著作权法》《中华人民共和国专利法实施细则》《中华人民共和国商标法实施条例》和《中华人民共和国著作权法实施条例》等。除了与知识产权相关的法律法规外，《中华人民共和国劳动合同法》等法律法规也是创业者应当了解和关注的。

（4）税法问题：创业者学习和了解国家税收政策及有关规定，对于确保合法经营和企业正常开展业务都是十分有利的。现行的税法明确规定，纳税人在开业一定时间内应当向当地税务机关办理税务登记。税务登记是确定纳税人履行纳税义务的法定手续，生产经营在开业、歇业、合并、分设、迁移时，都应当在公办工商行政管理部门批准之日起 30 日内，持有关证件向当地税务机关办理开业、变更或注销税务登记。

（二）创业能力

创业能力是促进创业成功的核心要素，在大学生创业过程中扮演着重要的角色。创业能力是多种能力要素的有机综合体，是多个能力要素共同作用的结果。

诺布尔（De. Noble）等将创业能力定义为创业者自我效能并体现在六个技能维度：风险和不确定管理技能维度、创新和产品开发技能维度、人际关系和网络管理技能维度、机会识别技能维度、处理和配置关键资源的技能、发展并保持一个创新环境的技能。

钱德勒（G. N. Chandler）等认为，创业者为顺利履行创业、管理和技术指导等相关角色的职责并获得良好创业绩效，需要具备五方面能力。①敏锐性和耐力：识别出可利用的机会，支撑企业完成从创建到获益的整个过程，需要个体发自内心地长时间努力工作的能力；②概念性能力：协调组织内所有的兴趣、利益和活动的能力；③组织能力：能够与组织中的人员一起工作，理解并激励他们；④政策性能力：包括提升地位、建立合适的联系；⑤使用特定领域内的工具和技术的能力，有时还需要他们成为某行业的专家。

基于不同的视角，创业能力包含了不同的能力维度，形成了不同的创业能力框架。综合不同观点和角度，以及实践中影响创业准备行为的能力要素，总结概括出大学生创业者必备的一般能力包括以下四个方面：

1. 创新创业思维应用能力　"互联网 +"时代是跨界分享经济时代，创新维度包含两个方面：一是具有原始创新或技术突破并取得一定数量的创新成果，包括专利、创新奖励、行业认可；二是在商业模式、产品服务、管理运营、市场营销、工艺流程、应用场景等方面取得突破和创新。互联网创业企业大多数利用技术和商业模式创新。大学生创业者创新创业思维应用更多体现在广泛参与各种类型的创新创业竞赛活动，从创业精神、创业潜能到创业实务，每一种层级的提升和拥有匹配着不同的能力层级。创业机会的开拓、项目的运营、企业的融资、商业战略的制订、企业的管理，每一项创业活动的开展都需要创新创业思维的运用，因此说创新创业思维应用能力是大学生创业者最重要的一项能力。

2. 团队建设与合作能力　团队创业取得成功概率一般会大于个人创业，团队创业比个人创业更具优势，可见创业团队对于企业的创立成功、提高企业的生存率及企业的发展潜力具有非常重要的影响。在蒂蒙斯创业模型中，团队是创业过程的主导者，创业的第一要素是人或者团队。因此对于大学生创业者来说，团队创业优于个人。在创业实践活动中，组建创业团队、管理创业团队的能力至关重要。团队建设能力包括团队的组建、目标愿景的规划、团队成员的选择、成员的招募、团队制度体系的构建以及创业团队不同发展阶段的调整、融合等。

3. 社交拓展与自律能力　创业团队中的领导者是"领军人物"，是团队的核心，需要具备企业家的情怀和责任担当，而且要拥有较好的沟通能力和自律能力。沟通是一切行为的基础，有效沟通能够促进团队上下一致，改善成员间的人际关系，增强团队的感情。沟通是管理的关键，提高沟通能力的要领包括：一是学会倾听；二是善于表达；三是学会反馈；四是促成合作；五是重视人脉。创业者要有效地管理组织和其他外部资源,首先就要有效地管理自己。自控能力是创业成功者必备的能力,主要表现为自我管理、自我约束、自我控制。

4. 资源整合与利用能力　新创企业由于新生弱性,资源约束情况更显著,需要从外部获取所需要的关键性稀缺资源,因而新创企业必须具备识别资源和获取资源的能力,即资源整合能力。企业可以通过交换获得资源,但是企业资源自身并不具有生产性,因而新创企业不仅要从外部获取所需要的资源,而且要对资源进行优化配置,充分发挥资源的效用,即资源利用能力。资源整合能力是对资源进行构建和利用的能力,是整合各种资源的能力,是一种动态能力。所以,对创新企业而言,资源整合能力尤为重要,资源整合能力越高,说明企业获取所需资源的难度越低,并且利用配置资源的效率也越高。大学生创业者能否成功获取创业机会,进而成功创业,通常取决于掌握和整合到的资源以及对资源的利用能力。

(三) 创业品质

个性品质是个体心理及行为模式的结合体,反映个体对外界压力的主观意识,会对个体决策产生实际影响。创业品质是个性品质在创业过程中对个体的心理和行为起调节作用的心理特征,可以通过后天的学习而获得的综合心理素质。成功的创业者具有特定的品格特质:明确的目标、坚强的毅力、团队协作、自信、冒险精神、灵活机变以及勇担风险等。对比分析创业者与非创业者的人格表现,可以发现创业者对成功的需求、具有冒险倾向、对不确定性的容忍等人格表现最为突出,并且创业者的这些人格品质是可以通过后天培养的。创业人格特质包括乐观、外向、充满活力、自信、有远见和乐于承担更多风险,而乐于承担更多风险被认为是最突出的标志。对于大学生创业者而言,应该正确认识自我人格特质,深入思考自己是否真正适合创业,并通过创业学习培养自我创业品质。

二、创业准备提升路径

(一) 创业教育

在创造性劳动成为大学生职业发展必备素养的未来社会,大学生创业教育的开展,要面向全体大学生,并且应以先进的创业教育理念为指导,创业教育要与专业教育融合。

1. 创造性劳动成为未来青年的必备素养　创业是一种劳动方式,是一种需要创业者组织,运用服务、技术、器物作业的思考、推理、判断的行为。人类进入信息社会以后,生产方式由传统的标准化、集约化转变为智能化、个性化。人类的个性化需求正在通过信息技术和人类创新得到无限满足。与之相适应的是社会对于创新人才的普遍需求,这种需求使得创造性劳动成为未来大学生职业发展的必备素养。创新创业实践是大学生劳动教育的一种高阶形式,创新创业教育要与劳动教育紧密结合。

2. 创业教育能够有效提升创业能力　彼得·德鲁克(Peter F. Drucker)指出"创业不是魔法,也并不神秘。创业并不是深植于基因中的与生俱来的天赋,而是可以被教授的,是可以通过学习掌握的。"在高等院校或培训机构的创业教育授予创业者成功创建新企业的关键知识和技能,特别是一些显性的创业知识更容易通过教育的形式获取。因此,创业者参与教育或培训是其获取创业知识的重要途径。然而,创业教育所带来的往往是一些显性的知识,对与创业实践密切相关的竞争分析、战略定位等知识,创业者则难以通过创业教育直接获得。因此,在创业初期,创业教育起着极为关键的作用,而在新创企业成长过程中,创业教育的作用则有所减弱。

3. 创业教育要面向全体大学生　培养学习者的创业认知和创业思维能力是创业教育的主要任务。虽然并不是每一名大学生都能走上创业之路,但对参与者具备创造性劳动能力的需求客观上强调每一个大学生都需要具有创新精神和创业意识。未来的社会千变万化,新知识、新事物、新问题层出不穷,一个人无论从事什么工作,都必须具备一定的创造精神和创造性地解决问题的能力。因此,创业教育不只是针对少数学生的精英教育,而应是提高全体大学生创业素养的通识教育。

4. 创业教育理念决定着创业教育的方向　蒂蒙斯认为,充满功利主义的创业教育是在以"揠苗助长"的方式造就所谓的创业者,无法满足以创立高新技术产业为标志的"创业革命"对人力资源的需要。创业教育并非只是促成"企业家速成"。创业教育是一个过程,它向被教育者传授概念与技能,以引导大学生有足够的洞察力与自信心付诸创业行动。因此,不管是否进行创业,以正确的创业教育理念培养大学生的创业素养是高校创业教育的基本价值取向。

（二）创业学习

创业学习是一种习得、存储创业知识并积极利用创业知识的过程。创业知识转化为创业能力,创业学习是关键。

1. 创业课程学习 2015 年,国务院办公厅印发了《国务院办公厅关于深化高等学校创新创业教育改革的实施意见》（国办发［2015］36 号）,要求各所高校加强实施创新创业教育。在"大众创业、万众创新"的创业大潮中,我国各高校将创新创业教育作为高等教育综合改革的突破口,在课程、师资、实践等方面深入推进大学生创新创业教育体系的构建,为大学生创业素养培养的提升提供了丰富的教育资源。大学生应充分利用学校提供的创新创业教育资源,系统学习创新创业教育课程,掌握创新创业基本知识,提升创新创业能力,塑造创新创业必备品格,为毕业后的创业或未来一定时期内的创业奠定基础。

2. 创业经验学习 经验学习是通过各种经验的积累以提升自己知识存量的过程。对大学生创业者而言,经验学习较之其他形式的学习更重要。有学者提出创业学习研究的焦点应该是影响个体在早期阶段放弃其他职业道路而选择创业的决定因素,并且认为经验决定着创业胜任力。作为创业者,大学生要对创业案例进行归纳总结,从创业案例分析中学习和积累创业经验来指导创业实践。

3. 创业榜样学习 心理学家认为,人在一生中不仅其外显行为可来自对别人的模仿,其态度和价值观、行为习惯、道德品质以及性格特征都可能来源于模仿。因此,榜样对于个体的成长具有重要意义。成功创业者捕捉和把握机遇的智慧、应对困难和失败的坚韧毅力,都是大学生可以从中汲取创业智慧的养料。但每位成功的创业者都离不开特定的时代背景、资源背景、偶然的机会、独特的个性,这些都是很难模仿的。可见,模仿榜样不是一定要走与榜样完全一样的道路,大学生以成功创业者为榜样,一定不能教条式的模仿,而应脚踏实地,走适合自己的创业之路。

4. 创业学习反思 创业学习中存在着包括积极经历和消极经历的关键性事件,关键性的经历在创业学习中起着重要的作用。例如,重要的成功和失败都会对创业学习产生重要影响。当出现失败的经历时,创业者会发现创业的结果与预期的目标不相符,他就会反思以前所采取的各种认识和行为,制订新的目标,创业认识得以深化。大学生创业者在学习—反思—学习的螺旋式循环中,实现创业认知水平的提升。因创业学习是一项复杂的系统过程,所以还要学会反思。

（三）创业实践

大学生创业实践强调创业的真实历练,促进大学生思考、分析、评价创业过程,从而达到成功创业。

1. 创新创业实践课程是实现创新创业教育的基本途径 以商业实战为导向、注重实际操作、注重创业项目调研,是创业实践课程的重要特征。课程内容采用模块化结构,由基本理论、案例分析和模拟练习等模块组成,并自始至终把现实的事例分析和实践活动贯穿在整个教学过程之中。大学生创业素养的发展与提升必须以创业实践课程为载体,在创业导师的指导下,运用已掌握的创业知识开展创业实践练习,有针对性地解决创业面临的实际问题。

2. 创新创业俱乐部是大学生自主管理的创业实践形式 创新创业俱乐部通过举办相关活动,推动创业文化氛围的形成,培养大学生的创业精神,激发大学生的创业热情,提高大学生的创业技能,是学生自我服务和自我教育的创业实践形式。创业实践形式包括创新创业讲座、创新创业辅导、志愿服务、企业实践等,通过这些形式可以广泛争取合作伙伴和项目,募集支持资金等。在校大学生可以根据自我兴趣和职业发展取向选择和参加创业俱乐部,在创业俱乐部实践活动中发展和提升自我创业素养。创新创业俱乐部是课外实践的创新平台、进行素质拓展的发展平台和不同学科相互渗透的交流平台。

Note:

3. **创新创业竞赛是检验大学生创业素养的重要平台** 大学生要以创新创业大赛为契机,全面审视自我创业知识和技能,结识志同道合的创业伙伴,拓展商业关系网络,在创业大赛中进一步发展与提升创业素养。根据中国高等教育学会每一年发布的《中国高校创新人才培养暨学科竞赛评估结果》,国家级创新创业竞赛排在前三位的包括:中国国际"互联网+"大学生创新创业大赛、"挑战杯"全国大学生课外学术科技作品竞赛、"挑战杯"中国大学生创业计划大赛。此外还包括"学创杯"全国大学生创业综合模拟演训活动、中国大学生"中国创翼"创新创业大赛、大学生企业竞争模拟大赛、中国大学生服务外包创新创业大赛等。

4. **创业实践基地为大学生创业实战提供了真实环境** 国内很多高校建设了孵化器、产业园、创客空间等创新创业实践基地和企业科技园区等优质的创业平台,为大学生的创业创造了环境,提供专业指导和服务,有效提升了大学生创业实践水平。大学生利用创新创业教育实践基地与科技园区的优质平台,学习创新创业经验,实现自主创业与科技成果产业转化。

第二节 创业准备实践

大学生创业项目的选定是创业准备中最重要的一环,直接关系到创业的成败。护理学专业大学生需要依据自己的专业优势,不断进行学习、总结和创新,选择适合自己的,容易成功的创业项目。

一、创业项目选择

(一)创业项目的来源

1. **大学生创业构思及创新创业大赛** 创业构思可来源于自身的爱好和兴趣、技能和经验,还可通过头脑风暴和进行市场调查等进行发掘。另外,还可以通过各类大学生创新创业大赛发掘创业构思,激发大学生创业意识的同时还可以培养大学生的创新能力,利于大学生创业计划的实施。

2. **专利** 专利是具有创新型的设想,专利如果转化进行产业化生产将会带来显著社会和经济效益。目前,大学生申报专利越来越受到重视,而专利转化将是大学生创业项目的重要来源。

3. **实验及研究成果** 高校或科研机构自主研究开发的实验及研究成果作为创业项目开发将有利于推进研究、教学和企业生产的衔接,加快实验及研究成果的转化,是创业项目的重要来源。

(二)创业项目的选择

1. 创业项目选择的原则

(1)优势性原则:创业项目的优势性原则指的是大学生在选择创业项目时,应对自己的创业条件、创业能力和素质进行创业测评、分析、判断和评价,发现优势和不足,扬长避短,选择自己熟悉的领域,做自己擅长的事,发挥专业知识、专业技能、行业经验、人脉资源等方面的优势。因此,护理学专业大学生选择创业项目应结合自己的专业优势,运用自己的专业优势选择项目。

(2)市场性原则:项目选择必须以市场为导向,以满足市场需求为前提,重点发展需求量大、发展前景广阔的产业或项目。一是符合国家产业政策。选择创业项目前应了解国家目前扶持鼓励发展的行业以及对创业允许和限制的行业。国家重点鼓励扶持的产业,在政策和经济上将给予支持,明确限制产业投资的项目则要回避。二是看清行业需求。行业发展的周期包括进入期、成长期、成熟期和衰退期。看清行业所处的阶段,选择有发展前景的行业,选择市场畅销产品,选择市场空白领域,有助于提升创业项目成功的概率,实现创业梦想。

(3)盈利性原则:投资项目要有较高的投入产出比,即投资回报率。护理学专业大学生选择创业项目应优先选择投资周期短、投资回报率高、投资回收期短,回款快、资金周转周期短的创业项目。

(4)创新性原则:创新性是项目选择的灵魂,要以创新的原则去寻找有特色的、新颖的及市场稀缺的项目,这是创业成功的关键因素之一。

(5)量力而行原则:创业是一种价值风险投资,护理学专业大学生选择创业项目必须遵守量力而行的原则,应尽量规避风险较大的创业项目,可选择投资风险小、规模较小的创业项目,积少成多,滚动发展。

2. 创业项目选择的方法

(1)关注变化,从趋势中挖掘创业项目:创业机会多产生于不断变化的市场环境,市场需求和市场结构会随着市场环境变化而变化,从而带来商机。变化主要来自技术变革、政治和制度变革、社会和人口结构变革、产业结构变革。通过这些变化,可以发现新的创业机会,把握商机,获得创业成功。

(2)分析市场供求差异,从差异中选定创业项目:市场需求是多种多样的、不断变化的,市场需求总量和供给总量之间总是存在着一定的差距。通过调查分析市场供求差异,可以从中找到创业机会,选定创业项目。

(3)发现"痛点"和"痒点",从需要解决的日常生活问题中挖掘创业项目:"痛点"即亟须解决的问题或困难,"痒点"即心中迫切需要的。可通过调查分析人们工作和生活中的困难,发现亟须解决的"痛点"和心中迫切需要的"痒点",从而找到合适的创业项目。发现"痛点",找到"痒点",再提出解决方案,即成为一个好的创业项目。

(4)对现有产品深度挖掘与改进:通过市场调查分析,找到市场上现有产品的不足,并针对这些产品存在的问题,结合自己的兴趣、知识和专长,对市场上现有的产品进行改进、完善、提升,即成为一个新的创业项目。

(三)适合护理学专业大学生创业的几种创业项目

目前,国内众多产业正在寻求转型发展或处于初级发展阶段,人们多方面的基本需求尚未得到满足,且需求呈现出多样化,这为创业提供了无限可能。护理学专业大学生创业者应依托自身的专业优势,可以按照"政策风口 + 市场痛点 + 市场需求"相结合的思路,发掘创业项目的方向。

1. 满足大学生学习和生活需求的产品和服务　大学生创业者对学生市场的需求较为了解,这是学生创业时首选的方向。护理学专业大学生可运用痛点思维法结合头脑风暴,结合地域性的学生群体需求,找到学习和生活中亟需解决的问题和需求,再结合自身的专业优势和现有的资源条件,从中挑选成本和风险相对较低,最适合自身资源的创业项目。如执业资格证考试、旅游等项目的校园代理。

2. 特色零售模式或服务项目　零售和服务行业的进入门槛较低,对资金、技术和团队的要求不高,服务对象又非常广泛,随着消费需求的持续变化,创业机会层出不穷,这一行业适合护理学专业大学生进入。这个行业最显著的特点是商业模式和服务的创新,创业者要有独特的创业思维融入其中,便能找到合适的项目。例如国家出台支持文化创意产业政策,文创产业的创业机会较多,设计类、规划类、数字印刷等方向均可以作为护理学专业大学生的创业方向。

3. 网络服务项目　"90后""00后"的大学生成长在互联网的时代,社交和生活圈子完全融入其中。虽然电子商务目前已经较成熟,但年轻群体的生活仍然被"互联网 + 生活"所包围。因此,围绕互联网发掘创业项目,仍是目前护理学专业大学生优先选择的创业项目方向。例如借助信息技术的优势,进行互联网健康咨询项目、老年服务与管理项目等。

4. 提供个性化的产品或服务　随着人口老龄化时代的到来以及社会经济的不断发展,人们对婴幼儿护理、老年护理以及社区卫生服务等要求越来越高,这对护理学专业发展是一种前所未有的挑战,也是前所未有的机遇。以老年人、妇女、婴幼儿等为目标客户人群,挖掘他们的真正需求,提供相应的产品和服务,是护理学专业大学生利用自身专业优势可以选择的创业项目之一。

5. 开发具有技术含量的新产品　大学生群体创业的优势,在于可以依靠自身的专业优势,将专利转化的成果应用到市场中。新产品的开发,可以依靠找到相关领域的大学生合作研发,同时可以获得企业和相关机构的政策支持,对国家重点支持的战略领域和新兴产业可以获得政府和国家的扶持,所以此类项目适合大学生创业。例如基于人工智能机器人的技术应用、基于生物医药技术与新医药的技术应用等。

Note:

二、商业模式

无论是商业媒体、风险投资者还是创业者，"商业模式"都是关键要素。随着智能互联网时代的到来，人们几乎都坚信，好的商业模式是企业成功的必要条件。正如《德鲁克日志》中所言："当今企业之间的竞争不是产品之间的竞争，而是商业模式之间的竞争"。

（一）商业模式的内涵

1. 商业模式的定义　商业模式（business model）相关研究最早始于 20 世纪 50 年代，是指传递客户价值和公司价值的系统，具体是指为实现价值最大化，把企业运行的内外各要素整合起来，形成一个完整的高效率的具有独特核心竞争力的运行系统，并通过最优实现形式满足客户需求、实现客户价值，同时使系统达成持续盈利目标的整体方案。商业模式具体描述了企业创造价值、传递价值和获取价值的基本原理。其中"整合""高效率""系统"是基础或先决条件，"核心竞争力"是手段，"客户价值最大化"是主观目的，"持续盈利"是客观结果，也是检验一个商业模式是否成功的唯一外在标准。成功的商业模式可以是技术上的创新，也可能是对企业经营的某一环节的改造，或是对原有经营模式的重组、创新，甚至是对整个规则的颠覆。

2. 商业模式的本质　商业模式本质上是若干因素构成的一组盈利逻辑关系的链条，即一个组织在何时、何地、为何、如何和多大程度的为谁提供什么样的产品和服务，本质是创造价值。

（二）商业模式的构成要素

商业模式是由价值主张、价值网络、价值维护和价值实现 4 个要素构成。价值主张即为客户创造什么样的价值，包括目标顾客、客户利益和提供物（指解决问题或满足需求的产品或服务）3 个元素。价值网络是企业为了创造价值对内对外运营活动的结构特征，即企业为有效提供和创造价值并实现其商业化与其他商业伙伴之间形成的合作关系网络。价值维护由伙伴关系和隔绝机制两部分组成，伙伴关系是指企业与价值网络合作伙伴在价值创造活动中共担风险、共享利益的长期合作关系；隔绝机制是指隔绝破坏者和模仿者，使价值创造活动不被外来因素破坏。价值实现是指创造财富的途径，包括收入模式和成本管理两个因素，收入模式即企业获得收入的方式；成本管理即企业管理成本的方式。

（三）商业模式的构建方法

商业模式是企业的立命之本，数据显示，美国创新成功的企业中超过 60% 的是商业模式的创新。商业模式在创业过程中并不是一成不变的，而应随着市场需要、产业环境、竞争形势的变化而不断调整。

1. 确定盈利点　能够满足客户需求和实现客户价值，达到实现盈利即为好的商业模式。因此，商业模式设计的灵魂是价值创新、满足客户未被满足的需求，而商业模式设计的核心则是价值整合、使客户价值增值。

2. 价值链整合与定位，形成核心竞争力　创业者在进行商业模式设计时，要对企业内部小系统进行整合优化，并对企业在所处的产业大系统中的位置进行合理定位，从而进一步确定企业的核心竞争力。

（四）商业模式设计工具

商业模式画布（the business model canvas）是亚历山大·奥斯特瓦德（Alexander Osterwalder）、伊夫·皮尼厄（Yves Pigneur）提出的一套视觉化的商业模式架构和分析工具，能够帮助创业者催生创意、降低猜测，确保其找对目标用户、合理解决问题。商业模式画布包含价值主张、客户细分、渠道通路、客户关系、收入来源、核心资源、关键业务、重要伙伴、成本结构 9 个构造块（表5-1），覆盖了客户界面、提供物（产品或服务）、基础设施管理和财务生存能力 4 个主要方面。商业模式画布不仅能够提供更多灵活多变的计划，而且更容易满足用户的需求。更重要的是，它可以将商业模式中的元素标准化，并强调元素间的相互作用。

表 5-1 商业模式画布九大构造模块

重要伙伴	关键业务	价值主张	客户关系	客户细分
	核心资源		渠道通路	
成本结构			收入来源	

1. 价值主张 价值主张用来描述为特定顾客群体创造价值的系列产品或服务,主要表现为标准化和个性化的产品、服务或解决方案。需明确为客户创造什么价值?为客户解决什么问题?向每一个细分客户群体提供什么产品或服务?满足了客户的什么需求?

2. 客户细分 客户细分是指企业经过市场划分后所瞄准的客户群体。客户细分群体主要表现为大众市场、利基市场、区隔化市场、多边化市场、多边平台市场。需明确正在为谁创造价值?谁是重要客户?

3. 渠道通路 渠道通路用来描述如何沟通接触客户细分群体,并传递价值主张。渠道通道类型包括销售队伍、在线销售、自有店铺、合作伙伴店铺和批发商。需明确通过什么渠道去接近各个客户细分群体?如何接触他们?销售渠道如何整合?哪个销售渠道最有效?如何把销售渠道和客户的接触与沟通进行整合?

4. 客户关系 客户关系用来描述企业与其客户之间所建立的联系,主要是信息沟通反馈。客户关系类型包括交易型关系、关系型关系、直接关系、间接关系等。需明确客户细分群体希望建立和保持何种关系?已经与客户建立了哪些关系?建立和维持这些关系的成本如何?如何把他们与商业模式的其余部分进行整合?

5. 收入来源 收入来源是用来描述企业通过各种收入流来创造财务的途径,主要有一次性收入和经常性收入。需明确客户愿意为什么价值付费?客户当前付费购买什么?客户是如何付费的?客户更愿意如何支付费用?每个收入来源占总收入的比例是多少?

6. 核心资源 核心资源用来描述企业运行其商业模式所需要的资源和能力,包括实体资产、知识资产、人力资源和金融资产。需明确价值主张需要什么核心资源?渠道通路需要什么样的核心资源?客户需要什么样的核心资源?收入需要什么样的核心资源?

7. 关键业务 关键业务用来描述为了确保商业模式的可行,必须做的最重要的事情。需明确价值主张需要哪些关键业务?渠道通路需要哪些关键业务?客户关系需要哪些关键业务?收入需要哪些关键业务?

8. 重要伙伴 重要伙伴是指企业为让商业模式有效运作与其他企业形成的合作关系网络,主要包括上下游伙伴、竞争关系、互补关系、联盟伙伴、合资关系、非联盟合作关系。需明确谁是重要伙伴?谁是核心供应商?从合作伙伴那里获取哪些核心资源?合作伙伴执行哪些关键业务?

9. 成本结构 成本结构是指商业模式正常运转所需要的所有成本。需明确什么是商业模式中最重要的固定成本?哪些核心资源花费最多?哪些关键业务花费最多?

根据商业模式画布的九个构造模块之间的逻辑关系,可以按以下四步进行商业模式的设计:一是价值创造收入,即提出价值主张,寻找客户细分,打通渠道通路,建立客户关系;二是价值创造需要基础设施,即衡量核心资源及能力,设计关键业务,寻找重要伙伴;三是基础设施引发成本,即确定成本结构;四是利润,即根据成本结构调整收益方式。

（五）适合护理学专业大学生创业的几种商业模式

商业模式的发展受到诸多因素的影响,如社会发展、市场经济的变化以及不确定性因素的影响和自身发展战略结构调整等。因此,商业模式不是恒久不变的,更没有固定模式,需要不断创新,不断尝试把商业模式应用在从未使用过的环境中或未涉及过的行业中。下面介绍几种适合护理学专业大学生创业的商业模式:

1. 分拆商业模式 此种类型将企业从事的活动分为三种不同类型:客户关系管理、新产品开发以及基础设施管理。每种类型的活动有着不同的经济、竞争和文化规则。这三种类型可能共存于同一家企业中，但理想情况下，它们各自存在于相互独立的实体中以避免冲突或不必要的消长。

2. 长尾商业模式 长尾商业模式存在于少量多种销售自己的产品，它致力于提供相当多种类的小众产品，而其中的每一种卖出量相对很少。将这些小众产品的销售汇总，所得收入可以像传统模式销售所得一样可观，它不同于传统模式，以销售少数的明星产品负担起绝大部分的收益。长尾商业模式要求低库存成本以及强大的平台以保证小众商品能够及时被感兴趣的买家获得。

3. 多边平台商业模式 多边平台将两个或更多独立但相互依存的客户群体连接在一起。平台通过促进不同群体间的互动而创造价值。一个多边平台的价值提升在于它所吸引的用户数量的增加，这种现象被称为网络效应。

4. 免费的商业模式 在免费商业模式中，至少有一个关键的客户群体是可以持续免费地享受服务的。新的模式使得免费提供服务成为可能。不付费的客户所得到的财务支持来自商业模式中另一个客户群体。

5. 开放式的商业模式 开放式的商业模式通过与外部合作伙伴系统地配合而创造和获取价值。这种模式可以是"由外而内"地于企业内部尝试来自外部的理念，或者"由内而外"地向外部合作伙伴输出公司的理念或资产。

在所有的创业活动中，选择创业项目是开启创业之路的关键点、起点，也是一个转折点。"互联网+"的背景下，有很多商机，但这些创业机会是否适合作为创业项目，在项目的选择上要与自己的能力、兴趣匹配，还要以社会资源、市场潜力、能否承担项目的风险作为标准。护理学专业大学生如何依据自己的专业优势进行创业项目的选择，除依据自身条件还要对外部环境进行分析，选择适合自己的、容易成功的创业项目。

知 识 链 接

分 享 经 济

分享经济（sharing economy）指个人、组织或者企业，通过社会化平台分享闲置实物资源或认知盈余，以低于专业性组织者的边际成本提供服务并获得收入的经济现象，其本质是以租代买，资源的支配权与使用权分离。分享经济将社会海量、分散、闲置资源等，进行平台化或协同化的集聚、复用与供需匹配，从而实现经济与社会价值最大化利用的新经济业态。

 ———————————— 情境导入与思考 ————————————

某大学护理学专业大三学生蔡某，经过两年的创新创业竞赛历练和经验积累，具备了一定的识别创业机会和整合资源的能力。参加了第六届中国国际"互联网+"创新创业大赛，并获得省级铜奖。参赛前有一名外校计算机专业的学生加入并成为合伙人，同时还有社会企业作为投资人合作运营平台。

请思考：

创业项目应该做好哪些方面的准备？

第三节 创业准备在护理学专业大学生创业中的应用

为贯彻落实"健康中国"战略，满足全民的、连续的健康服务需求，对护理发展提出了更高层次要求。护理学专业学生创业准备与实践不能拘泥于自己所学的相关领域，要紧紧围绕"健康中国"战略、创新驱动新趋势、科技革命新态势、产业革命新变革等时代的变革实施与实践。高层次的护理人才培养将注重自然科学、社会科学、人文学科的交融,积极推进专业教育与创业教育的耦合、有机衔接的培养模式,为未来护理科学与实践的发展培育护理人才。

一、护理学专业大学生创业准备的应用领域

(一)与老年人相关的行业产业

1. 中医药健康养老产业　中医药在健康养老中具有独特优势。未来创业的方向可以选择创建融合医疗、照护、康复、养老为一体的中医药医疗养老机构;养老机构、老年护理院、老年康复疗养机构等可以与中医医疗机构合作,开展中医药康养服务;可以组建含中医药专业技术人员的家庭医护团队,鼓励家庭医护团队提供与家庭结合的中医药养老服务;发展"中医药 + 旅游 + 养老",开发基于大宗道地中药材的适老产品和中医药康养旅居产品;建立融中药材种植、中医养生保健、中医健康养老、中医药文化景观、传统健身运动、药膳食疗于一体的中医药健康养老旅游基地等。

2. 智慧健康养老服务软件　信息技术服务企业、电子信息产品制造企业面向智慧养老需求领域,可以开发养老化信息技术、产品和服务,拓展云计算、大数据等在养老服务领域的应用;医养结合、家庭医疗和智慧健康养老服务发展;以互联网预约挂号、诊间支付、专家查询、健康知识普及、诊查结果查询和远程医疗为基础的"互联网 + 医疗"服务模式;开展"智慧医疗 + 签约服务 + 家庭医生工作室"慢病管理"云"服务等。

3. 养老产品研发生产　护理学专业大学生可以依靠高校的科研机构和企业申报科技专项、研发计划类中涉及养老服务领域的项目,在应用技术研究与开发计划项目中开展养老服务领域项目立项,研发生产照护、康复机器人等相关康复设备和可穿戴、便携式监测、居家养老监护等智能养老设备,以及适老化日用品、服饰、食品、保健品等。

(二)护理行业相关的领域

"实施健康中国战略,为人民群众提供全方位全周期健康服务"要求立足"全人群和全生命周期",建立"公平、连续健康服务体系"。满足全民、连续的健康服务需求对护理发展提出了更高层次要求,促使护理服务领域外延至与人民健康需求密切相关的服务领域。

1. 护理服务领域　护理服务领域从医院向家庭和社区拓展,服务内容也从临床医疗护理向疾病预防、慢性病管理、健康促进等方面拓展,提供预防、治疗、康养一体化的服务。2018 年,国家卫生健康委员会等 11 部委联合发布了《关于促进护理服务业改革与发展的指导意见》,明确提出要加强护士队伍建设,充分发挥护士在疾病预防、医疗护理、康复促进、健康管理等方面的作用,不断提高专科护理水平,实现优质护理服务全覆盖。为应对老年人、慢性病患者延续护理的需求,国内多家高水平三级甲等医院均开设了专科护理门诊,覆盖静脉输液、糖尿病护理、造口护理等专业领域,提升整体医疗服务质量,但限于缺乏高层次专科临床护理专家,有限的专科护理门诊数量与患者护理需求之间不平衡的矛盾突出。高层次护理人才队伍建设是精准对接多层次、多样化健康服务需求和扩大护理服务供给的重要保障。

2. 护理技术的发展　随着新时代"大健康"理念的提出,医学新技术的飞速发展对临床广泛开展"优质护理"工作提出新要求,传统的"人工(AM)"模式已不能够满足现有的护理健康宣教工作的需要,临床护理健康宣教工作以新时代"大健康"为理念,结合专业特点,通过新的技术手段,实施护理健康宣教工作,提升健康宣教质量。

"某护"平台是由一家公司和杂志社在线教育部联合推出的一款软件,是中国"互联网 + 护理"创新应用的先行者。该软件主要有在线宣教、满意度调查、护士培训、出院后随访等四个主要功能。作为一种新兴的小程序,因其操作的便捷性、内容推送的丰富性和消息传递的精准性而成为患者健康教育的好伙伴。平台推出患者宣教解决方案,革新传统线下宣教模式,护士通过手机推送宣教内容给患者,形成宣教闭环,实现数据可追溯、可监管、可评测,实现同品质化智能宣教。

（三）"互联网 + 医疗"领域

1."互联网 + 医疗" "互联网 +"融合云计算、大数据、物联网等实现人与人、人与物、人与未来的连接。"互联网 + 医疗"的核心业务是利用互联网技术,为患者提供诊疗服务。随着我国移动医疗产业快速发展,智慧医疗、移动医疗、移动健康、互联网医疗等概念加速落地。

随着"互联网 + 医疗"的发展和深入,传统的医疗机构和医疗器械企业的商业模式正在面临诸多考验,互联网医疗正在成为新兴投资的领域,"智慧医疗"时代正在来临。

2."互联网 + 医疗"的方向

（1）线上医疗服务:在线医疗服务平台主要借助互联网平台为患者提供健康管理、慢病管理、自诊、导诊、挂号、问诊、用药等,为医生 / 医院提供交流互动、文献查询、专业资讯、辅助诊断 / 用药、病历管理、在线培训、移动工作站等应用。互联网在优化医疗资源配置的同时,还能成为医患沟通的平台,提高沟通效率。医生能够通过互联网对患者进行远程诊断和康复治疗,指导患者就诊效率,减低就诊成本。

（2）可穿戴式医疗设备:可穿戴设备不仅仅是智能硬件小型化,真正的价值在于将人的动态、静态各种行为与生命体态特征数据化,实现真正意义上的移动医疗。可穿戴式医疗设备可以应用在不同的场景下,例如应用在有需要的老年人群中,有需求老人家中需要有配套的设备和系统来帮助老年人在无人照看的情况下进行健康检测或预警,如智能防护、智能健康监测以及远程诊疗等。通过智能穿戴设备监测老人的健康风险,收集老年人的健康数据;通过定位系统和智能看护系统,及时预警老年人的危险信息;通过远程诊疗与医院建立绿色通道,实现快速诊疗。

（3）移动医疗:随着智能可穿戴设备技术快速发展,移动医疗软硬件的结合将会给移动医疗市场带来爆发式增长。我国已进入老龄化阶段,带来养老保健需求快速增长,人口老龄化必然带来医疗资源的严重短缺,因此移动医疗医院对老年人群的慢病监测等十分重要。移动资本医疗正在成为风险资本竞相追逐的目标。移动医疗的优势与价值,对于不同的用户群体价值不同,对于医院而言,规范服务流程,促进分级诊疗;对于医护人员而言,与患者进行沟通,提升自我诊疗能力;对于患者而言,在线咨询交流,查阅医嘱,查阅报告等。

二、护理学专业大学生创业准备的实践

市场调研是创业准备实践必备的内容,大学生创业者必须花费较多的时间和精力进行市场调研,谨慎分析市场需求并进行可行性论证。

（一）明确调查目的与对象

1. 调查目的 以市场调查的目标为指导,在调查方案中将目的的要求具体化、清晰化。例如,这次市场调查目的是了解某产品消费者的附加需求和消费偏好情况。

2. 调查对象 一般来说,不同类型的创业企业市场调查的对象不尽相同。一般包括消费者、零售商。零售商是被调查产品的商家,消费者是购买使用被调查产品的群体。服务行业的市场调查,市场调研人员是提供服务的一方,其他人都是服务的潜在购买者。在选择调查对象的时候要注意明确产品侧重的消费群体,比如母婴产品,针对现有母婴市场实际情况,在进行调研对象选择时,女性的调研比例要高于男性。

（二）调查内容

作为大学生创业者来说,调查内容需要进行目标设计,首先要了解市场环境,明确目标人群及市场需求、消费者心理及行为、竞争对手的策略等。

1. 经营环境调查 经营环境调查主要包括政治和法律环境变化、经济和科技发展状况、人口状况、社会变化和竞争状况等方面。经营环境调研大致可以分为政策调研和行业调研,其中行业调研是调查内容的关键。

（1）政策调研:创业企业在一定的市场环境下生存,企业的生产经营必须遵守国家政策、法律法规

和宏观调控政策的要求。经营政策方面一般包括：①经营的业务、开展的创业项目涉及哪些政策和法律信息；②国家对创业方向是否鼓励；③现行的国家鼓励大学生创业的政策有哪些；④宏观经济是否景气，是否影响消费者的购买力；⑤国家对所开展的业务有什么管理措施和方法。

（2）行业调研：指的是对创业项目所在行业的发展状况、行业特点及未来发展趋势等内容的调研，具体包括：①行业的规模、发展速度、发展态势；②发展前景、经济发展状况、行业发展是否受到大的宏观环境的影响；③决定本行业发展的因素有哪些，过去 10 年的发展状况如何；④本行业的竞争对手企业有哪些，本行业主要标杆企业有哪些，你将采取何种竞争战略；⑤本行业的进入壁垒有哪些；⑥本行业典型企业的投资回报率是多少，产品或服务未来 10 年的价格趋势如何。

2. 市场需求趋势调研 市场需求调研是调研的重要内容，包括市场需求总量、需求结构、各细分市场及目标市场的需求、市场占有率及变化情况的调研，用调研的真实数据预测产品或服务所拥有的市场前景和容量。具体包括：

（1）该行业还存在哪些"空间"或"缝隙"？还有哪些未被满足的需求？

（2）顾客希望你的产品或服务解决什么问题？你的产品或服务能为顾客解决什么问题？与竞争对手相比，你的产品或服务有哪些优缺点？

（3）你的产品或服务可以为顾客节省多少成本或增加多少收入？能给你的企业带来多大的利润？

（4）剖析地区差异，不同地区有不同的地理因素，从而产生地域的限制与差异，每个地区对产品和市场都有不同的需求。

3. 顾客情况调研 消费者心理与行为调研包括消费者需求、购买心理、购买动机、购买模式和购买行为，以及对影响消费者购买决策的主要因素和消费者需求变化及趋势的分析等。具体包括：

（1）消费者的消费偏好和习惯有哪些？

（2）你的产品可以满足消费者哪些物质或精神方面的需求？消费者为什么选择你的产品或服务？

（3）产品或服务对消费者的心理和行为有什么影响？

（4）消费者更喜欢什么样的营销模式？

（5）消费者的消费决策是以理性决策为主，还是以情感决策为主？

（6）目标顾客偏好哪种宣传方式？

（7）消费者的年龄、性别因素。

创业初期，大学生创业者面临最重要的任务是如何进入市场，这也是创业营销管理最重要的策略，但没有固定的模式可套用。

4. 营销策略调研 营销策略调研主要包括竞争对手状况、价格、销售渠道、广告和促销方式等。具体内容包括：

（1）市场上同类或类似产品价格如何？未来的价格走向如何？

（2）竞争对手的销售渠道和网络有哪些？

（3）本企业产品可否利用电子商务进行销售？

（4）选择怎样的宣传渠道和广告形式？怎样进行网络营销？

（5）企业与哪些已经申请专利的厂家达成了销售协议？

（6）竞争对手企业拥有哪些专利、许可证？与哪些已经申请专利的厂家达成了协议？

（三）市场调研的方法

市场调研方法可分为直接调研和间接调研两种，直接调研包括访谈法和观察法，间接调研包括问卷法和网络调研法。

1. 访谈法 访谈法是调查者根据调查的主题和目的，设计一系列的访谈提纲和问题，以实地访谈的形式系统收集资料的一种方法。创业领域的访谈通常是对行业专家进行访谈，通常是就 10 年内的行业发展状况、行业趋势等问题进行访谈。如果进入的是新兴行业或者原有产品的替代产品市场，可以访谈一下原有产品使用者对新产品的需求等。

2. 观察法　观察法是指收集信息、深入现场,实地观察和记录观察对象的行为,从而收集市场信息的方法。观察法能够实地观察和记录经济现象的发生过程,获得直接而又具体的材料,具有可靠性高、简便易行、灵活性强等优点。观察法主要应用于城市集贸市场调查、商品库存调查、消费者需求调查、商品经营环境调查、产品质量调查、广告调查等领域。

3. 问卷法　问卷法是市场调研最普遍、最常用的工具,常被用于收集资料,获取调查对象的信息。问卷调查根据载体的不同,可分为纸质问卷调查和网络问卷调查。其中网络问卷调查就是用户依靠一些在线调查问卷网站,网站提供设计问卷、发放问卷、分析结果等一系列服务。目前国外的调查网站提供了这种方式,国内有一些网站也提供了这种方式。问卷调查法调查内容是整个调查问卷的主体,应包括三部分内容:被调查者基本情况,如性别、年龄、职业、文化程度、经济收入等;被调查者行为方面的问题,如消费者购买行为、购买习惯等;被调查者态度方面的问题,如消费者购买心理、购买动机等。

4. 网络调研法　网络调研法是企业通过互联网、数字交互媒体和计算机通信等工具了解和掌握市场信息的方法。企业首先在网络发布调研信息或者事先获得调查对象的电子邮箱地址等联系方式,然后发出问卷,在网络上收集、整理和分析被调查者反馈的市场信息。网络调研法具有自愿性、互动性、及时性、定向性与匿名性等特点。相比于传统调查方法,网络调研法具有组织简单、客观性强、速度快、费用低、调查效果好、不受时空限制等优点。

三、护理学专业大学生创业准备的竞赛项目实训

(一)国家级创新创业竞赛信息及种类

学科竞赛项目由中国高等教育学会"高校竞赛评估与管理体系研究"专家组发布《中国高校创新人才培养暨学科竞赛评估结果》每年发布的竞赛项目。2013—2017 年有"18+1"学科竞赛项目列入,2014—2018 年我国普通高校学科竞赛排行榜的竞赛项目进行了扩容,新增 15 项竞赛纳入 2014—2018 年高校竞赛评估排行榜,其中本科类竞赛 12 项,高职类竞赛 3 项。列入排行榜的竞赛项目从原来的"18+1"项扩容为"30+4"项。与大学生紧密相关的国家级创新创业竞赛项目主要包括:中国国际"互联网 +"大学生创新创业大赛、"挑战杯"全国大学生课外学术科技作品竞赛、"挑战杯"中国大学生创业计划大赛(表 5-2)。

表 5-2　国家级创新创业竞赛信息表

竞赛名称	赛制	参赛时间	参赛对象	作品形式
中国国际"互联网 +"大学生创新创业大赛	校级初赛 省级复赛 总决赛	每年 4~6 月筹备校级初赛,6~8 月省级复赛,9 月国赛网评,10 月国家级决赛	在校生(本专科或研究生)或毕业 5 年内的学生	网络评审:商业计划书(PPT 版本和文字版本)和视频 现场评审:路演 PPT 展示和商业计划书(文字版本)
"挑战杯"全国大学生课外学术科技作品竞赛(简称"大挑")	校级初赛 省级复赛 总决赛	奇数年 6 月以前筹备校级初赛,9 月以前省级复赛,11 月份国家级决赛	在校专科生、本科生、硕士研究生	自然科学类论文 哲学社会科学类论文和调研报告 科技发明创造(A、B)类创业计划书 侧重科技发明
"挑战杯"中国大学生创业计划大赛(简称"小挑")	校级初赛 省级复赛 总决赛	偶数年 6 月筹备校级初赛,8~9 月省级复赛,10 月国家级决赛	在校生(含民办)	商业计划书 侧重技术与市场结合

(二)中国国际"互联网+"大学生创新创业大赛赛事情况

为贯彻落实《国务院办公厅关于深化高等学校创新创业教育改革的实施意见》(国办发〔2015〕36号),进一步激发高校学生创新创业热情,展示高校创新创业教育成果,2015年5月21日,教育部发布《教育部关于举办首届中国"互联网+"大学生创新创业大赛的通知》,拉开了中国国际"互联网+"大学生创新创业大赛的帷幕。《国务院办公厅关于进一步支持大学生创新创业的指导意见》(国办发〔2021〕35号),于2021年10月12日发布,这是历史上第一次由国务院出台的专门针对支持大学生创新创业的政策文件,并且将办好中国国际"互联网+"大学生创新创业大赛纳入其中。中国国际"互联网+"大学生创新创业大赛是我国深化创新创业教育改革的生动实践,其本质是实践育人,是高校人才培养范式深刻变革的检验。中国国际"互联网+"大学生创新创业大赛是目前在国内高校中覆盖面广、参赛人数多、影响力大、规格高的创新创业竞赛。

中国国际"互联网+"大学生创新创业大赛致力于领跑示范,适应新技术、新产业、新业态、新模式对新时代人才培养提出的新要求,是多门课程大融合,分为高教主赛道、职教赛道、青年红色筑梦之旅赛道和产业命题赛道(第七届大赛新增)。中国国际"互联网+"大赛的特点及落脚点高度契合国家经济发展方向,切实推进科技成果转化落地,紧密跟随国家思政方向引导,着重培养学生自主双创能力。中国国际"互联网+"大赛体现了经济价值、社会价值,带动就业,融合了专创融合、产教融合、多学科交叉、产学研协同创新、思政教育。关于中国国际"互联网+"大学生创新创业大赛,详见第三章。

(三)"青年红色筑梦之旅"赛道项目选择

"青年红色筑梦之旅"赛道是从第四届中国"互联网+"大学生创新创业大赛开始新增设的赛道,是深入贯彻落实习近平总书记给第三届中国"互联网+"大学生创新创业大赛"青年红色筑梦之旅"大学生回信的重要精神。此项目现已成为一堂集党史教育课、国情思政课、创新创业课、乡村振兴课、红色筑梦课为一体的,有温度、有深度、有广度、有高度、有气度的中国金课(见表5-3)。

表5-3 "青年红色筑梦之旅"赛道组别设置及参赛要求一览表

参赛组别	参赛条件	项目要求
公益组	1. 参赛项目不以营利为目标,积极弘扬公益精神,在公益服务领域具有较好的创意、产品或服务模式的创业计划和实践 2. 参赛申报主体为独立的公益项目或社会组织,注册或未注册成立公益机构(或社会组织)的项目均可参赛 3. 师生共创的公益项目,若符合"青年红色筑梦之旅"赛道要求,可以参加本组比赛	1. 符合大赛参赛项目要求,同时在推进农业农村、城乡社区经济社会发展等方面有创新性、时效性和可持续性
创意组	1. 参赛项目基于专业和学科背景或相关资源,解决农业农村和城乡社区发展面临的主要问题,助力乡村振兴和社区治理,推动经济价值和社会价值的共同发展 2. 参赛项目在大赛通知下发之日前尚未完成工商等各类登记注册 3. 师生共创的商业项目不允许参加"青年红色筑梦之旅"赛道,可参加高教主赛道	2. 以团队参赛报名
创业组	1. 参赛项目以商业手段解决农业农村和城乡社区发展面临的主要问题,助力乡村振兴和社区治理,实现经济价值和社会价值的共同发展,推动共同富裕 2. 参赛项目在大赛通知下发之日前已完成工商等各类登记注册,项目负责人须为法定代表人。项目的股权结构中,企业法定代表人的股权不得少于10%,参赛成员股权合计不得少于1/3 3. 师生共创的商业项目不允许参加"青年红色筑梦之旅"赛道,可参加高教主赛道	3. 普通高等学校全日制在校生(包括本专科生、研究生,不含在职教育)或毕业五年以内的全日制学生等

中国国际"互联网+"大赛青年红色筑梦之旅获奖项目涉及多学科交叉的领域和行业,包括社区治理、医疗帮扶、居民养老、儿童关爱、历史人文、爱国主义等。

(陈　敏　陈红涛)

思 考 题

1. 了解更多护理学专业的创业成功案例,分析创业成功都需要做好哪些准备。
2. 根据创业项目选择的原则,按照创业项目的步骤,完成一项创业项目的设计。
3. 以商业模式的设计逻辑,设计一份护理学专业的创业项目的商业模式。
4. 撰写一份中国国际"互联网+"大学生创新创业大赛项目计划书。

第五章　目标测试

URSING

第六章

护理学专业大学生创业实践管理与能力培养

第六章　课件

学习目标

知识目标：

1. 掌握护理学专业大学生创业实践领域。

2. 熟悉组建创业团队的基本原则和要求。

3. 熟悉创业融资的渠道、融资方式、融资原则及过程。

4. 了解创业团队建设及创业资源评估的基本概念。

能力目标：

1. 能正确应用创业团队吸引人才及提高创业团队执行力的策略。

2. 能挖掘和提升自身的创业实践能力。

素质目标：

1. 具备良好的组织管理能力和团队协作精神。

2. 在护理学专业大学生创业实践中能够融入大健康理念。

大学生创业是一种以在校大学生和毕业大学生这类特殊群体为创业主体的创业过程。近年来，为了拓宽大学生的就业渠道，缓解就业压力，教育部鼓励多措并举做好高校毕业生就业工作，支持毕业生以新就业形态，灵活多样的方式实现多元化就业。因此，大学生自主创业逐渐成为在校大学生和毕业大学生的一种职业选择方式。各级政府相关部门积极落实大学生创业优惠政策，加强创业平台建设，举办中国"互联网+"大学生创新创业大赛，鼓励和支持更多毕业生自主创业。大学生自主创业的实现要通过创业实践来完成，其前提是要具备一定的创业素质与能力，本章主要从护理学专业大学生创业实践管理和创业能力培养两个方面进行阐述。

第一节　创业团队的组建及管理

———————————————————— 导入情景与思考 ————————————————————

尹同学，某省某大学国际贸易专业本科生，在校期间积极参加创业活动。由于一个人的力量有限，尹同学联合宿舍7位同学，每人10块钱，成立了创业协会。协会一成立就吸纳了80多名志同道合的大学生创业者。

在协会的第一次会议中，他们决定通过举办"创业计划设计大赛"的平台寻找合适的投资项目。经过评比，"售卖小屋""初级韩语培训班"和"冰吧"3个创业方案脱颖而出。他们80人分成三个小组，每组负责1个项目。在方案执行过程中，遇到困难先在小组内部解决，如果小组内解决不了，再召集所有成员一起商榷，依靠团队的智慧来战胜困难。他们以学校开展的创业大赛为契机申请了一定的资金支持，最终，尹同学经营的"冰吧"项目取得了很大成功。

请思考：

1. 该创业协会的组成要素是什么？

2. 该创业协会成功的基本条件是什么？

———

创业是一项复杂的工程，每一位创业者都会面临很多问题。创业成功者都是一路上披荆斩棘，解决无数困难，最终走向成功的。单靠个人能力很难解决各种复杂的困难，因此，组建一个志同道合、知识技能相互补充的创业团队是非常必要的明智选择。

一、创业团队建设概述

（一）创业团队的定义

1. **团队的定义**　团队是指一个由两人或两人以上的成员所组成的互相影响和依赖，并为实现一个共同的价值目标或使命而工作的可识别的集合。

2. **创业团队的定义**　创业团队（entrepreneurial team）是在创业背景下形成的团队，除了具备团队的特征外，还同时具有创业的特点。创业团队由两个或两个以上的人组成，他们对企业的将来负责，拥有共同的财务或其他方面的义务，他们在完成共同目标的过程中互相依赖。在企业创办前和创办时，他们处于执行层的位置，对创业团队和企业负责。

创业团队是一组经营新成立的营利性组织的人，成员拥有共同的创业目标，共同承担创业风险并共享创业利益；他们具有相同的价值观，才能互补，相互信任，团结协作，容易形成凝聚力和忠诚感，为社会提供新产品或新服务。

（二）创业团队的组建要素

创业团队一般需具备六个主要组成要素，它们是共同的价值观、共同的目标、团队成员、团队定位、成员权限划分及团队计划。

1. **共同的价值观**（consistent values）　共同价值观是创业团队成立和存在的基础，是创业团

第六章　案例分析　回报创业协会

队的灵魂,也是促进创业团队发展的精神动力,对创业团队具有导向、凝聚、约束和激励作用。价值观一致的团队成员,无论在创业初期还是在创业过程中,都会齐心协力、团结一致,高效率地完成各自负责的工作任务,能够向创业目标共同努力。

2. 共同的目标(common goal)　创业团队应该有一个既定的共同目标,为团队成员导航,没有目标,这个团队就没有存在的价值。有了共同的目标后,团队成员才能朝着这个目标共同努力。在完成一个共同目标的过程中,成员之间会逐渐形成一种高于团队成员个人总和的认同感,这种认同感会为如何解决个人利益和团队利益的冲突提供有意义的标准。因此,共同目标的价值在于激励团队成员把个人目标深化到创业团队目标中去。团队成员对该目标要有明确的认识,在为团队目标努力时,能够明确自己的职责和具体任务,以及如何协作才能完成共同目标。

在创业团队或企业初创的管理中,目标常以创业团队的愿景、战略等形式体现。在创业团队成立后以及步入成熟期的时候,创业团队的主要任务是提升企业的技术实力、扩大市场、增强管理、掌控团队发展方向以及规划长远发展。为了实现这个团队目标,还可以将总目标分解为若干可行的、阶段性的子目标。

3. 创业团队成员(entrepreneurship team member)　团队成员是构成创业团队最核心的力量,也是创业团队创业成功的关键因素。团队目标是通过成员具体实现的,所以成员的选择是团队中非常重要的一部分,只有适合创业的人员加入创业团队,才能保证创业企业的稳健经营。选择团队成员,主要根据团队的目标和定位来确定,要充分考虑成员的能力如何,知识技能是否互补,人员的经验如何等,然后根据需要选择合适的人选,使创业团队成员结构合理,知识技能互补,并能根据自己的特长从事适合的工作,不同的成员通过分工来共同完成团队的目标。

4. 创业团队定位(entrepreneurship team positioning)　创业团队的定位包含两层含义:创业团队的定位和创业团队成员的定位。

(1)创业团队的定位:创业团队在初创企业中处于什么位置,由谁选择和决定团队的成员,创业团队最终应对谁负责,团队采取什么方式激励下属等。

(2)创业团队成员的定位:即团队成员个体在创业团队中扮演什么角色,是制订计划还是具体实施或评估等角色。

5. 创业团队权限(entrepreneurship team power)　为了保证创业团队计划的顺利进行,应该正确划分创业团队内部的权限。权限划分时,创业团队应明确每位成员在企业运营过程中的权利和义务,使权限既不重叠也不空缺。创业团队中,主导人物的权限大小和团队的发展阶段以及初创企业的行业性质相关。一般来说,权限等级的权力大小是根据团队的发展阶段来确定的,在团队发展的初期阶段领导权是相对比较集中,创业团队越成熟,主导人物的权限越小。适当将专业性的权力分散出去,达到分权制衡的效果,这样能够降低让领导人独自决策所带来的创业风险。

6. 创业团队计划(entrepreneurship team plan)　团队计划是指创业团队实现最终创业目标所采取的一系列具体的行动方案和工作程序。提前做好详尽的计划并正确实施计划,可以保证团队创业工作的顺利进行。只有在计划的操作下团队才能逐步接近目标,从而最终实现目标。

(三)创业团队的作用

1. 提高机会识别、开发和利用能力　创业团队可以充分利用成员的知识、经验和学历背景的组合,为团队创业机会的识别和利用进行更加科学合理的决策,避免决策的失误。另外,团队也可以利用成员的社会关系,更多地获得开发机会所需要的资源,增加机会开发成功的可能性。

2. 提高创新团队运作能力　将团队成员的知识、技能和经验有效地结合到一起,可以充分发挥团队成员每个人的优势,发挥协同效应,能帮助团队应对如创新研究开发、市场营销、财务管理、质量管理、客户关系管理等多方面的挑战。

3. 有利于提高整体效能　团队精神能推动团队运作和发展。团队精神培养团队成员之间的亲和力,能使每个团队成员显示高涨的士气,有利于激发成员工作的主动性,由此而形成集体意识,共同的价值观,高涨的士气及团结友爱,团队成员会自愿地将自己的聪明才智贡献给团队,同时也使自己得到更全面的发展,从而提高企业的整体效能。

4. 有利于创造良好的心理环境　团队的良好氛围与业绩是相辅相成的,团队成员在为了共同的目标而努力的过程中更容易产生互相关心、互相帮助的交互行为,体现责任感,并努力自觉地维护团队的集体荣誉,自觉地以团队的整体声誉为重来约束自己的行为,从而使团队精神成为公司自由而全面发展的动力。相互信任、相互鼓励的心理环境能够支持团队克服困难、创造更好的业绩。

二、组建创业团队的核心原则及基本要求

(一) 组建创业团队的核心原则

1. 合伙人原则　创业团队不同于一般企业,一般企业招聘都是招收为企业“工作”的员工,而创业团队在组建时需要招聘的是“合伙人”,因为合伙人是共同分享股权、承担资金、面对困难和共享荣誉的人,是创业路上重要的存在。所以,创业团队要先解决价值分配障碍,然后去找自己的“合伙人”。

2. 精简高效原则　在创业团队创建初期,资本较小,因此在能保证企业高效运行的前提下,应当尽量精简创业团队,减少企业运作成本,使团队成员获得最大比例成果。

3. 互补原则　建立优势互补的团队是创业成功的关键。“主内”与“主外”的不同人才,耐心的“总管”和具有战略眼光的“领袖”,技术与市场两方面的人才,都不可偏废。创业者寻找团队成员,首先要弥补当前资源、能力上的不足,要针对创业目标与当前能力的差距,寻找所需要的配套成员。好的创业团队,成员间的能力通常都能形成良好的互补,而这种能力互补也会有助于强化团队成员间彼此的合作。

4. 动态开放原则　创业过程是个充满不确定性的过程,这个过程也是团队和成员互相选择的过程。期间,成员可因为观念、能力等多种因素加入或离开团队,团队也可在不同时期选择更加适合团队的新成员加入。因此,创业团队在组建时,应坚持动态开放的原则。

5. 激情原则　激情是衡量一个人是否能够成功的基础标准。创业团队一定要选择对项目有高度热情的人加入,并且要使所有人在企业初创就要有每天长时间工作的准备。任何人,不管其有无专业水平,如果对事业的信心不足,将无法适应创业的需求,而这种消极因素,对创业团队所有成员产生的负面影响可能是致命的。创业初期,整个团队可能需要在高负荷的压力下仍能保持创业的激情。

6. 分享原则　团队成员之间应在利益、成果和荣誉等方面共同分享,这样,团队成员对团队更有归属感,才能更加凝心聚力实现创业目标,获得创业成功。同时,团队成员也要共同承担相应的责任。

(二) 组建创业团队的基本要求

1. 树立正确的团队理念

(1) 凝聚力:拥有正确团队理念的成员相信他们处在一个命运共同体中,共享收益,共担风险。团队工作,即作为一个团队而不是靠个别的“英雄”工作,每个人的工作相互依赖和支持,依靠事业成功来激励每个人。

(2) 诚实正直:诚实正直是有利于顾客、企业和价值创造的行为准则。它排斥纯粹的实用主义或利己主义。诚实正直的团队成员能够将诚信理念体现在创业过程中,能够得到更多的支持和帮助。

(3) 有长远愿景:拥有正确团队理念的成员相信他们正在为企业的长远利益工作,正在成就一番事业,而不是把企业当作一个快速致富的工具。没有人打算现在加入进来,而在困境出现之前或出现时退出而获利,他们追求的是最终的资本回报及带来的成就感,而不是当前的收入水平、地位和待遇。

(4) 承诺价值创造:即拥有正确团队理念的成员承诺为了每个人而使“蛋糕”更大,包括为顾客增加价值,使供应商随着团队成功而获益,为团队的所有支持者和各种利益相关者谋利。

2. 确立明确的团队发展目标　目标在团队组建过程中具有特殊的价值。首先,目标是一种有效的激励因素。如果一个人看清了团队的未来发展目标,并认为随着团队目标的实现,自己可以从中分享到很多利益,那么他就会把这个目标当成是自己的目标,并为实现这个目标而奋斗。从这个意义上

讲,共同的未来目标是创业团队克服困难,取得胜利的动力。其次,目标是一种有效的协调因素。团队中各种角色的个性、能力有所不同,但是"步调一致才能得胜利"。孙子曰:"上下同欲者胜。"只有真正目标一致、齐心协力的创业团队才会得到最终的胜利与成功。

3. 建立责、权、利统一的团队管理机制

(1) 创业团队内部需要妥善处理各种权力和利益关系

1) 妥善处理创业团队内部的权力关系:在创业团队运行过程中,团队要确定谁适合于从事何种关键任务和谁对关键任务承担什么责任,以使能力和责任的重复最小化。

2) 妥善处理创业团队内部的利益关系:这与新创企业的报酬体系有关。一个新创企业的报酬体系不仅包括诸如股权、工资、奖金等金钱报酬,而且包括个人成长机会和提高相关技能等方面的因素。每个团队成员所看重的并不一致,这取决于其个人的价值观、奋斗目标和抱负。有些人追求的是长远的资本收益,而另一些人不想考虑那么远,只关心短期收入和职业安全。

由于新创企业的报酬体系十分重要,而且在创业早期阶段财力有限,因此要认真研究和设计整个企业生命周期的报酬体系,以使之具有吸引力,并且使报酬水平不受贡献水平的变化和人员增加的限制,即能够保证按贡献付酬和不因人员增加而降低报酬水平。

(2) 制订创业团队的管理规则:要处理好团队成员之间的权力和利益关系,创业团队必须制订相关的管理规则。团队创业管理规则的制订,要有前瞻性和可操作性,要遵循先粗后细、由近及远、逐步细化、逐次到位的原则。这样有利于维持管理规则的相对稳定,而规则的稳定有利于团队的稳定。

三、创业团队吸引人才的策略

(一) 团队文化的激励

团队文化是固化剂,团队凝聚力的培养离不开团队文化的建设。团队文化激励对团队建设的积极作用主要表现在,团队文化通过营造一种积极向上、相互尊重、相互信任的文化氛围来协调企业内外的人际关系,通过调动成员积极性、主动性和创造性来增强团队的凝聚力和竞争力,使团队成员与整个团队同呼吸、共命运,把领导者与团队成员紧密联结在一起。团队文化的精髓就是强调合作精神,团队合作才能成就共同的目标,从而满足团队成员各自需求,为团队营造一种快乐工作和积极进取的氛围。要形成真正良好的氛围,关键要素在于彼此的信任。没有信任就没有尊重,也就没有相互关怀和支持。

(二) 经济利益的激励

创业企业的产权一般比较明晰,机制灵活。所以对创业团队成员,可以把期权激励作为经济激励的一项重要内容来实施,把传统的以现金为代表的短期经济激励和以期权为代表的长期经济激励结合起来,体现人力资源的价值。例如某公司创立初期,团队内部就签署了协议,明确了每个团队成员的名义股份以及按服务时间逐步释放的原则。由于期权激励工具都对激励对象利益的兑现附带有服务期的限制,这种做法能较好地实现团队成员的持续激励,对于稳定团队的作用也比较明显。此外,还要建立鼓励团队合作的奖励机制。将个人的一部分报酬,尤其是浮动薪酬,与团队成果有机地结合起来。同时在进行年度固定薪酬调整时,也可以考虑个人在团队合作方面的表现。

(三) 权力与职位的激励

创业者通常具有极强的进取精神,创业团队又常常是知识、能力较强的群体。他们不仅为追求经济利益而进行创业活动,也为了得到成就感以及权力和地位上的满足。戴维·麦克利兰在其《成就激励论》中指出,在人的基本需要得到满足的情况下,人们还有权力需要、友谊需要和成就需要。对于具有成就和权力需要的人来说,从成就和权力中得到的激励远远超过物质激励。

四、提高创业团队执行力的策略

(一) 执行力的概念

执行力指的是在既定的战略和愿景的前提下,组织对内外可利用的资源进行综合协调,制订出可

Note:

行性的战略,并通过有效的执行措施从而最终实现组织目标、达成组织愿景的操作能力,是把企业战略和规划转化成效益、成果的关键。执行力包含完成任务的意愿,完成任务的能力,完成任务的程度。执行力分为个人执行力和团队执行力。

1. 个人执行力　个人执行力是指每个人把上级布置的工作或想法变成行动,把行动变成结果,按时完成任务的能力,也就是一个人获取结果的行动能力。例如,企业总裁的个人执行力主要表现在战略决策能力;高层管理人员的个人执行力主要表现在组织管控能力;中层管理人员的个人执行力主要表现在工作指标的实现能力。

2. 团队执行力　不同企业家对团队执行力有着不同的定义,有国外企业家认为团队执行力就是"企业奖惩制度的严格实施";也有中国企业家认为,团队执行力是"用合适的人干合适的事"。综上所述,团队执行力是指一个团队把战略决策持续转化成结果的满意度、精确度和速度。它是一项系统工程,表现出来的就是整个团队的战斗力、竞争力和凝聚力。它是将战略与决策转化为实施结果的经营能力。而衡量执行力的标准,对个人而言是按时按质按量完成自己的工作任务;对于创业团队而言就是在预定时间内完成团队的战略目标。

(二) 影响创业团队执行力的因素

1. 创业团队目标不清晰　在创业过程中,目标是前进的方向,没有目标就不知道做什么,该怎么做。无论创业项目大小,团队都应该设立可量化的目标。如果创业团队没有明确的战略规划,营销策略不符合市场需求,或者策略经常改变,再加上信息沟通不畅,就会使团队成员们不知所措,只好靠职业习惯和个人理解去办事。这会导致团队成员的工作重点与团队目标脱节,不能很好地完成团队创业任务和实现创业目标。

2. 分工不明、职责不清　团队成员之间的分工不明确,造成团队内部职责不清,哪位成员该做哪些事情分不清楚,往往出现推诿、扯皮的现象,这不仅大大降低了团队的执行力,甚至会造成巨大的损失。

3. 执行结构复杂　每个团队都有它的核心成员,用通俗的话来看就是其领导班子。领导班子结构既不可过于简单也不可过于复杂,它需要根据整个团队的人数以及需要执行任务的难度而定。执行结构过于复杂时,往往导致上级的精神与指示不能及时执行与贯彻下去;而相反,执行结构过于简单的话,往往导致下级在执行任务的时候目的性不明确且任务过于繁重。由此可见,一个具有高执行力团队的领导者,必须掌握结构复杂或简易的度。

4. 考核不严、流于形式　一是没人考核检查,工作只要做了,做得好与坏没人管;或者是没有明确规定该由哪些人或部门去做,职责不明确,所以无法考核。二是考核检查的方法不对。考核指标、权重设置等方面不合理,比较随意,在考核的过程中往往以个人主观意志为准,任意更改。这样在团队中常出现管理"真空"或者管理重叠现象,会导致事情无人负责的情形。

5. 待遇不公,搞平均主义　所谓待遇不公,就是企业薪酬的设计不科学,干多干少一个样,干好干坏一个样。有人认为平均就是公平,团队管理者这样做的结果会使团队成员缺乏积极性,丧失创业热情,就会导致创业的失败。因为"平均主义"的所谓公平就是对积极工作的成员最大的不公平。

(三) 提高创业团队执行力的策略

1. 确定创业团队清晰可行的目标　目标的制订要有科学性,可以借鉴管理上大家常用的 smart原则。目标尽量具体清晰,能够量化的要量化,只有这样才能让团队成员清晰地感知实现目标的进度,目标完成的程度。另外,目标的制订要结合现有资源,既要符合实际又要具有挑战性。最后,务必要有一个时间期限,什么时候完成。

2. 具备一批能完成目标的优秀员工　团队目标的实现,个人的力量是有限的,需要分工合作。分工的不同,就需要不同专业的人才,从而保障每个人的技能都是团队所需要的。同时,不同的专业人才聚到一起为了实现目标,就需要有合作的态度,没有完美的个人,只有完美的团队,只有彼此协作才能完成一件团队的作品。有了专业的人才队伍还不够,更重要的是这么多专业的人才是不是都能够面对压力积极进取去完成任务,这个过程,优秀的团队成员还应该具备成功者的信念,如"方法总比困难多""山不过来我就过去"等。

3. 建立良好的沟通渠道　及时收集并反馈信息,协调内部资源有效解决问题,有利于团队执行力的提升。因为通过建立良好的沟通渠道,使得沟通变得方便快捷,避免传递信息不到位或传达错误引发工作出现被动;进而协调内部资源及时解决遇到的各种矛盾和问题,纠正出现的偏差和错误,确保各项工作的顺利和有效开展。

4. 完善激励机制　在实现目标的过程中要有激励机制,激励员工要从结果均等转移到机会均等,并努力创造公平竞争环境。激励要公平准确、奖罚分明。激励要有健全、完善的绩效考核制度,做到考核尺度相宜、公平合理。这样的机制不仅能保障团队士气,更重要的是能留住优秀的人才。这需要团队中有对目标的考核机制,用制度去考核每一名员工的表现,用制度去引导员工的行为与观念,促进目标的达成,从而有效避免人治的不公现象发生。

5. 建立科学的制度与合理的流程　完善的制度流程让工作更简单,也能为团队目标的实现提供保障。创业团队的制度流程是在团队发展过程中积累下来的宝贵经验总结,明确团队的制度流程,照章办事,可以使成员少走很多弯路,用最快最直接的方法达到最高的执行。各成员都按照自己工作的职责和流程办事,团队的整体执行能力就会增强,随之而来的是创业团队竞争力的增强,团队也会发展得越来越好。

6. 严格绩效考核　创业团队的战略目标以及各项管理制度的成效应该通过绩效考核来实现,而不应仅是单纯地对成员的行为进行道德上的约束。要通过考核,通过抓事励人,不断进行成员行为和思想的纠偏,才能不断弱化团队成员不被监督时产生的惰性,真正将团队的意图贯彻下去,重点工作才能执行到位。对布置的工作要建立督办机制,要有跟踪、检查、监督和反馈,形成规范的管理制度,才能保证强势的执行力度。

7. 注重核心团队文化建设　通过创业团队执行力文化的塑造与建立,逐步影响员工,进而提升创业团队成员执行力。因为在团队文化中蕴含执行力文化,对团队成员在执行力方面的改变起着积极作用。所以一个创业团队,要在平时的一点一滴中去营造一种敢于担当、愿意相互承担责任的双赢团队文化。并且要不断强化这种观念,要让大家相信团队的力量,并愿意彼此承担责任,才能保障团队目标的实现。

第二节　创业资源管理与融资

创业的前提条件之一就是创业者拥有或者能够支配一定的资源。在目前竞争日益激烈、瞬息万变的市场经济中,资源的争夺也愈加激烈,大学生初创企业由于其自身的独特性,较难找到足够的资源来支持企业的发展。因此,创业成功的关键不仅要有优秀的创业团队和适合的创业机会,充足的创业资源也是创业成功的关键因素之一。

一、创业资源评估与开发

(一) 创业资源的概念和作用

1. 创业资源(entrepreneurial resources)的概念　资源是保障创业活动顺利开展的关键因素之一,不同学者对资源概念的界定有所不同。经济学家认为,资源是生产过程中所使用的投入;管理学家则认为,资源是基于信息和知识的各种生产要素的集合,通常将其分为有形资源和无形资源;从组织战略的角度看,资源是为了实现组织目标而使用的所有的有形资源和无形资源的集合。

创业资源是创业理论中最基础的概念,根据不同的研究目标,在创业理论发展的过程中,学者们就创业研究领域对创业资源的定义也各有不同。有国外学者认为创业资源是创业过程中投入的全部有形和无形资源。我国有学者认为，创业资源是能够促进企业生存和稳定发展，企业控制或可支配的所有要素和要素组合，包括技术、专利、知识、能力、组织属性等；也有学者认为创业资产是可以促进企业生存和发展、实现组织战略目标与愿景、为企业所拥有或能够控制的各类要素和要素组合。还有学者认为创业资源是创业者全部的有形资源和无形资源在有限的条件下通过自身差异化能力获得的，这种能力会对整个创业过程产生影响，不断推动企业的发展和战略目标的实现。

综上所述，对于创业者而言，只要是对其项目和企业的发展有所帮助的要素，都是创业资源。因此，广义来讲，创业资源是能够支持创业者进行创业活动的一切东西，是涵盖新创企业在创造价值的过程中需要的一切支持性资产，既包括有形资产，也包括无形资产。狭义而言，创业资源是促使创业者启动创业活动的关键优势资源。

2. 创业资源的作用 创业过程可分为企业创立之前的机会识别和创立之后的企业成长过程两个阶段，以下分别阐述创业资源在每个阶段中如何发挥作用。

（1）创业资源在机会识别过程中的作用：机会识别与创业资源密不可分。从直观的含义上看，机会识别是要分析、考察、评价可能的潜在创业机会。奥地利经济学家伊斯雷尔·柯兹纳认为，机会代表着一种通过资源整合、满足市场需求以实现市场价值的可能性。因此，创业机会的存在本质上是部分创业者能够发现其他人未能发现的特定资源价值的现象。例如在同样的产品，或者盈利模式下，一些人会付诸行动去创业，其他人却往往放任机会流失；有的人会经营得很成功，有的人会遭受损失。对后者来说，往往是缺乏必要创业资源的缘故。

（2）创业资源在企业成长过程中的作用：企业创立之后，一方面，创业者仍需要积极地从外界获取创业资源；另一方面已经获取的创业资源在企业发展过程中逐渐被整合、利用。资源整合对于创业过程的促进作用是通过创业战略的制订和实施来实现的。丰富的创业资源是企业战略制订与实施的基础和保障。同时，充分的创业资源还可以适当校正企业的战略方向，帮助新创企业选择正确的创业战略。

需要注意的是，新创企业所拥有的创业资源必须加以有效整合，才能形成企业的核心竞争优势。资源整合，就是把企业所拥有的自然资源、信息资源和知识资源在时间和空间上加以合理配置、重新组合，以实现资源效用的最大化。必须注意的是，这种资源效用的最大化，并非简单的各项资源各安其位、各司其职，而是能够通过重新整合规划，创造企业独特的核心竞争力，实现企业在市场上的竞争优势。

（二）创业资源的评估分类

早期的学者将创业资源分为三种类型，即物质资源、财务资源及人力资源。资源基础理论强调资源的异质性和独特性，因此，这些资源演变为后来描述更加细致的组织资源、技术和声誉资源，后来学者提出了突出创业者重要性的一种资源，即社会资本，又称网络资源或关系资源，另外，创业过程通常被解释成组织的形成过程，所以对于创业企业来说组织资源是具有标志性意义的一类资源。目前，对创业资源的评估分类大致有五种类型。

1. 按来源分类 创业资源按其来源可以分为自有资源和外部资源。自有资源是指创业者或创业团队自身所拥有的可用于创业的资源，如自有资金、技术、创业机会信息等。外部资源是指创业者从外部获取的各种资源，包括从朋友、亲戚、商务伙伴或其他投资者等集到的投资资金、经营空间、设备或其他原材料等。自有资源的拥有状况（特别是技术和人力资源）会影响外部资源的获得和运用。

2. 按存在形态分类 创业资源按其存在形态可以分为有形资源和无形资源。有形资源是具有物质形态的、价值可用货币度量的资源，如组织赖以存在的自然资源以及建筑物、机器设备、原材料、产品、资金等。无形资源是具有非物质形态的、价值难以用货币精确度量的资源，如信息资源、人力资源、政策资源以及企业的信誉和形象等。无形资源往往是撬动有形资源的重要手段。

3. 按性质分类 根据资源的性质，可将创业资源分为六种资源，即物质资源、声誉资源、组织资源、财务资源、智力和人力资源、技术资源。

（1）物质资源：物质资源指创业和经营活动所需要的有形资产，如厂房、土地、设备等。有时也包括一些自然资源，如矿山、森林等。

（2）声誉资源：声誉资源是一种无形资产，包括真诚、信任、尊严、同情和尊重等。在商业关系中，声誉资源已成为商业运营成功的决定性因素，比任何有形资产更为重要。

（3）组织资源：组织资源包括组织结构、作业流程、工作规范、质量系统。组织资源通常指组织内部的正式管理系统，包括信息沟通、决策系统以及组织内正式和非正式的计划活动等，一般来说，人力资源需要在组织资源的支持下才能更好地发挥作用，企业文化也需要在良好的组织环境中培养。

（4）财务资源：财务资源包括资金、资产、股票等。对创业者来说，财务资源主要来自个人、家庭成员和朋友。由于缺乏抵押物等多方面原因，创业者从外部获取大量财务资源比较困难。

（5）智力和人力资源：智力和人力资源包括创业者与创业团队的知识、训练、经验，也包括组织及其成员的专业智慧、判断力、视野、愿景，甚至是创业者本身的人际关系网络。创业者是新创企业中最重要的人力资源，因为创业者能从混乱中看到市场机会。创业者的价值观和信念，更是新创企业的基石。如果说新创企业之间的竞争实际上是创业者个人之间的竞争，这样的判断也并不夸张。人力资源中包含社会资源，主要指由于人际和社会关系网络而形成的关系资源。社会资源对创业活动非常重要，因为能使创业者有机会接触到大量的外部资源，有助于透过网络关系降低潜在的风险，加强合作者之间的信任和声誉。

（6）技术资源：技术资源有关键技术、制造流程、作业系统、专用生产设备等。技术资源与智慧等人力资源的区别在于后者主要存在于个人，随着人员的流动会流失，技术资源大多与物质资源结合，可以通过法律手段予以保护，形成组织的无形资产等资源。

4. 按对生产过程的作用分类　资源还可以按照其对生产过程的作用分为生产型资源和工具型资源。生产型资源直接用于生产过程或用于开发其他资源。例如物质资源，像机器、汽车或办公室，被认为直接用于生产产品或提供服务；工具型资源则被专门用于获得其他资源，例如财务资源，因为其具有很大的柔性而被用于获得其他资源，比如用来获得人才和设备。产权型技术可能是生产型资源，也可能是工具型资源，这要根据其所依存的条件，如果依赖于某个人则可能是工具型资源，如果是以专利形式存在的则可直接用于生产过程。需要指出的是个人的声誉资源和社会网络也属于工具资源，有些时候也可以用来吸引其他资源，因此，我们也将其归为工具型资源。

5. 按其在创业过程中的作用分类　创业研究学者通常将创业资源划分为两类。一类是运营性资源，主要包括人力资源、技术资源、资金资源、物质资源、组织资源和市场订单等资源；另一类是对新企业生存和发展具有关键作用的战略性资源，主要指知识资源。知识型社会给企业带来了持续而深远的影响，知识成为企业进行生产、竞争的关键，企业组织工作的重要任务是战略性地开发和利用知识资源。由于新企业的高度不确定性及创业者和资源所有者之间的信息不对称性，知识资源对运营资源的获取和利用具有促进作用。另外，还有将资源分为离散资源和系统资源两种类型。离散资源的价值相对独立于组织环境，合同和技能属于这类资源。系统资源的价值则体现在这种资源是网络或系统的组成部分。比如分销网络或团队能力，其价值依赖于所处的系统环境。

（三）创业资源的开发

1. 人力资源的开发　创业的整个过程都需要人来推动企业运营，因此人力资源成为创业中的关键因素。优秀的人才不是天生的，都是在实践锻炼中成长起来的，关键在于创业者能否慧眼识人才，给人以机会和提携，能让人迅速成长。人的想法也是不断变化的，虽然新创企业创业者靠概念、愿景吸引人才，但如何留住人才又是一个难题。求才、爱才、育才、重才是新创企业人力资源开发的重要内容。

新创企业的人力资源，包括创业发起者、核心团队成员、管理团队与其他人力资源构成。创业发起者的经验、知识、技能都是新创企业的无形财产，许多投资人正是把对创业发起者的认知，作为决定是否投资企业的依据。优秀的创业发起者应该具备的素质包括创业激情、工作经验、社会关系、专业知识等,随着事业的发展,这些素质也成为吸引其他人加入创业过程的重要因素。

核心团队成员是指在创业初期加入团队,以创业发起者为中心,团结在周围的团队成员。他们从各自的视角为创业发起者筹划,并且能够很好地完成自身职责范围内的工作,是创业发起者同甘共苦的朋友。创业初期,创业者需要能够清晰发掘出自己的核心伙伴,如果选择不善,将会给公司今后的发展带来障碍。可以从两个渠道来找核心伙伴,一是依靠自己的人脉网络;二是求助于熟人推荐。

随着新创公司发展到一定阶段,部分创业初期核心成员的能力与精力可能出现不能胜任的情况,就有必要从外部引进管理团队,推动公司管理的规范。此时应根据企业发展战略,相应地建立起人才资源规划体系。

2. 技术资源的开发　在创业初期,创业技术是最关键的资源。国内外有许多著名大公司,最初创业资本不过几万元,创业人员也只有几人,但是能够迅速获得成功,就是因为他们拥有独特的创业技术。

新创企业成功的关键是首先要开发出或者寻找到成功的创业技术,原因有以下几点:第一,创业技术是决定创业产品的市场竞争力和获利能力的根本因素。第二,创业技术是否是核心技术决定了所需创业资本的大小。对于技术创新的企业来说,创业资本只要保持较小的规模便可维持企业的正常运营。第三,从创业阶段来说,由于企业规模较小,因此管理及对人才的需求度不像成长期那样高,创业者的企业家意识和素质是创业阶段最关键的人才及管理资源。

开发技术资源时,可以考虑整合企业外的技术资源。做成功企业的核心是要有好的产品,而企业的产品必须做到专业化。而要做到产品专一,在同一领域内做到最专,技术上则要处于领先水平。企业的成功经验表明,新创企业开发技术资源时,可以尽可能多与科研院所、高等院校合作,因为那里有技术上的前沿人才,而且科研院所、高等院校的人才也很愿意把技术资源转化为产品,实现技术成果转化。

开发技术资源时,一定要注意以市场需求及顾客满意为导向,不能只关注技术而忽视市场反应。以用户体验为中心,整合资源创造新的产品和服务。如在手机行业中,有些企业以外观设计为突破点,赢得消费者的赶超方式曾得到过外界部分的肯定,而后其他公司将艺术与工业结合所产生的奇迹,更让人意识到以消费者体验为中心确定竞争优势的普遍意义。技术资源的主要来源是人才资源,重视技术资源的整合同时也就是注重人才资源的整合。技术资源的整合,不仅要整合、积聚企业内部的技术资源,还要整合外部的可利用的技术资源。整合技术资源只是起点,技术资源整合是为了技术的不断创新。自主研发并拥有自主知识产权,才能保持技术的领先、保持市场优势地位。

3. 信息资源的开发　当今社会的飞速发展给创业者提出一个新的信息时代的视角,信息资源对很多创业者来说就是成功的机遇。机遇转瞬即逝,要善于整合把握。信息资源与人力、物力、财力以及自然资源一样,都是创业企业的重要资源,应该像开发、整合其他资源那样整合信息资源。信息资源的开发效率主要取决于两个因素:信息存量和创业者的理性程度。信息存量是指创业者掌握的相关市场信息、产品或技术信息、创新信息以及政府政策与相关法规。创业者理性程度受到先前经验、认知能力、创造性、社会网络的影响。开发信息资源的过程,就是处理信息存量与创业者理性程度的匹配过程,在这一过程中,要做好以下三点:

(1) 抓住有用的信息:随着信息技术的发展,信息与日常生活越来越密不可分,最直接的体现就是信息量的剧增和信息流转速度的加快。在信息大爆炸的时代,创业者如何在最有限的时间内获得最有效的内外部信息,抓住成功创业的机遇往往较为困难。

(2) 开发信息资源应该得到创业者的高度重视:企业在做决策时,关心的问题是来自包括竞争对手、政府、行业、合作伙伴、客户等在内的周边环境的变化。对创业者而言,信息是不对称的,了解周边环境的变化信息,我们才能做到"知己知彼,百战不殆",才能做到有的放矢。所以重视开发信息资源,才能更好地抓住转瞬即逝的成功机遇。

(3) 进行信息资源的规划:资源规划是指通过建立健全企业的信息资源管理基础标准,根据需求分析建立集成化信息系统的功能模型、数据模型和系统体系结构模型,然后再实施通信计算机网络工程、数据库工程和应用软件工程的一个系统化的企业信息化解决方案,以使企业高质量、高效率地建立高水平的现代信息网络。

4. 外部资金资源的开发　获取财力资源,是创业顺利进行的有效保障。对于外部资金的获取,一般可通过以下途径获得:依靠亲朋好友筹集资金;抵押或银行贷款;政府扶持资金;互联网平台融资;所有权融资,包括吸引新的拥有资金的创业同盟者加入创业团队,吸引现有企业以股东身份向新企业投资、参与创业活动,以及吸引企业孵化器或创业投资者的股权资金投入等。

二、融资渠道与方式

(一) 融资概念

创业融资(start-up financing)是指创业者为了生存和发展的需要,筹集资本和运用资本的活动,包括从创意种子期到创业生产期发生的一系列融资行为。

创业融资的研究对象是创业企业的融资行为。企业初创期由于缺乏盈余能力而需要不断地投入资金以维持其正常的运转。事实也证明,初创企业很难靠自有资金来解决各种突发困境,这就需要从外部筹措。当企业步入正常发展轨道,为在竞争中立足,又会面临扩大规模、上效益、创新等任务,此时的融资又会被提上议事日程。因此,企业从最初建立,到发展、壮大整个过程中都要经历一个融资、投资、再融资的循环过程,创业融资伴随新创企业发展的整个过程。

第六章　案例分析　中国第一家大学生高科技公司

(二) 融资渠道

有研究显示,85% 的初次创业者都存在资金不足的问题。但资金不足并不表示就不可以创业,因为创业者可以有很多途径获得资金。创业融资渠道即创业者筹集创业资金的途径,或者称为企业经营所需资金的来源。尽管可供使用的外部经济资源很多,但由于每一次融资行为都有其自身的特征,而且创业融资渠道也存在各自的限制条件,这些都将决定企业在创业融资过程中能够或应该采取什么样的融资渠道。一般的融资渠道有私人资本融资、机构资本融资、政府扶持创业基金融资、互联网平台融资。

1. 私人资本融资　私人资本融资指创业者向个人融资。包括自我融资、向亲朋好友筹措资金及天使投资等三种形式。

(1) 自我融资:个人积蓄也称自我融资。这是企业创建初期的一个重要的资金来源。研究者发现,70% 的创业者依靠自己的资金为新企业提供融资。即使是具有高成长潜力的企业,在很大程度上都依赖创建者的存款提供最初的资金。对创业者来说,资金永远是稀缺资源,依靠自有资金起步永远是最稳妥的方法。在创业前期,绝大部分企业是自筹资金。贷款人和投资者在投资前会确认自身已投入资金多少。但这样提供的资金毕竟有限,一般情况下积蓄仅能维持初期基本的开销。所以,个人积蓄只是创业融资短效的途径,对创新企业的作用十分有限。

(2) 向亲朋好友筹措资金:对于创业者来说,亲朋好友是他们选择的第二个融资渠道,也是常见的启动资金来源。当创业者不能提供足够的资金支持时,首先想到同时也是最先能向自己伸出援助之手的,是创业者的家人、亲戚和朋友。世界银行所属的国际金融公司有调查结果显示:我国的私营中小企业在初始创业阶段几乎完全依靠自筹资金,90% 以上的初始资金都由主要的业主、创业团队成员及家庭提供,银行、其他金融机构贷款所占的比重很小。创业者和亲属朋友之间的亲情和友爱关系使他们相互之间易于接触,这样就有助于克服不熟悉的投资者所面临的不确定性;但弊端也是显而易见的,即容易出现纠纷。如往往存在手续不完善的情况,较少有物质抵押而且信誉难保。对此,聪明的创业者在利用这种途径融资时一定会认真考虑一系列潜在问题,达成书面协议,将所有的融资细节,如金额、偿还方式、利率、还款日期、抵押品以及万一企业破产后的偿还方式等都要注明。同时,要向亲朋好友明确传递公司的目标,确保他们明白自己的资金将用于公司的日常经营。而且,要经常与亲朋好友交换对潜在问题的看法,尽早消除彼此之间的顾虑,这样将有助于减少以后产生的问题。总之,

Note:

向亲朋好友借钱时,一定要进行周全考虑,小心谨慎,因为亲友是无可替代的。

(3)天使投资:天使投资(angel investment)是创业资金的另一来源。天使投资是个人或非正式机构出资协助原创项目或小型初创企业对其进行一次性前期投资的一种投资形式。被投资的原创项目或小型初创企业一般拥有某种专门技术或独特概念,这是其受天使投资青睐的前提。

天使投资具有以下特征:投资金额一般较小,而且是一次性投入,对风险企业的审查也并不严格,更多的是基于投资人的主观判断或者是由个人的好恶所决定;很多天使投资人本身是企业家,了解创业者面对的难处,是起步公司的最佳融资对象;天使投资人不但可以带来资金,同时也可以带来关系网络,如天使投资人往往积极参与被投资企业的战略决策和战略设计,为企业提供咨询服务等。

2. 机构资本融资 机构资本融资是指由政府机构及其创办的公司发行债券,筹集资金。政府机构债券是介于公司债券和国债之间的融资形式,它虽然不像国债有政府法律担保,但是政府不会放任违约事件的发生,因此它具有事实上的担保性质。

(1)风险投资(venture capital,VC):VC是典型的股权融资形式,与其他股权融资方式不同,VC更看重企业发展的未来,因而对投资项目的考察是所有投资方式中最为客观和严格的。对中小企业而言,VC为企业长远发展提供了市场化的资金支持,降低了创业者所承担的风险程度。要获得风险资本的支持,创业者需要直接向风险投资机构申请或通过从事此类业务的中介机构来获取,同时,创业项目应当有好的盈利预期和市场前景、准备充分的商业计划书、优秀的创业团队。

一般而言,无论选择天使投资或是风险投资的融资方式,比较恰当的股权结构是由创业者和他的团队拥有相对多数的股权比例,然后才是由天使投资人与风险投资人拥有次多的股权比例决定,最后剩余的少部分再邀请策略性企业投资人参与认股。这样的股权结构最有利于创业者与创业精神的发挥,尤其能使创业投入与创业利益最紧密地结合,创业成功的机会也就比较大。

(2)银行贷款:除了以自己或亲友的资本来启动创业项目,银行贷款也是中小企业最普遍尝试的融资渠道,但其成功率非常低,只有少数人得益于传统的银行贷款。相关统计显示中小企业从银行获得的贷款不超过银行系统贷款总量的10%。这是因为中小企业经营状况的高风险性与银行业的审慎原则显著冲突,银行在贷款过程中过于注重抵押物,因此中小企业从金融机构贷款数量均受到很大限制。对于新创业企业而言,可以选择由政府担保的小额贷款。但当企业发展到一定阶段,具有一定的信誉、资产或其他担保时,银行贷款也成为创业资金的主要来源之一。

(3)信用担保体系融资:新创企业融资难的一个重要问题就是信用不足,从20世纪20年代起,许多国家为了支持本国中小企业的发展,先后成立了为中小企业提供融资担保的信用机构。目前,全世界已有48%的国家或地区建立了中小企业信用担保体系,我国从1993年开始设立专业性担保公司,担保公司由此作为一个独立行业出现。信用担保是指由专门的信用担保机构为中小企业向银行提供贷款保证服务,接受担保服务的中小企业向信用担保机构缴付一定担保费用的担保方式。信用担保是一种信誉证明和资产责任保证结合在一起的中介服务活动,它介于商业银行和企业之间,担保人对商业银行做出承诺,为企业提供担保,从而提高企业的资信等级。信用担保机构的建立对缓解我国中小企业融资难的问题起到了积极作用。

3. 政府扶持创业基金融资 近年来,国家大力倡导创新创业,各级政府出台了一系列相应的创业扶持政策,特别是针对大学生创业的扶持政策,如大学生创业税费减免、创业担保贷款和贴息、创业补贴等。各省、直辖市、自治区均有专门成立的大学生创业扶持基金以及大学生创业大赛项目平台,除了提供奖金、大学生创业服务外,还为大学生提供创业信息、就业创业培训等。企业的注册、财务、税务、管理、运营等问题,均可以从中得到不同程度的解决。

4. 互联网平台融资 互联网金融平台网络借贷模式在服务小微企业方面有着独特的优势。小微企业主以个人名义,通过中介获得融资,既能做到方便快捷,又能有效利用社会闲散资本,再加上机构通过网络能有效降低服务成本,符合小微企业需求。

(1)互联网金融:利用互联网金融筹资方便快捷,几分钟就能到达账户。比如一些支付或社交软

Note:

件等。

（2）众筹：是指用"团购＋预购"的形式，向网友募集项目资金的模式。众筹利用互联网传播的特性，让个人可以对公众展示他们的创意，争取大家的关注和支持，进而获得资金援助。

（三）融资方式

资金是企业的血脉，充足的资金能使企业有效地运转。如果说融资途径是创业资金的来路，那融资方式则是创业者获得资金的具体形式和工具。融资方式体现了资本的属性和期限，而属性则指资本的股权或债权性质。因此，从这个角度来看，企业筹措资金的方式通常分为两种：一种是权益资本筹措，一种是债权资本筹措。

1. **权益资本筹措**　权益资本又叫权益性资本，它是指投资者所投入的资本金。资本金合计包括企业各种投资主体注册的资本金的全部。通俗一点来讲，权益资本是股东对企业的个人投资。权益资本不像银行贷款那样需要支付利息，从而减少了企业的日后开支；从长远角度看，创业者需要让出部分股权将其转移给外部投资人。

权益资本筹措包括三种：吸收直接投资、发行股票和留存收益。吸收直接投资是指企业直接吸收国家、法人、个人和外商等资金的一种筹资方式；发行股票是股份公司向出资人发行用以证明出资人的股本身份和权利的一种有效凭证而筹集资本的方式；留存收益，顾名思义是企业存留在内部的盈利，根据《中华人民共和国公司法》和《企业会计制度》，留存收益都来源于企业在生产经营活动中所实现的净利润，包括企业按照国家法律的规定提取盈余公积以及利润或股利分配后的剩余部分。

2. **债权资本筹措**　债权资本筹措是指企业通过借钱的方式进行融资。借款有一定的期限，企业要向债权人偿还本息。这种融资方式适合解决企业营运资金短缺的问题，主要包括以下几种：银行信贷、债券融资、商业信用和融资租赁。银行信贷是债权融资的主要形式，是在一定的条件下取得银行发放的资金并且按期偿还本金的融资方式；债券融资则是企业向债权人支付利息、偿还本金以筹集资金的一种融资方式；商业信用是企业在正常的经营活动和商品交易中由于延期付款或预收账款所形成的企业常见的信贷关系；融资租赁是指出租人出资购买租赁物件，并租给企业使用，企业则分期向出租人支付租金，通过融资租赁，新创企业获得出资人提供的机器设备，避免了大规模的一次性投资，缓解了设备改造所产生的资金周转压力。

3. **股权融资与债权融资的区别**

（1）权利不同：债券持有人与发行人之间是债权债务关系，债券持有者只能按期获取利息及到期收回本金，无权参与公司的经营决策；股东则可以通过参加股东大会选举董事，对公司重大事项进行审议与表决，行使经营决策权和监督权。

（2）发行目的及主体不同：发行债券是公司追加资金的需要，它属于公司的负债，不是资本金，而且发行债券的经济主体很多，如中央政府、地方政府、金融机构、公司企业等；发行股票则是股份公司创立和增加资本的需要，筹措的资金列入公司资本，发行主体只有股份有限公司。

三、融资原则与过程

（一）融资原则

1. **融资规模适度原则**　确定企业的融资规模，是企业融资过程中的首要问题。筹资过多，不仅造成资金闲置浪费、增加融资成本、导致企业净资产收益率下降，还可能导致企业负债过多、无法承受偿还的困扰、增加经营风险。相反，如果企业筹资不足，会影响企业投资计划及其他业务的正常开展。因此，企业在进行融资决策之初，要根据企业对资金的需要、企业自身的实际条件以及融资的难易程度和成本情况，量力而行来确定企业合理的融资规模。

2. **资本结构合理原则**　资本结构是指企业各种资本来源的构成及比例关系，其中债权资本和权益资本的构成比例，在企业资本结构的决策中居于核心地位。最佳资本结构是指能使企业资本成本最低且企业价值最大，并能最大限度地调动各利益相关者积极性的资本结构。企业价值最大化要求

Note：

降低资本成本,但这并不意味着要强求低成本,而不顾筹资风险,筹资风险太大同样不利于企业价值的提高。企业的资本总成本和企业价值的确定,都直接与现金流量、风险等因素相关联,因而两者应同时成为衡量最佳资本结构的标准。

3. 融资期限适宜原则 企业融资按照期限来划分,可分为短期融资和长期融资。企业究竟是选择短期融资还是长期融资,主要取决于融资的用途和融资成本等因素。从资金用途来看,如果融资是用于企业流动资产,由于流动资产具有周期短、易于变现、经营中所需补充数额较小及占用时间短等特点,企业宜选择各种短期融资方式,如商业信用、短期贷款等。如果融资是用于长期投资或购置固定资产,这类用途要求资金数额大、占用时间长,因而适宜选择各种长期融资方式,如长期贷款、企业内部积累、租赁融资、发行债券、股票上市等。

4. 充分权衡收益与风险原则 收益与风险始终是相伴的,企业融资在取得收益的同时,也要承担相应的风险。因此,企业在选择融资方式时,应充分权衡各种融资方式下的收益与风险,尽可能做到融资总收益最大化,而融资风险最小化。

(1)测算预期收益及潜在增值服务:企业在每次融资之前,应预测本次融资能够给企业带来的最终收益,收益越大往往意味着企业利润越多。同时,由于各种融资方式的特点不同,给企业带来的影响是不一样的。企业在选择融资方式和投资者时还应考虑是否能给企业带来资金以外的增值服务,如是否有利于企业的上市准备工作,是否有利于企业在财务、管理等方面的规范化,以及是否利于提高企业的信誉和知名度。

(2)测算融资成本及潜在风险:企业融资成本是决定企业融资效率的关键性因素,企业选择融资方式前应测算各种融资成本。融资成本具体包括两部分:融资费用和资金使用费。融资费用是企业在资金筹集过程中发生的各种费用,如向中介机构支付中介费;资金使用费是指企业因使用资金而向其提供者支付的报酬,如股票融资向股东支付的股息、红利,发放债券和借款向债权人支付的利息。

在现代市场经济条件下,企业融资行为所导致的企业不同的融资结构,与控制权之间存在着紧密联系。企业控制权即对企业的影响力,企业在选择融资方式时,应警惕各种融资方式存在的潜在风险,如控制权转移等。融资结构具有明显的企业治理功能,它不仅规定着企业收入的分配,而且规定着企业控制权的分配。比如在债权、股权比例既定的企业里,一般情况下,股东或经理是企业控制权的拥有者;在企业面临清算、处于破产状态时,企业控制权就转移到债权人手中。

由此可见,控制权转移依赖于股权与债权之间一定的比例构成,而这种构成的变化,恰恰是企业不同的融资行为所导致的。因此,管理者在进行融资的时候,一定要掌握各种融资方式的特点,精确计算各种融资方式和融资量对企业控制权产生的影响,这样才能把企业牢牢地控制在自己的手中。

5. 把握最佳融资时机原则 在大多数情况下,企业只能适应而无法左右外部的融资环境,比如,在某一特定的环境下,企业可能不适合发行股票融资,只能通过银行贷款或其他方式融资。这就要求企业必须充分发挥主动性,积极地寻求并及时把握住各种有利时机。由于外部环境复杂多变,受宏观经济状况及市场整体情况的影响,企业融资决策要有超前性。为此,企业要及时掌握国内外利率、汇率等金融市场的各种信息,了解国内外宏观经济形势、国家货币及财政政策等各种外部环境因素,合理分析和预测能够影响企业融资的各种条件以及可能的各种变化趋势,以便寻求最佳融资时机。

(二)融资过程

1. 创业融资决策 创业企业融资时,要考虑创业企业实际情况,合理制订融资决策。具体决策时主要考虑以下因素:

(1)创业企业类型与融资渠道的匹配:从创业融资角度看,创业企业可分为制造业型、商业服务业型、高科技型以及社区型等几种类型。各类型的企业由于其自身具有的不同特点,其融资渠道的选择也应不同。其中商业服务业型及社区型比较适用于护理学专业学生创业。

1)商业服务型创业企业:通常来讲,商业服务型创业企业的资金需求主要是库存商品所需的流动资金和用于促销活动的经营性开支。其资金需求特点是量小、频率高、借款周期短、借款随机性大。

但其风险相对其他类型中小企业较小。因此中小型银行贷款或者网络融资应是其最佳选择。

2）社区型创业企业：如餐馆、美容美发店、水果店、便利超市、家政服务等社区型创业企业，具有特殊性，它们具有一定的社会公益性，容易获得各项优惠政策，如税收政策、资金扶持政策等。对于该类型创业企业，首先应考虑争取获得政府的扶持资金。

（2）创业发展阶段与融资渠道的匹配：目前，创业企业有四个发展阶段，即种子期、启动期、成长期和成熟期。创业融资需求也具有阶段性特征，处于不同发展阶段的创业企业具有不同的风险特征和资金需求，同时不同融资渠道所能提供的资金数量以及所产生的风险程度也不同，因而适用的融资渠道也会不同。因此，在进行创业融资时，除了要考虑不同融资渠道的优缺点、融资成本外，还要考虑创业企业所处的发展阶段，将不同阶段的融资需求和融资渠道进行匹配，从而提高融资效率，使企业能够获得所需创业资金。

1）种子期融资渠道选择：在种子期，企业规模较小，同时具有高度的不确定性，创业者所需资金主要用于对创意的实践或技术的商业化应用，而企业没有任何销售收入和盈利记录，风险程度非常高，风险承担能力有限。此时，创业者很难从外部筹集资金，创业者的自有资金、亲朋好友的借款、国家创业资金的资助可能是种子期采用较多的融资渠道。除此之外，天使投资者也常为处于起步阶段的企业提供资金，一些富有创意或特殊技术的项目很可能会受到天使投资者的青睐。因此，测算创业不同阶段的资金需求量，撰写好商业计划书，争取获得天使投资，也是创业企业这一阶段所采用的融资渠道之一。

2）启动期融资渠道选择：在启动期，企业处于开拓阶段，其主要任务是进行科技成果的转化，使技术或创意变成商业化商品或服务，因此，资金需求量大而急迫。此时，由于企业成立时间短，业务记录有限，投资机构评估比较困难，依靠传统投资机构和金融机构对其提供资金，难度很大。担保机构、风险投资机构是创业企业这一阶段的重要选择，创业企业可以进一步修改商业计划书使其不断完善，从而吸引包括天使投资在内的风险投资。

3）成长期融资渠道选择：在成长期，企业已具备一定的规模，销售量迅速增长，然而企业仍希望不断增强自身的创新能力，从而获得更多的市场份额，因此，这一阶段仍需要大量的资金投入。由于此阶段已有一定的商誉和一定的资本积累，风险降低，已可获得外界认可。这一时期的融资渠道相对比较通畅，根据企业的具体情况可以考虑吸引风险投资，也可以选择银行贷款。

4）成熟期融资渠道选择：进入成熟期，企业步入稳步发展的轨道，经营稳定，面临风险显著降低，获得外界的普遍认可，这一阶段的资金需求量相对稳定。因此，可以综合运用各种外界融资渠道债券、股票等资本市场可以为企业提供丰富的资金来源。

2. 融资方式选择　资金按其使用期限可分为短期融资和长期融资。股权融资筹措的资金具有长期性和永久性。长期用途的融资适宜股权融资方式，而短期用途的融资最好采用债务融资方式，以免企业创始人的股权被过度稀释。

创业者一般极少采用只进行股权融资或只进行债务融资的方式。在绝大多数情况下，都是将债务融资和股权融资两者结合起来进行。例如，为了解决流动资金不足问题，创业企业可以选择银行借款等短期融资方式；为了进行研发活动和扩大固定资产规模等，则可以选择期限较长的融资工具，如银行长期贷款或者股权融资。针对新创企业经常采用的债务融资而言，短期借贷通常是营运资金所要求的，并由销售收入或其他收入来偿还；长期借贷主要用于购买产权或设备，并以购买的资产作为抵押品。

因此，新创企业在融资过程中可以实施融资组合化，合理而有效的融资组合不但能够分散、转移风险，而且能够降低企业的融资成本和债务负担。另外，创业者要经常分析宏观经济形势、货币及财政政策等情况，及时了解国内外利率、汇率等金融市场情况，预测影响融资的各种因素，以便寻求合适的融资机会，作出正确的融资决策。

在融资过程中一定要了解基本的融资知识与技巧，选择适合自己的融资策略，无论哪一种创业类型的企业，快速、高效地筹集到资金，是创业成功至关重要的因素。

Note：

第三节　护理学专业大学生创业实践能力培养

目前高校创新创业教育已经成为创新型人才培养的载体及途径,推动了社会经济发展和技术创新。随着我国老龄化进程的加剧,"二孩""三孩"政策的开放,对社区卫生护理事业等的发展提出了严峻的挑战。同时,养老产业蓬勃发展,母婴产业日趋繁荣,也为护理学专业带来了更广阔的就业创业市场。创业教育在提高护理学专业学生个人创业实践能力的同时,也有利于缓解就业压力及拓展专业内涵,在建设健康社会中起到积极作用。

知 识 链 接

创业点子:家庭护理业

目前,为了减少住院费用和提高医院病床的周转率,许多患者在医院渡过疾病急性期或手术后病情平稳时,都回到家庭休养康复。护理学专业学生如果想从事此行业,并不一定去当护士,可以利用专业优势,聘请合格护士或康复治疗师等专业技术人员,在患者家里帮助患者尽快康复。而护理学专业学生所需要的则是良好的组织能力、推销艺术、工作效率及控制经费的能力。同时,创业学生必须力争得到社会的承认,并与医院、诊所取得必要的联系,以拥有更多的服务对象。在国外,家庭护理业很流行,在我国,家庭护理的需求也日益增加,因此,这是一个非常有前景的创业点子。

一、护理学专业大学生创业实践能力培养的必要性和现状

(一)护理学专业大学生创业实践能力培养的必要性

1. **培养学生的综合能力**　在学校参加创业教育实践活动不仅有利于提高学生的人际沟通交流能力和组织能力,还为创建团队提供了经验。创业教育重要的是培养护理学专业学生的创业精神,培养学生创业思维,树立团结协作的团队精神。在创业教育的过程中,学生会受到创业成功者的启发,并通过积极的尝试和探索逐步提高创造能力。

2. **缓解护理学专业毕业生的就业压力**　近年来,护理学专业大学生和研究生招生人数不断增加,导致护理学专业的就业压力也有所增加。通过对学生创业能力的培养,能够使他们具备良好的创业意识和素质,开辟与护理学专业相关的创业渠道,这对于缓解护理学专业毕业生就业压力有很大帮助,同时也是实现高质量、高成功率创业的重要途径。

3. **满足社区养老护理、母婴护理及社区卫生服务的需求**　人口老龄化及社会经济的不断发展,使人们对母婴、老年护理以及社区卫生服务等要求日渐增加,尤其是对母婴、老年人群的家庭护理的需求也逐渐提高。因此,也为家庭护理的社会化和市场化发展提供了良好机遇。在社区护理方面,为了更好地满足保健、疾病预防及健康教育的需求,在心灵关爱、康复训练、养生文化、养老护理及医疗保健等方面,对护理学专业人才提出了更高要求。通过开展创业教育,能够丰富学生的职业规划,开辟新的就业途径。

(二)护理学专业大学生创业实践能力培养的现状

1. **人才培养模式需进一步改革**　护理学专业学生创业教育是系统的人才培养体系,目前在各高校均已开设了大学生就业指导课程,但教学内容与教学形式缺乏创新,尤其是与护理学专业相结合较少,对学生创业发展和创业培训不足。护理学专业创业教育还需有效地融入当前的教育体系和人才培养的各个阶段。

2. **专业创业指导教师需进一步增加**　目前多数教师没有创业相关经验,到实践岗位进修的教师

Note:

也较少,实践的深度也不够。教师是学生实践的导师,需具备足够的实践知识去充分发掘学生的潜力,帮助他们拓展思维,提高他们的创造力和解决实际问题的能力,并能够对进行创业实践活动的学生给予科学的指导。

3. 创业基地作用需进一步发挥　在大众创业、万众创新的新思想指引下,很多高校都建立了不同规模的大学生产业园、创业孵化园、创新创业教育基地等场所,供学生提升创业能力,实现创业行为。但是,这些场所的效果并不理想。首先,缺乏专业创业团队的带领,创业活动不够专业和系统,也难以长久维持和发展;其次,对于护理学专业来说,思维定式的影响,侧重于专业教育和实际操作上,对创业基地的利用不够;创业基地由于建设时没有根据各专业特点设置,不能适合所有专业使用。种种因素导致创业基地利用率不高,发挥不出应有的作用。

4. 创业氛围需进一步浓厚　目前高校日益提倡创新创业,护理学专业学生所学专业与其他专业学生有较大的不同,护理学专业更注重实践性和经验性。另外,比较其他专业,护理学专业的就业前景较为乐观,毕业后成为医院的一线护理人员也就成为了护理学专业学生的就业思维定式,影响了学生创业思想的萌芽。因此,学校立足于对学生进行系统的专业教育和实践教育的同时,需进一步探索有利于帮助学生创业的校园活动,营造良好的护理学专业创业氛围。

二、护理学专业大学生创业实践能力培养和提高的途径

在全民健康的大背景下,护理学专业学生应该调整就业思路,更新就业理念,将创新创业纳入毕业方向中,全面衡量自身优势和不足,调整思维模式,开拓创新创业新思路,实现护理学专业创业目标。

(一)创业实践能力概述

创业实践能力的提升是护理学专业学生成功实现创业实践的前提,其所涵盖的内容包括以下五个方面:

1. 决策能力　决策能力指的是一种领导能力,是在重大问题面前能够保持冷静,思维缜密地考虑问题,作出准确判断的能力。对于一个创业者来说,具有决策能力,才能在众多的项目中进行分析和抉择,最终确定可发展的项目。所以,决策能力是创业者必备的能力之一。

2. 经营管理能力　经营管理能力是系统组织管理技能、领导能力等的总称,从根本上说就是提高组织效率的能力。创业者具备了经营管理能力可以对具体项目的经营和管理作出科学的分析和规划,从而使项目的进展和实施效果更加可控。

3. 专业技术能力　专业技术能力指掌握专业技术的能力。就具体的实践活动来看,一些问题解决的效率和质量都需要技术作支撑。因此,在实践能力强化中需要对专业技术进行培养和提升。目前的护理教育中,专业技术能力的培养是极为重要的组成部分。

4. 交往协调能力　交往协调能力即决策过程中的协调指挥才能。决策的领导者应该懂得一套科学的组织设计原则,应该熟悉并善于运用各种组织形式,还应该善于协调人力、物力、财力。作为创业者,需要和政府部门积极沟通,获取相关的支持,还要和员工进行有效交流,以保证创业设计项目的具体运行。因此,在创业实践中,交往协调能力会发挥重要的作用。

5. 创新能力　创新能力是在技术和各种实践活动领域中不断提供具有经济价值、社会价值、生态价值的新思想、新理论、新方法和新发明的能力;是以现有的思维模式提出有别于常规或常人思路的见解为导向,利用知识和经验,本着为满足社会需求而改进,并能获得一定有益效果的行为。创业者需要利用创新能力提升自己项目的竞争力,因此,要想创业成功,创新能力不可缺少。

(二)护理学专业大学生创业教育模式的改革

护理高校的创业教育应培养学生以专业知识与技能为基础进行创业的意识,把培养学生的创业意识和创业能力作为创业教育的基本价值取向,培养具有专业内涵的实干家。引导学生积极践行相关知识、技能,争取学校、地方政府和社会的支持,营造良好环境和浓郁创业气氛。

1. **将创业教育贯穿学业生涯全过程**　护理学专业范畴从临床护理拓展到了社区和家庭,护理学专业需要培养综合素质高、专业能力强的应用型人才。各护理院校应将创业教育贯穿整个学生学业生涯,将专业教育与创业教育耦合,在专业课程中融入创业思维和创业能力的训练,突出实践教学的要求,实现新态势下社会需要的应用人才的培养。

2. **将创业教育融入专业课程**　护理学专业课程体系包括课程设置、课程标准、实训课程计划等,将市场需求与专业供给匹配,专业知识与创业实际问题衔接,注重学生创业能力、专业能力的培养,内化创业理念。结合近年来护理领域向社区、老年、育婴等方面的发展,针对老年护理学、儿科护理学、社区护理学及产科护理学等专业课程,注意在专业教学中启迪创新创业思维,激发创业梦想。如在社区护理学教学中,以妇女、儿童、老年人、慢性疾病保健与护理学专业知识为基础,热点问题及学科前沿进展为知识拓展,结合社区服务中各人群健康需求以及相应的产业前景,从技能、产品设计、服务供给等方面进行创业实践教育,鼓励学生进一步去探索创业。

3. **优化创业教育教学方法**　在专业教学中加入对临床问题及现状的思考,增强学生对护理行业发展现状及前景的掌握。将病案教学、体验教学、模拟教学等融合,激发学生的创业思维及潜能。如在老年护理学的教学中介绍国内外养老机构的运营管理现状,养老产业前景等,帮助学生探索养老创业;在老龄化发展及家庭健康需求中,组织学生讨论在实践教学中的体会,如养老方式与不足,引导学生在情景中领悟创业理念;利用媒体素材、微课或开放课程资料、成功企业案例等,如护理产品公司案例、智慧养老公司案例,结合案例讲解并讨论创业机遇与技能,使学生将知识与理论链接到实践。

4. **积极改善创业教育条件**　加强基础设施建设,为学生提供实验室等进行创业项目和从事研发活动,并提供技术服务;建设校级大学生创新创业孵化基地、创业实验室和训练中心等实践平台,鼓励学生设计项目、开发软件、申请专利等;充分利用社会资源,构建协同培养创业机制,与企业、医院、科研院所共同培养应用型护理人才;开展多种创业竞赛活动,在实践中提升学生的创业意识和技能。举办"护理职业生涯规划大赛""创业大赛"等活动,以比赛促进创业能力的发展。

5. **加强创业教育师资培养**　鼓励专业课教师在专业课教育教学中有机融入创业教育内容,教师引导学生将所学知识进行市场开发等创新创业设想,要求教师的知识结构必须与创新创业课程相匹配。积极打造有专业背景的创新创业教育师资队伍,聘请成功企业家、创业人士担任兼职教师,承担教学任务。在教学中理论联系实际,用经验及案例将创业教育与专业教育相结合,提高教学效果,促使学生增强自身的综合实践能力。为专业教师提供创新创业相关培训,提供教师学习交流平台,提升师资队伍专业化技能化水平,有利于创业课程教学的实施。

(三) 护理学专业大学生创业实践能力提高的途径

1. **提高护理学专业学生的创业认知**　在"双创"背景下,寻求专业途径对护理学专业学生进行系统化的职业生涯规划和创业教育,来实现对护理学专业创业意识的唤醒。通过专业化、系统化、创新化的职业生涯教育,鼓励护理学专业学生走出现有的思维定式,提升对创业概念的认知,找到自身的优势和努力方向,开拓职业发展的新天地。

2. **培养护理学专业学生的创新精神**　随着社会发展对护理人才的需求,护理行业的前景十分明朗,它并不应该仅局限在传统意义上的医院等医疗机构,而应该发现护理行业的新空间。护理学专业学生要实现创业,应把眼光放长远,具有敏锐的视角,要善于发现具有潜力的发展方向。例如,融入互联网技术的护理和保健、家庭护理、疗养机构护理、临终关怀等,这些都是新兴的且有潜力的产业,未来将会有巨大的发展空间。护理学专业学生要实现创业,就要挖掘行业内和行业相关的服务内容,利用在校学习期间积累充足的知识储备和实践经验,同时还需具有创新精神和独到的视角,这样才能在护理学专业的创业活动中打造一片新天地。

3. **掌握专业相关的创业信息和创业资源**　学生要实现有效创业,就要提前掌握大量有利的创业信息和资源。充分利用学校提供的创业平台,了解创业资讯,关注实时动态,掌握我国近年来的创业形势和发展空间。整合社会资源,实现校企对接,帮助学生了解社会需求,立足本专业,又不拘泥于小范围创业,寻找专业创新创业的着眼点。例如近年来蓬勃发展的康复机构、月子中心、幼儿护理和教育等企业类型,均可以为护理学专业学生创业提供思路和借鉴。

4. 为护理学专业学生搭建创业平台 在护理学专业学生对创业有了准确的认知和明确的方向后,学校可以为学生搭建创业实践平台,如大学生创业中心、创业园、创业孵化基地等,利用平台指导和帮助学生提高创业能力,加强创业实践;同时利用社会资源,如校友会、社会公益人士等,帮助学生争取良好的创业政策和条件,最大程度地利用资源,为护理学专业学生创业提供保证。

创业教育应以学生为导向,融入人才培养的全过程。在专业教育的基础上,以教育思想的转变和教育观念的更新为指导,提高护理学专业学生的创业能力。本章从创业团队的组建及管理入手,介绍了创业资源管理与融资的相关概念及融资途径、融资原则等内容。同时也阐述了护理学专业创业教育的意义和现状,并且阐明了护理学专业大学生创业教育模式的改革思路以及护理学专业大学生创业实践能力提高的途径。创业精神的核心是着力改革人才培养模式和课程体系,大力推进护理学专业创业工作,不断提高护理学专业人才培养质量。

(郭 宏)

思 考 题

1. 组建创业团队一般需要遵循哪些核心原则?
2. 创业团队吸引人才的策略有哪些?
3. 护理学专业大学生融资的渠道有哪些?
4. 如何提升护理学专业大学生创业实践能力?

第六章 目标测试

NURSING

第七章

护理学专业大学生创新创业经典案例分析

第七章 课件

学 习 目 标

知识目标：

1. 掌握专利申请文件、创新训练计划项目申报书的撰写要求。

2. 熟悉颠覆性创新、市场创新、产品创新的概念和内涵，以及护理学专业大学生创业实践的意义。

3. 了解颠覆性创新、市场创新、产品创新的影响因素。

能力目标：

能对国内外创新创业经典案例进行分析，能进行专利和创新创业训练计划项目申报。

素质目标：

树立创新创业意识，具有创新能力。

2018 年全国教育工作会议指出,深入推进高校创新创业教育改革,努力培养学生的创新精神、实践能力和社会责任感。当代大学生有理想、有担当、有本领,最具创新激情和创业潜力。在"大众创业、万众创新"的时代背景下,鼓励和引导护理学专业大学生坚定理想信念,结合自身所学专业知识,积极投身到新时代大学生创新创业队伍中,对推动护理学专业发展、服务创新型国家的建设具有重要意义。本章将结合创新创业经典案例、专利申报、大学生创新训练计划项目以及"互联网+"大学生创新创业大赛等,对创新创业实践进行剖析,以促进护理学专业大学生创新创业实践能力培养。

 —————— 导入情景与思考 ——————

护理学专业大学生小张在肿瘤科实习时,观察到长期携带 PICC 管道的患者需定期进行导管的维护,但为患者进行消毒时需将衣袖撸起到一定位置,露出 PICC 穿刺部位方可进行操作,该操作方式烦琐,给医护人员及患者均带来不便。小张在跟同学讨论后提出,是否可以设计一种 PICC 置管患者病号服,便于 PICC 导管的护理和治疗。于是,小张在查阅资料并请教老师后,认为可以在病号服的衣袖上开口,并将开口设计成可掀开和盖上的款式,以解决临床护理工作的不便。同时,小张还将设计想法提交了专利申请,并获批实用新型专利一项。

请思考:

1. 试分析小张同学的创新点是什么?

2. 护理学专业领域如何实现创新?

第一节　创新创业经典案例分析

党的十九大报告明确提出,"创新是引领发展的第一动力,是建设现代化经济体系的战略支撑"。大学生是新时代国家现代化建设的主力军,把他们培养成高素质的栋梁之材是全社会面临的一个重要课题。2020 年 9 月,国务院办公厅印发《关于加快医学教育创新发展的指导意见》,强调注重创新,加快推进医学教育改革创新,全面提高医学人才培养质量,为推进健康中国建设、保障人民健康提供强有力的人才保障。创新人才培养、引导鼓励当代青年学子积极投身创新创业的伟大事业中,对于推进科技创新发展具有十分积极的作用。本节将结合案例从颠覆性创新、市场创新、产品创新进行阐述。

一、颠覆性创新类案例分析

(一)颠覆性创新的概念与内涵

颠覆性创新(disruptive innovation)的概念最早由克莱顿·克里斯坦森(Clayton M. Christensen)提出,其认为颠覆性创新是对现有主流市场上在位企业的竞争力起颠覆性作用的创新。随着创新理论的不断发展和完善,国内外学者对颠覆性创新的概念和内涵进行了深入研究,认为颠覆性创新是以客户需求为核心,通过引入新技术,开发差异化的产品或服务,以满足低端市场或利基市场的需求,并逐渐逆袭主流市场,以此通过低端颠覆以及新市场颠覆等,而最终实现创新行为。颠覆性创新的关键是立足低端市场或利基市场,通过提供具有与主流市场现有产品不同价值功能组合的产品或服务,并进行持续的产品性能改进,颠覆市场格局,建立新的市场和价值网络。

颠覆性创新是一个从低端市场起步,逐渐突破主流市场的过程。其过程一般可划分为三个阶段:进入、迭代、颠覆,后发企业进入低端市场或新市场后,首先通过构建与在位企业不同的价值网络,并结合技术创新提供颠覆性的产品;当市场地位稳固后,再持续改进产品性能,而逐渐满足主流市场顾客的需求,使其逐步蚕食并颠覆在位企业的市场地位。

颠覆性创新具有简便性、初始低端性、顾客价值导向性和非竞争性等特征。颠覆性创新的产生,一方面是因为在位企业关注较多的是利润较高的主流顾客,低端市场往往被其所忽视,从而给了后发企业颠覆的机会;另一方面,通过颠覆性创新,在新市场中后发企业可提供具有新价值功能的产品,使产品受众范围改变,而将潜在顾客转化为现实顾客。

（二）颠覆性创新的影响因素

1. 内部因素　内部因素包括人力资源因素、组织管理因素和资源配置因素。

（1）人力资源因素:人力资源包括管理者和员工两个方面。研究指出,颠覆性创新与管理者的积极自主性和承担风险能力密切相关,而部分管理者尤其是被已有经验束缚的管理者,面对市场时常无法理解颠覆性创新的价值。因此,建立一支全新的管理者队伍,对寻求颠覆性创新机会和实行颠覆性创新至关重要。同时,颠覆性创新与员工的工作经验和团队成员对承担风险的态度密切相关,缺乏独立的、有企业工作经历的、与创新相关经验的员工更有益于颠覆性创新。

（2）组织管理因素:企业在组织和管理方面的变革与颠覆性创新的成功密不可分。颠覆性创新要构建新的管理系统,就要在组织机构、组织文化、决策机制、管理模式和潜能开发等方面进行变革。

（3）资源配置因素:管理者常用已有的标准来衡量颠覆性创新,不给潜在的颠覆性创新业务充足的资金而阻碍颠覆性创新的实施。当出现新技术的竞争威胁时,企业仍然加强对已有技术的资源分配,而错失颠覆性创新的良机。

2. 外部因素　外部因素主要包括环境因素、市场需求因素、供应商与顾客参与因素。

（1）环境因素:环境变化与环境支持因素对颠覆性创新的频率具有显著积极的影响,而环境依赖因素对颠覆性创新具有消极的影响。环境越动荡越能激发企业进行颠覆性创新,以寻求新技术和新收入来源。

（2）市场需求因素:颠覆性创新的实质是从非主流市场向主流市场突破的过程,市场环境对颠覆性创新至关重要。由于企业未具备某些能力,虽然其洞察了低端市场或新市场的需求,但其不能将技术上的优势和市场需求及变化相结合来进行创新,导致其颠覆性创新不能成功实现。

（3）供应商与顾客参与因素:颠覆性创新产品受到供应商收集市场情报的影响;颠覆性创新会影响顾客的消费习惯和生活方式,而顾客学习可提升其对颠覆性创新产品的接受程度,可见顾客参与对颠覆性创新的成功实现至关重要。

（4）其他因素:如政策法规、国情、消费观念等特殊因素也在一定程度上影响颠覆性创新实践。

（三）颠覆性创新的价值

1. 促进技术和产品创新　技术不断发展与成熟是颠覆性创新产生的基础,在技术上的颠覆性创新会导致已有的产品性能提升和具备价格优势,当因此产生的过度供给超过顾客的实际需求时,将改变市场竞争基础。同时,在主流企业忽视的低端市场推出具备简易性和低价格的颠覆性产品,可以帮助企业赢得市场优势。由此可见,技术和产品创新是颠覆性创新的基础,而相反,颠覆性创新也在一定程度上促进了技术不断发展和产品改良。

2. 激发行业活力　基于颠覆性创新的后发企业对主流市场的企业可以造成巨大冲击,一方面迫使主流市场的企业推行降价或退出市场;另一方面迫使原本处于舒适区的老牌企业产生危机感,并被迫作出战略调整,从而激发行业的活力,促进良性竞争,促进整个行业的发展。

3. 帮助后发企业实现赶超　颠覆性创新有助于后发企业推出具有不同价值功能的差异化产品,以颠覆主流产品的价值基础,帮助后发企业实现对在位企业的赶超。由此可见,颠覆性创新是后发企业实现赶超的有效途径。

（四）颠覆性创新类经典案例分析与启示

1. 经典案例:以某手机企业为例　手机改变了人们的工作和生活方式,是最具颠覆性的行业。某科技有限责任公司作为智能手机领域的后发企业,其推出的手机产品,定位于手机发烧友这一细分市场,且刚进入市场时价格便宜,符合颠覆性创新的产品特征。

该企业专注于智能硬件和电子产品研发的创新,刚成立便发布了基于安卓系统的手机系统,次年发布首款手机产品,以其高性能但仅为同配置手机价格一半的低价格,通过在线预售模式入侵市场,

Note:

当年即售出 30 万部,销售额高达 5.5 亿元。后又持续推出新品手机,已成长为中国第四大互联网公司。同时,该企业还通过建设生态链和直营店,逐步形成了以手机为核心、兼容多类、线上线下一体化运营的服务型平台。2018 年,该企业已成为全球手机销售排名前列的厂商,成为科技巨头企业。

2. **案例分析**　作为后发企业的成功代表,该企业以客户需求为核心,定位于中低端市场,自主开发了基于安卓系统的手机系统,利用不同于智能手机主流企业的技术、高配置低价格的产品和线上线下一体化运营服务平台,逐渐逆袭主流市场。该企业的发展历程属于典型的颠覆性创新,具有鲜明的时代特征。

该企业颠覆性创新过程可以分为产品的颠覆性创新、互联网服务的颠覆性创新和生态链建设与完善三个阶段。

(1) 产品的颠覆性创新:组建创业团队,建立企业。刚成立便利用其管理团队的软件开发优势和先进的互联网思维,开发了智能手机操作系统;同时建立论坛,用于与用户沟通,利用互联网让用户参与到产品设计、研发和反馈当中,缩短研发周期。次年便发布了第一款手机,定价 1 999 元,仅为同配置手机价格的一半,销量达 30 万部。第一款手机便引起了广大消费者的关注,建立了核心竞争优势。

(2) 互联网服务的颠覆性创新:利用已有的核心优势和颠覆性产品打开市场后,便开始探索软件和互联网服务的颠覆性创新,打造"硬件 + 软件 + 互联网服务"的创新生态系统,来扩大优势。早期仅借助互联网在线上销售,并通过论坛为核心用户提供免预约购买服务,还通过官网实现 7 × 24 小时开放购买。同时非常重视客户服务平台的完善,一是通过官网 ID 与用户沟通;二是与某通信平台合作,建立全新的客户服务系统,通过语音、邮件、网络等渠道解决客户问题;三是通过社交软件在 15 分钟内回应客户售后请求。与此同时,借助论坛,积累了几十万名用户粉丝,免费为其进行口碑宣传,既节约了资金成本,又达到了扩大市场、提高品牌知名度的效果。

(3) 生态链建设与完善:该企业成立第三年便开始生态链计划,进行"投资 + 孵化"。生态链上既有该企业的产品,也有生态链上企业自己的品牌产品。2016 年,该企业手机销量下滑,便开始线下开店,建立线上线下互动融合的运营方式,消费者在线下实体店体验产品的同时享受与电商一样的价格。通过生态链企业,逐步形成了以手机为核心、兼容多品类、线上线下一体化运营的服务型平台。

3. **创新启示**

(1) 后发企业可通过颠覆性创新实现对在位企业的超越:颠覆性创新是以客户需求为基础,开发差异化的产品或服务,实现自下而上的创新,逐渐逆袭主流市场的过程。该企业颠覆性创新实践正是这样的过程,早起基于自身的软件开发优势,借助主流手机系统,跳过漫长的技术研发过程,迅速以低成本建立差异化产品优势;再通过论坛了解顾客需求,并让顾客参与产品设计开发,定位中低端市场,开发出高性能、高性价比的产品,引起市场轰动,并持续扩大市场优势,逐步占据主流市场,实现颠覆性创新。

(2) 颠覆性创新过程中要密切关注市场环境变化,随时调整发展战略:企业面临的市场环境随着经济、科技和文化快速发展,不断发生变化。后发企业要颠覆性创新实现赶超,需要适应与利用市场环境,随时调整发展战略。互联网销售是该企业早期成功的重要法宝,但随着顾客对线下营销及体验服务的重视,其也曾陷入僵局,但其审时度势,及时改变战略规划,迅速线下开店,打造线上线下一体化运营模式,才又迎来了新的增长点。

知 识 链 接

毛毛虫现象

有一种叫列队毛毛虫的奇怪虫子,这种毛毛虫喜欢列成一个队伍行走。最前面的一只毛毛虫负责方向,后面的只管服从。生物学家法布尔曾用列队毛毛虫做过一个有趣的实验:把许多毛毛虫首尾相连放在一个花盆的边缘上,围成一圈,并在花盆周围不远处撒了一些毛毛虫爱吃的食物。毛毛虫开始一个跟着一个，绕着花盆一圈一圈地走，一小时过去了，一天过去了，这些毛毛虫还是不停地绕着花盆的边缘在转圈。一连走了七天七夜，这些毛毛虫最终因为饥饿和精疲力竭而相继死去。法布尔曾设想，毛毛虫会很快厌倦这种毫无意义的绕圈，而转向它们喜爱的食物。但遗憾的是毛毛虫并没有这样做。

　　毛毛虫的盲从就是导致这种悲剧的原因所在，毛毛虫总习惯于固守原有的本能、习惯和经验，最终毛毛虫付出了生命。但如果有一只毛毛虫能够破除尾随的习惯，而转向去觅食喜爱的食物，就可以避免悲剧的发生。人的思维也一样，人一旦形成了习惯的思维定式，就会习惯顺着定式思维思考问题。

　　由此可见，创新是第一动力，培养大学生的创新意识至关重要。

二、市场创新类案例分析

(一) 市场创新的概念与内涵

1. **市场创新的概念**　市场创新(market innovation)最早在约瑟夫·熊彼特对创新进行界定时出现。熊彼特认为市场创新是开辟一个新的市场，也就是有关国家的某些制造部门以前不曾进入的市场，不管这个市场以前是否存在过。现在学者通常将市场创新定义为企业为了利用和适应市场环境、运用和遵循市场发展规律而进行的新市场开发的创新活动，其中也包括了为了更好地开发新市场而进行的消费者需求识别和分析，围绕消费者需求进行的产品及服务方式的创新，以及新市场开发过程中的营销执行等活动。市场创新通常是随着技术创新和组织管理创新而进行的。

　　市场创新的主体是企业市场，创新的主要目标是开辟新市场和扩大市场份额。市场创新是一种创造性的市场开发活动，市场创新与技术创新的关系非常密切。

2. **市场创新的内涵**　市场创新包含两个方面的内容：开拓新市场和创造市场"新组合"。

(1) 开拓新市场：开拓新市场包括地域、需求和产品三个层面上的新市场。

①地域层面上的新市场：指企业产品以前不曾进入过的市场，包括旧产品进入新市场（如由国内向海外拓展、由城市向农村拓展）和新产品进入新市场；②需求层面上的新市场：指现有的产品和服务均不能很好地满足消费者潜在需求时，企业以新产品满足市场消费者已有的需求欲望，如吃得饱向吃得好转变、穿得暖向穿得美转变等；③产品层面上的新市场：指将市场上原有的产品通过创新更替为在价格、质量、性能等方面具有不同档次、不同特色的产品，可以满足或创造不同消费阶层、不同消费群体的需求。

(2) 创造市场"新组合"：创造市场"新组合"是市场各要素之间的新组合，包括产品创新和市场领域的创新，以及营销手段和营销观念的创新。

　　市场营销组合是指综合运用企业可控制的因素，实行最优化组合，以达到企业经营的目标。营销组合为实现销售目标提供了最优手段，认为企业可以控制的产品、定价、分销与促销诸因素，都是不断发展变化的变数，在营销过程中任一因素的变化都会出现新的市场营销组合。

　　市场营销以"大路货"为基础，以总体成本取胜，以市场分享为目标，着重广告、推销和价格战等手段，资金最为充足的企业在"战"中取胜的可能性较大。市场创新则靠产品和服务的差别性取胜，致力于市场创造，即提出新的产品概念，建立新的标准和市场秩序，最具有创造精神的企业取胜的可能性最大。由此可见，市场新组合是从微观角度促进已有市场的重新组合和调整，建立一种更合理的市场结构，赋予企业以新的竞争优势和增值能力，这就是市场创新的宗旨所在。

(二) 市场创新的影响因素

1. **内部因素**　内部因素包括人员因素、组织学习因素和市场需求管理因素。

(1) 人员因素：企业市场创新不仅需要领导者或管理者的努力，更需要企业人员的参与。企业领导人员的知识与能力相对有限,仅仅依靠少数人创新是不行的。营销人员是企业重要的市场创新源,每个企业的领导者都需要善于发现人才、团结人才、用好人才,形成宏观的智能结构,并充分调动企业人员的积极性、主动性和创造性,增强向心力和凝聚力,共同推进市场创新。

(2)组织学习因素:组织学习是导致创新行为产生的前因变量之一,是企业保持竞争优势的重要基础,组织学习的过程和类型会影响创新的模式及持续性。不同的学习类型也在很大程度上决定了组织内外创新的行为类型,且组织学习不论对企业的技术创新还是非技术创新都具有高度的相关性。技术环境或市场竞争的变化,容易使企业过分致力于保持目前的核心能力,却忽略了动态能力的发展和创新;而组织学习则能够获取最新的、前沿的市场信息和知识,能够有效促进组织内部的创新,重新构建新的竞争优势和能力。

(3)市场需求管理因素:市场需求管理能力不仅对企业绩效有显著的正向促进作用,并且作为全面创新管理能力的重要维度之一,还与企业的技术创新管理能力具有相互协同、相互制约的关系;另外,企业的战略、目标以及资源、架构等基础管理能力,会对企业的市场创新产生影响。

2. 外部因素　外部因素主要包括环境因素、市场需求因素、顾客价值因素、市场导向因素等。

(1)环境因素:环境变化与环境支持因素对市场创新存在积极影响,而环境依赖对市场创新具有消极的影响。环境越不稳定越能激发企业进行市场创新,以寻求新技术和新收入来源,而当企业过度依赖环境会导致市场创新停滞不前,甚至阻碍创新。

(2)市场需求因素:市场需求是市场创新的出发点,企业创新要面向市场(用户),要考虑市场需求的实际状况及其变化趋势,立足于市场需求进行市场创新,这样才能适应市场需求的变化,提高企业的竞争能力。开拓新市场不但要在地域空间上拓展企业原有产品的消费领域,而且要关注潜在的市场需求,在产品的质量、性能等方面形成不同的档次和不同特色,满足不同的消费层次、不同消费群体的潜在需求。同时,要创造新的满意和新的需求,消费者受到营销者的启发、引导,激发更深层次的需求。一旦新产品能形成市场,其首创效应是巨大的。

(3)顾客价值因素:顾客价值是顾客感知到的对产品属性、属性偏好以及使用而产生的同顾客及其需要相适应、相一致或相接近的程度的期望与评价。顾客价值是企业市场创新的关键要素,企业进行市场创新的路径设计、市场创新的模式选择,以及市场创新的绩效评价整个过程都必须以顾客价值为贯穿始终的出发点和落脚点。而市场创新的最终目标也是提高顾客价值,获得市场份额和利润的增长。

(4)市场导向因素:市场创新是市场导向中的核心能力,它引导着市场导向与组织绩效之间的关系。市场导向具有自己的适用场合和条件,并不能适用一切环境。在创新背景下,市场导向的作用确实会受到限制。市场驱动导向适用于渐进性产品创新,但会阻碍突破性创新;驱动市场导向有利于突破性产品创新,但会限制渐进性创新。市场导向是一种积极的市场营销战略,注重需求满足能力和创新能力;具有高市场导向的企业,会更加注重并积极响应客户的需求,促进创新,最终能够导致比较高水平的组织绩效。

(5)其他因素:如政策、法规、国情、外商研发投资、科技经费配置等特殊因素也在一定程度上影响市场创新实践。

(三)市场创新的价值

市场创新是企业生存和发展的活力源泉,企业寿命与市场寿命密切相关,市场成熟化代表了市场发展的数量极限,市场替代化代表了市场发展的质量极限。市场创新在创新驱动链条中占据重要地位,是知识创新、技术创新、产品创新与产业创新成功衔接的保障。市场创新与其他创新的发展具备良性互动机制,其主体应是企业家或者具备企业家精神的个体或团队,其目的在于扩大市场交易范围和降低交易成本。市场创新有助于优化经济增长结构、提升经济增长稳定性、改善社会总体福利水平和提升生态环境质量,通过有效的市场创新能够显著提升经济增长质量。

Note:

(四) 市场创新类经典案例分析与启示

1. 经典案例:以某企业为例　某科技有限公司作为外卖领域的领头羊,以其惊人的订单量与收益树立了全球外卖行业发展的一个重要里程碑,"中国外卖"这一成功的商业模式也因此步入国际视野,为我们谱写了市场创新的经典篇章。

该企业网站自推出,便上线上海、武汉、西安、广州、南京、石家庄六个站点。推出四年,先后开发电影票线上预订、酒店预订、餐饮外卖服务、旅游门票预订服务。2017 年,该企业已为 3.1 亿名交易用户及 440 万名活跃商家提供了服务,年度交易金额达 3 570 亿人民币。同时,该企业还推出生鲜超市业务,进一步扩展即时配送服务至生鲜及其他非餐饮外卖类别。并逐步实现片区规模化运营,并推出旗下新品牌,开放配送平台。2020 年,该企业升级"手机点餐"功能,让顾客可以"无接触点餐""无接触取餐",保障商户和消费者的安全。截至 2020 年 12 月 31 日,该企业网站年度活跃买家数达到 5.11 亿人。餐饮外卖目前是该企业的核心中坚,年度交易笔数首超百亿,日均订单量达到 2 780 万。

2. 案例分析　作为网络平台,该企业一头连接消费者,一头连接商家。2020 年前,该企业是标准意义的本地生活平台;2020 年后,该企业将成为横跨本地生活和实物电商的综合型电商入口。

该企业自成立以来,经过了 3 次进化。第一次进化是到店业务的横向扩张,从最开始的美食团购,一路扩张到电影票、洗浴、卡拉 OK、酒店旅游等 100 多个生活服务品类。第二次进化是到店业务扩展到家,包括餐饮外卖、买菜、买药、超市便利等闪购业务。第三次进化的核心是从服务电商向实物电商跨越,进军实物电商。

3. 创新启示

(1) 注重人才,打造经验与创新同驱动的运营团队:俗话说"谋事在人,成事在天"。该企业成立之初,便组建了一支优秀团队,团队成员互联网经验丰富,初期便通过敏锐的嗅觉以及对市场的超前判断,推出了一系列创新服务和模式,且在此后每次市场风口来临之前提前卡位布局,才有企业当前的成就。

(2) 聚焦商业客户,打造商家、消费者同抓的产品观:企业通常将"客户为中心"作为企业的口号,但在该企业的产品观中,这个"客户"不仅指普通消费者,同时也指商业客户。所以,当其他平台仅把重心放在消费者层面时,该企业左右出击,两手抓,将消费者和商家作为同等客户,共谋福利。比如该企业向商家提供的一系列解决方案,包括精准在线营销工具、实时配送基础设施、聚合支付系统以及供应链和金融解决方案,最终提升了商家的效率,同时还会给消费者提供更好的服务。

(3) 提升市场创新,注重技术和模式双向创新:该企业产品的落地离不开后端技术的支持,而技术创新是决定一家企业发展兴衰的基本因素。以该企业的支柱外卖为例,通过智能技术的研发,智能配送调度系统每天匹配 50 多万外卖员,并基于海量数据与人工智能算法,确保高效、快速的配送。未来随着对 AI 技术的应用,配送时间可能还会进一步缩短。技术之外就是模式创新,当年团购时代开创的"一日多团"就是一种典型的服务模式创新,现在合作各方进行落地的优选服务也是模式创新的典型案例。

第七章　案例分析　创新创业实践的转变

三、产品创新类案例分析

(一) 产品创新的定义

产品创新(product innovation)是现代企业发展的焦点,但什么是产品创新至今还没有一个严格而统一的定义。技术创新学中的产品创新泛指技术上有变化的产品的商业化,它可以是完全新的产品,也可以是对现有产品的改进。产品创新是一个全过程的概念,包括新产品的研究开发和商业化扩散的过程。经济合作与发展组织对产品创新的界定是:"为了给产品用户提供新的或更好的服务而发生的产品技术变化"。

Note:

产品创新是企业技术创新中最重要、最基本的内容,是企业技术创新的核心,是企业生存发展之本。在科技高速发展、市场竞争空前激烈的今天,要使自己的产品为市场所接受,就必须根据市场的需要以及需求的变化进行研究开发,不断地推出能够满足用户要求的新产品。只有这样才能跟上时代的发展,在竞争中获胜。

(二) 产品创新的影响因素

1. 外部环境　外部环境的变化对产品创新来说是充分条件,当竞争越来越激烈时,企业为了继续生存下去必须进行创新,推出新产品,不断满足客户的需求。从社会网络角度分析,当外部环境变化加剧时,企业之间为了应对不确定性会加强彼此之间的合作,形成各种规模和形式的社会网络,共同应对外部风险,这一网络的形成会使企业之间分享更多的信息,有利于新想法的产生,从而实现产品创新。

2. 顾客导向　顾客导向对产品创新有正向促进作用,确认顾客的需求,明确顾客的需求并通过创新将这些产品快速而有效地传递给顾客是服务顾客的最佳方式。顾客导向在产品创新过程中发挥重要作用,它促进了全新产品的开发,降低了仿制产品的数量,提高了创新成果在市场上的接受度。然而,顾客导向对产品创新也存在一些局限,企业过分倾听市场及顾客的声音反而易破坏创新,并让企业陷入无法进行突破性创新的瓶颈,甚至导致企业亏损。因此,将顾客导向整合到产品创新的前端管理之中,充分利用顾客导向对产品创新的正向作用,克服顾客导向的局限性,进而探索顾客导向与产品创新前端管理相融合的新思路尤为重要。市场导向(包括顾客导向)与创新导向的有效协同有利于企业更好地理解目前和未来的顾客竞争者和其他环境条件,进而更好地满足顾客需求。

3. 服务创新　服务创新是产品创新的必然要求,服务创新是在企业既定的产品技术基础上进行的。如某企业推出的一款智能家居解决方案,既能提供家庭智能设备远程控制服务,又能完善相应产品功能。由此,服务创新结果能够推动企业产品创新。服务创新程度在一定范围内对产品创新发挥正向调节作用。然而,服务创新水平并非在任何情形下都对产品创新产生积极作用,服务创新水平也并非越高越好。产品主导逻辑下的服务创新存在开发边界,必须防范"服务悖论"的产生。服务创新与产品创新互补性越高,越有利于产品创新的绩效提升。换言之,当企业服务提供内容与产品业务相匹配时,产品市场接受程度越高,越能够显著降低生产成本、提高产品创新能力。

4. 技术创新　创新度与企业创新的技术积累有关,但它不是越大越好。企业只有突破自身的技术瓶颈才能实现成功的产品创新。如果只是纯粹追求突破性创新的形式,付出的成本可能会远远大于带来的收益。

(三) 产品创新的价值

产品创新对一个企业,甚至一个国家来说都极其重要。因为它不仅能为企业创造竞争优势、获取更多利润,还能为消费者提出多样化的选择,扩大内需,促进经济增长。产品创新是提高客户规模、增加市场占有率、维护企业核心竞争能力的有力手段,很多制造型企业将产品创新管理作为提升企业市场竞争优势的关键。

产品创新是为企业创造收入的最显而易见的方式。为了维持企业的市场占有率,产品需要适时进行更新和根本性创新。对于产品创新而言,单纯增加产品多样性是不够的,改进产品特性或进行根本性创新是非常重要的。产品创新需要以消费者需求为导向,以满足市场需求为目的,以产品商业化和市场实现为目标。市场创新决定了产品创新的内容和方向,而产品创新是实现市场开发的重要载体。

(四) 产品创新类经典案例分析与启示

1. 经典案例:以某企业为例　某技术有限公司创立初期,只是一家公司的销售代理。而后的 10 年,该企业开始自主研发面向酒店与小企业的 PBX 技术并进行商用、研发,推出农村数字交换解决方案和无线 GSM 解决方案。后来,该企业先后与国际企业合作成立合资公司,专注于企业数据网络解决方案的研究及 TD-SCDMA 解决方案的开发。后又在上海成立联合研发中心,开发 UMTS 技术。在多年的不懈创新努力下,该企业创新成果显著,其中一年共递交 1 737 件 PCT 专利申请,在该年专利申请公司(人)排名榜上排名第一。其无线接入市场份额逐步跻身全球第二。

该企业持续进行产品创新研发,先后建设了 20 个云计算数据中心、9 个 5G 创新研究中心,积极构建 5G 全球生态圈。根据世界知识产权组织公布数据,2015 年该企业以 3 898 件专利位居企业专利申请排名榜首。2016 年,其支持全球 170 多个国家和地区的 1 500 多张网络的稳定运行,服务全球 1/3 以上的人口。2017 年,该企业新推出首款加载人工智能芯片的手机,为消费者带来了真正意义上的、足以称为由 AI 主导的智能手机。2018 年,全年全球销售收入首超千亿美元。创新是其生存及制胜的法宝。如果没有创新,就不可能有企业今天的成就。

2. **案例分析**　公司在中国信息产业的发展进程中树立了榜样。随着我国改革的不断深入和发展,自主创新已经成为当代的主旋律。信息产业作为国民经济的基础产业、先导产业和支柱产业,是世界领域内最活跃、对经济增长贡献最大的产业之一,已经成为我国第一支柱产业。经济全球化的加剧,中国信息产业面临的竞争和压力也是前所未有的。如何在竞争激烈的国际环境中取得新的突破和发展,是中国企业必须解决的问题,唯有加快自主创新的步伐才是出路。该企业利用开放式创新理念,使其从小企业成为全国通信行业的品牌领导者。

(1) 在技术层面:①收购公司与专利。收购某光通信企业、某网络处理商使其在光通信、路由器处理技术等方面有了全面的变革。同时为了拥有更成熟完善的技术,其收购了 CDMA 专利权,通过交叉授权,合理付费,使企业快速成长。在欧洲以 1 600 项专利申请量排行第一。②开拓海外市场,建立稳固合资关系。从 1997 年至今,该企业先后与多家国际领先企业共同成立合资公司,专注于 TD-SCDMA、企业数据网络等研究。成立合资企业,极大降低了其开发生产的成本,并且获得了合资企业的高端技术,通过与外企合作一方面让公司更了解当地情况,另一方面也为其打入外国市场、开通分销渠道打下坚实基础。③建立海外研发中心。该企业与国际上 14 个运营商建立了 28 个联合创新部,研究范围包括无线及固定宽带云计算等,进行产品方案的研究人员占公司总人数的 44%。④与高校合作,并建立培养人才机制。人才是企业开发的核心,开发创新的基础,只有不断引进优秀人才才能进一步促进其发展,跟上国际化步伐。为了培养高素质人才,该企业在全球设立培训机构,全球 36 个培训机构中,每年都培养出许多精英人才,同时不定期在通讯方面有特色的高校进行招聘。

(2) 在管理服务方面:①注重管理与服务的创新。对于企业而言,想要健康持续的发展,不仅要做好技术,更要注重服务和管理。该企业有今天的成就,取决于其一早引用国际先进的管理体系,在技术、管理、服务多方面全面创新。大规模地聘请国外成功企业家为其做管理咨询,斥资 20 亿元引进先进管理模式,使公司在集成供应链、集成产品开发等方面持续不断有新的变革。②坚持客户需求导向。该企业构建了 IPD 的管理系统,推出满足顾客需求、有竞争力的产品,志在服务全球客户。

3. 创新启示

(1) 坚持自主创新,掌握核心技术:回望该企业的发展史,它始终坚定不移地走自主创新之路,努力掌握核心技术。在科技含量极高的信息产业,要提高自己的市场竞争力,就要形成本企业的核心技术产品以赢得市场支持。因此,企业要得到健康发展,必须要有自己的核心竞争力和自主创新产品。创新的原动力在于创造力,只有具备持久创造力的企业,才能实现可持续发展。要想提高整个国家信息产业的可持续竞争力,就应重视信息产业的自主创新,用现在的技术改造信息产业,并且在尖端产业上进行技术创新,才能保持企业科技上的领先地位。

(2) 抓住创新机遇,推进战略转型:在基本具备了自主创新的条件之后,该企业抓住机会实现从销售代理向自主创新的战略转型,这是其成功的根本原因。有了核心技术后,其把握机会迅速转型,从代理商变成了制造商。除了创新利益的驱动,还有充分推进自主创新的市场支持。其利用自己的技术,看准时机进入了通信设备的市场,并且利用农村包围城市的政策性战略抓住机会脱颖而出,一举成为通信设备市场的领头企业。所以,中国的信息产业要想在激烈的市场竞争中脱颖而出,需要抓住市场机遇,不失时机地进行战略转型。

(3)重视管理创新,推动制度创新:先进的管理制度体系,是支撑市场创新的基础条件。在该企业的自主创新战略中十分重视管理和制度创新的作用,因此制订了适合其发展的流程化组织建设管理制度。组织创新与管理过程创新是技术创新成功的重要保障。因此,企业应制订合适的管理体制,重视管理与制度创新,为技术创新提供坚实的基础。

(4)结合企业文化,适应时代变化:该企业在自主创新战略的实施中,十分重视与企业文化的结合。其企业的文化理念,随着企业在不同时期的发展、不同环境的需求,不断更新以适应时代的变化,所以其才能在民营企业中保持龙头地位,并且在国际市场中也占有一席之地。

(5)政府提供支持,完善市场体系:该企业的成功除了自身的努力之外,企业所在地良好的市场体系、技术创新体系和科技投融资体系也为其提供了加速发展的基础和条件。因此,政府应该重视科技情报网络建设,搭建企业与高校及科研单位之间的信息交流平台,重点支持对信息产业或重点龙头信息企业发展有前瞻性的共性技术问题,通过补助性资金对大学研究机构或者企业研发活动进行补助,努力为信息产业的自主创新营造良好的环境。同时,企业不仅要积极响应政府创新驱动发展的号召,还要加快新产品的开发、加大营销力度,使消费者能够快速、全面地感知到产品的创新。

第七章　文档　创新思维能力测试

第二节　护理学专业大学生创新案例分析

　　培养大学生的创新意识和创新思维是高校非常重要的一项教学任务。大学生朝气蓬勃,思维活跃,对新的观念、新的事物接受性强,是最有活力、最有创造力的群体,是国家科技创新的主力军之一。大学生在学习过程中,通过对专业知识的理解、思考和质疑,可以激发出一些独特的见解和想法,再通过教师的规范和引导,从而提出解决问题的方法并进行创新实践。护理专利、大学生创新训练计划项目以及"互联网 +"大学生创新创业大赛等是护理创新成果的重要体现,是护理学专业大学生创新实践的重要形式,是护理学专业大学生创新能力培养效果的重要体现。因此,本节将结合专利申报、大学生创新训练计划项目申报和大学生创新创业大赛案例分析,阐述护理学专业大学生创新能力培养策略。

一、护理学专业大学生专利的研发与申报案例分析

　　专利是国家评价高校近年科技自主创新活动成果的一个重要衡量指标。专利研发、申报与授权反映出护理学专业大学生从事科学研究的能力和高校对创新教育的重视程度。

（一）专利概述

1. **专利的基本概念**　专利(patent)是由国家专利管理机构根据其发明申请而制定和颁发的各种技术性文件,且文件中记载了发明创造的内容。《中华人民共和国专利法》明确规定,专利是对发明人所提出的技术设计方案的知识产权进行成文的法律保护,即已经获得专利的发明创造在一般的情况下他人只有得到专利权利人的许可,才能予以实施。我国专利相关工作机构为中华人民共和国国家知识产权局。

2. **专利的种类**　根据《中华人民共和国专利法》,专利分为发明专利、实用新型专利和外观设计专利三种类型。

(1)发明专利:是指对产品、方法或者其他技术的改进而提出的新的技术方案,包括产品发明和方法发明两大类,它涵盖了产品和技术思想(方法、技术方案)。

(2)实用新型专利:是指对产品的形状、构造或者其结合所提出的适于实用的新的技术方案。实用新型专利可同时申报发明专利。

Note:

（3）外观设计专利：是指对产品的整体或者局部的形状、图案或者其结合，以及色彩与形状、图案的结合所作出的富有美感并适于工业应用的新设计。

3. 专利的"三性" 对已经获得国家专利权的重要技术创新发明和科技实用新型，应当具备技术新颖性、创造性和技术实用性，缺一不可。

（1）新颖性：是指该发明或者实用新型不属于现有技术；也没有任何单位或者个人就同样的发明或者实用新型在申请之日以前已经向国务院专利行政部门提出过申请，并记载在申请日以后公布的专利申请文件或者公告的专利文件中。

（2）创造性：是指与现有技术相比，该发明具有突出的实质性特点和显著的进步，该实用新型具有实质性特点和进步。

（3）实用性：是指该发明或者实用新型能够被制造或者推广使用，并且具有积极效果。

（二）专利的撰写与申报

护理学专业大学生专利申报是创新创业实践的重要体现形式，下面以某高校护理学专业大学生申报的某实用新型专利为例进行剖析。

1. 项目选题 专利选题可源于自身感兴趣的领域，结合自身所学和临床实践，通过查阅文献资料，比较现有技术领域，从中发现问题，以解决护理工作中存在的问题为落脚点，提炼出专利申报的创意。选题应体现专利的新颖性、创造性和实用性的特点。本案例的专利创意来源于护理学专业大学生进行护理学基础技术训练时，发现戴手套前必须双手涂上滑石粉才易戴上，但长时间使用滑石粉对双手有损伤；同时，戴手套接触患者过程中可能暴露手腕，对患者和医护人员都存在潜在交叉感染的风险。因此，护理学专业大学生提出可否用对手伤害更小的玉米粉代替滑石粉，在手套末端增加粘扣等，以解决上述问题。

2. 专利的撰写 撰写申报的专利申请文件由权利要求书、申请专利审批表、说明书、说明书附图、说明书摘要等几部分组成。专利申请文件包括说明书摘要、权利要求书、说明书三部分。

（1）说明书摘要：说明书的摘要主要是对整个发明进行了系统描述，介绍发明的技术特点和其创新之处，摘要内容不得超过300字。必要时加附摘要的附图，以便说明与理解。

（2）权利要求书：专利权利是指对发明或者实用新型专利要求所需保护的内容，具有直接的法律效力，它既是申请专利的基础和核心，又是确认专利权利保护义务范围的重要法律文件。按照其撰写方式进行划分，权利要求可划分为独立权利要求和从属权利要求。权利要求书直接决定专利的质量和安全性，以及对该专利需要予以保护的适用范围，应重点撰写。

（3）说明书：主要涵盖技术领域、背景技术、发明内容、附图说明、具体实施方式。①技术领域：指发明或实用新型直接所属或直接应用的技术领域；②背景技术：对申请日前的各种现有技术资料进行简单的描述和评价，要求引证一项或几项与本申请最接近的现有技术，可以是专利文件和/或非专利文件；③发明内容：包括所需要解决的技术问题、技术方案及有益效果，其中技术方案是专利的核心点，应重点详细撰写；④附图说明：包括现有的技术附图，以及为了保证本申请专利的实施所提供的相关附图，且对于所述的附图都应该作详细的说明；⑤具体实施方式：详细写出所述发明或者实用新型是如何实现的，或者实现的方式。具体通过描述一个或几种具体可以实施的方式，使得所属技术领域的技术人员按照其所描述的内容，能够在实践中重现发明或者实用新型，而不需要再次付出创造性劳动。

第七章 文档
专利请求书

3. 专利申报 发明人撰写申请文件后，应先报送到本单位主管部门审查，审批通过后可委托相关的专利知识产权代理公司办理申请。代理公司的专利代理人员和专利发明人充分沟通，然后按照专利的标准格式组织编辑撰写，确认无误后，递交国家知识产权局。

4. 专利授权 专利申请文件报送给国家知识产权局后，需要进行受理、初审、公布、实审、授权宣言等流程。其中，重点环节是实审阶段，该阶段专利发明人和相关专利代理机构工作人员与国家知识产权局的审查员就技术关键问题进行反复沟通、解释、答复，在答复意见陈述书中阐述本专利与

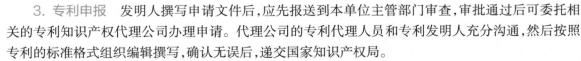

审查意见通知书中对比文件中的异同,如不能够提出具有突出的实质性特点、显著的进步和独有的创造性,进而说服对方,便会被驳回,则不能得到授权;如果专利申请经实审通过后,没有发现驳回的理由,国家知识产权局将会下发授予专利权通知书,申请人收到通知书后,办理登记手续通知书,并在规定的时间和期限内缴纳相关专利费用,国家知识产权局则颁发相应的发明专利证书,并予以公告。专利发明人按照国家规定每年缴纳专利费即可获得国家授权的专利保护。我国的发明专利权有效期限一般为 20 年,实用新型专利权和外观设计专利权有效期限一般为 10 年,均从申请专利之日起计算。

5. 专利申请文件示例　请扫二维码查看完整申请文件。

6. 对护理学专业大学生创新能力培养的启示

第七章 文档
专利申报案例:
一种吸汗防滑医
用手套

(1)专利申报有助于护理学专业大学生创新能力和知识产权意识的培养:专利是评判高校科研能力、创新能力的具体体现,同时也是护理学专业大学生自身能力素质的体现。护理学专业大学生把其创新性的想法申报为专利,强化了知识产权的保护意识;在教师的指导下撰写专利申请文稿,有助于培养和锻炼护理学专业大学生的创新意识。

(2)进一步加强创新创业教育,促进护理学专业大学生专利申报和转化:高校应将创新创业教育与专业教育深度融合,激发护理学专业大学生的创新意识,培养创新能力,开设知识产权保护的公选课程或者进行第二课堂专利申报的讲座和辅导等,使更多护理学专业大学生能够接收到专利相关知识的教育,培养护理学专业大学生的知识产权保护意识和专利申请技能。同时,高校还应完善大学生科技创新实践活动,改善激励体系,如将专利申请纳入大学生创新创业训练计划项目,或采取专利审批通过给予报销申报费用等,以解决护理学专业大学生专利申请时面临的困难,充分释放护理学专业大学生的创新潜能。

知 识 链 接

临床护理用具专利研发现状

临床护理专利研发是护理创新产出的重要形式之一。临床护理用具是指护士用于护理患者的用品和器具,包括注射器、输液器等治疗用具,以及监护生命体征、维持器官重要功能的设备和护理患者所需的各种生活用具。有学者检索国内外专利数据库 20 年来临床护理用具专利研发信息,结果显示,国内与临床护理用具相关的专利共 84 898 件,专利类别有止血带,套管针、穿刺针、测量脉搏或心率、血压、血流的仪器或装置等 21 项技术分支,其中测量脉搏或心率、血压、血流的用具专利申请数量最多,其次是用于抽取、转移或处理液体的器械、引流系统、套管针、穿刺针,以气体处理法影响患者呼吸系统的器械,吸入器,绷带或敷料、吸收垫。而医用注射器,止血带,橡皮奶嘴,婴儿保育箱,保温箱,乳头护罩的申请数量较少。可见,临床护理用具专利研发与临床护理需求密切相关,且专利研发在实用性和多样性上均有了较大程度的发展,但以实用新型专利研发为主,而发明型专利和外观设计型专利研发较少,专利的内在核心技术含量不高。因此,为提升护理专利研发质量,护理学专业大学生和临床护士可聚焦于智能化、人性化以及家庭护理用具的研发,以充实申请专利的内在技术含量。

二、护理学专业大学生创新项目申报案例分析

(一)大学生创新训练计划项目概述

教育部 2012 年批准实施大学生创新创业训练计划项目,至今已建立了较为完整的"国家、地方、高校"三级大学生创新创业训练计划实施体系。2018 年全国教育工作会议指出,深入推进高校创新创业教育改革,努力培养学生的创新精神、实践能力和社会责任感。大学生创新创业训练计划项目是

创新创业教育改革的重要组成部分,旨在通过项目实施提高大学生解决实际问题的能力和创新创业能力。2019 年 7 月,教育部发布了《国家级大学生创新创业训练计划管理办法》,系统梳理了项目主管部门的职责和项目运行流程,旨在积极引导各高校深化创新创业教育教学改革,更好地培养大学生创新创业能力,全面提高人才培养质量。

国家级大学生创新创业训练计划(以下简称"国创计划")实行项目制管理,包括创新训练项目、创业训练项目和创业实践项目三类。本节主要介绍创新训练项目,其是指在导师指导下,本科生个人或团队自主完成创新性研究项目设计、研究条件准备和项目实施、研究报告撰写、成果(学术)交流等工作。2021 年起,在项目类别上分为一般项目和重点支持领域项目两类,立项创新训练一般项目平均支持经费不低于 2 万元 / 项,重点支持领域项目平均支持经费原则上不低于一般项目的 2 倍。2020 年度立项国创计划 38 207 项,其中创新训练计划项目 31 845 项,占项目总数的 83.3%。"国家、地方、高校"三级大学生创新创业训练计划项目均面向本科层次所有专业,护理学专业大学生可在导师指导下以个人或团队形式申报。

人才培养是高校的基本职能之一,提高大学生创新能力已成为高等教育面临的一项重要而紧迫的任务。培养护理学专业大学生独立的创新意识和创新能力,是时代和社会对护理教育工作提出的更新、更高的要求,是加快"双一流"建设的迫切需要。

(二) 护理学专业大学生创新项目培育的现实意义

1. 提升护理学专业大学生专业素养　护理学专业大学生创新实践需要运用所学专业知识,发掘项目内容与专业知识的契合点,把专业理论知识与实际问题联系起来,制订合理的实施解决方案,既夯实了基础知识,又在实践中应用和延伸了书本理论知识。通过创新训练项目既培养了护理学专业大学生发现问题、分析问题、解决问题的能力,又锻炼了护理学专业大学生的专业技能,提高了其实践能力。

2. 提升护理学专业大学生职业素养　创新训练项目在导师的指导下,可组建研究团队,在研究方案设计、实践分工、资料收集、数据统计分析、结果讨论等方面分工协作,共同讨论协商。而在此过程中,培养了护理学专业大学生的沟通、交流能力和团队协作能力,使护理学专业大学生学会相互合作、信任和欣赏。同时,在项目实施过程中还可能不断遇到问题、解决问题,需要护理学专业大学生不断地进行探索。在探索过程中,既培养了护理学专业大学生吃苦耐劳的精神、认真负责的态度,又培养了护理学专业大学生百折不挠的探索精神。

3. 提高护理学专业大学生就业能力　创新训练项目是培养、锻炼和提高护理学专业大学生实践能力、科研能力的有效途径,有助于提升其创新意识、竞争意识、沟通能力、合作能力等,有助于培养护理学专业大学生职业担当、善于沟通和护患共情的能力,增强职业认同感,提高就业竞争力。

(三) 护理学专业大学生创新项目的撰写与申报

"国创计划"是教育部实施的推动高等教育改革的重要计划项目,旨在提高高等教育的教学质量,增强大学生的创新能力,培养高水平、高层次的创新型人才。本案例以某高校护理学专业本科生立项的"国创计划"项目"不同强度刺激性化疗药物输注顺序对静脉损伤的实验研究"为例,阐述"国创计划"项目选题和项目申报书的撰写要求。

1. 项目选题　护理学专业大学生进行大学生创新训练计划项目申报选题,首先可根据自身感兴趣的领域,通过查阅文献资料,了解护理学科研究热点、难点与临床实践问题,比较研究领域既往研究成果,从中发现问题,提炼出研究问题,以确定选题。其次,项目选题还可参考教育部制定的"国创计划"重点支持领域项目申报指南。第三,项目选题也可来源于教师在研课题中的部分内容,由指导教师对护理学专业大学生进行指导,开展相关课题研究。

项目选题应方向正确,内容充实,研究思路清晰,研究方法科学可行。同时,选题应具有创新性,具有一定的学术价值、理论意义或现实意义。鼓励护理学专业大学生选题面向国家卫生事业发展需要,鼓励来源于临床一线、科技前沿、护理与相关学科交叉的选题,鼓励开展具有一定创新性的基础理论研究和有针对性的应用研究。本案例选题源于护理学专业大学生对教材《基础护理学》中"同时注射多种药物时,一般应先注射刺激性较弱的药物,再注射刺激性强的药物"的疑问,如果不同刺激强度的化疗药物输注顺序不同对静脉产生的损伤是否不同?

2. 项目申请书的撰写　大学生创新训练计划项目申请书是项目研究实施的科学规划,为项目的顺利开展提供引导,其包括基本情况、立项依据、经费预算、各级审批意见四个部分。申请书各部分内容均须实事求是,表达明确严谨,简明扼要。

(1) 基本情况:申请人需要认真阅读《填写说明》,实事求是填写相关基本情况。其中,项目名称是信息的集中点,要能够简洁、鲜明、确切反映申请书的内容。其次,按照要求准确填写指导教师承担科研课题情况、对本项目的支持情况,项目组主要成员的科研课题、学科竞赛、实践调研、自主训练等详细情况,详略得当,重点突出,切忌单纯罗列。

(2) 立项依据:立项依据是申请书的重点内容,是对项目的详细阐述,一般包括项目简介、研究目的、研究内容、国内外研究现状及发展动态、创新点与项目特色、技术路线、拟解决的关键问题、预期成果、项目研究进展安排、已有基础等。

1) 项目简介:项目简介一般要求字数控制在 200 字以内,可简明扼要地概括项目背景,明确交代项目实施的研究对象、研究方法,阐明项目的预期成果或研究价值的逻辑顺序撰写。项目简介是项目申请书的统筹概括,是评审专家迅速、准确获取项目信息的主要途径。因此必须精炼,字字斟酌,反复推敲。

2) 研究目的:研究目的应简洁明确地阐述研究拟实现的目标,且目标应具有实用性和可实现性。大学生创新训练项目研究目的不宜过多,一般 1~2 个即可,可用文字描述或用阿拉伯数字标注。

3) 研究内容:研究内容需要阐明本项目的研究对象、实施方案等,撰写本部分强调框架性、结构性、体系性。

研究对象主要指研究者施加干预或获取资料的主题,依据研究的性质、目的,研究对象可以是人群(患者、家属或照顾者)、实验动物、仪器设备、设施物品、文字材料等,也可以是个人活动形态、生活习惯、语言性沟通和非语言性沟通行为、护理技术操作、日常活动、环境特征等。研究对象撰写不宜过于复杂,应尽量精准、具体,而不要泛化、抽象。

方案部分要有详细的研究步骤、解决问题的逻辑框架。对每个步骤加以阐述,如何实现每个步骤的技术细节与采用的研究工具都应详细介绍。尽量使用具体的、可量化的方法,体现出全面性、概括性、科学性与可行性。

4) 国内外研究现状和发展动态:详细梳理该项目国内外研究的学术史及研究动态,体现本项目与既往的关系和进步之处。应详细阐述"哪些重要的人做过哪些重要的研究""前人研究的基础与不足"等。要"有述有评","述"体现熟悉度和研究深度,"评"体现实践能力与独特见解。阐述与本项目相关的研究基础,让项目尽可能地表现出高于该领域学术研究的水平,或对现有的研究缺失部分有所弥补及创新。

5) 创新点与项目特色:项目创新点与项目特色建议分点阐述,一般以 2~3 点为宜。可从"过往的不足""项目的难点"或"重大的意义"等方面着手撰写,可以是新观点、新问题、新材料、新论证等。

6) 技术路线、拟解决的问题及预期成果:研究技术路线与方法部分相对应,可使用图表、流程图等方式,结构化地展示逻辑路线或技术路线。拟解决的问题与研究目的相对应,拟解决的问题侧重于通过什么样的方法解决什么样的现存问题。预期成果形式多样,可以是发表学术论文、参与竞赛、申请专利等。

7) 项目研究进度安排:应严格根据项目实施进度来撰写,多以月份为单位安排实施环节,并阐明各时间段项目涉及的主客体,同时注意各阶段任务的连贯性与承接性。

8）已有基础：项目申请人应根据研究基础如实填写"与本项目有关的研究积累和已取得的成绩""已具备的条件，尚缺少的条件及解决方法"。"与本项目有关的研究积累和已取得的成绩"可从项目成员自身专业知识、生活经验及特长等优势的主观层面和综合现有研究成果及外部有利资源的客观层面来写。"已具备的条件，尚缺少的条件及解决方法"应综合考量现有研究成果和外部资源，找出项目开展的有利条件和尚缺少的条件及方法，并结合实际提出切实可行的解决方法。

（3）经费预算：经费预算是预算核定、执行、监督检查和财务验收的重要依据。申请人需要结合项目研究工作的实际需要，合理申请资金，准确填写经费预算表格，保证信息真实、准确。

3. 护理学专业大学生创新训练计划项目申报书示例　请扫二维码查看完整申请书。

第七章　文档　创新训练计划项目案例：不同强度刺激性化疗药物输注顺序对静脉损伤的实验研究

4. 对护理学专业大学生创新能力培养的启示

（1）培养了护理学专业大学生的创新思维：创新训练项目的申报与实施可以拓宽护理学专业大学生的知识领域，促进交叉学科知识的融合。该案例所示知识来源于教材《基础护理学》给药章节中的相关知识"同时注射多种药物时，一般应先注射刺激性较弱的药物，再注射刺激性强的药物"，但护理学专业大学生学习后提出，如果不同刺激强度的化疗药物输注顺序不同对静脉产生的损伤是否不同？知识虽来源于教材，但护理学专业大学生敢于对教材提出质疑，这也算是一种创新，而护理学专业大学生提出问题的过程就是创新思维培养的最好方法。

（2）培养了护理学专业大学生的科研创新素质：护理学专业大学生通过参与创新训练项目，体验科研活动，消除了科学研究的神秘感，培养了其科研兴趣。护理学专业大学生在创新训练项目的实施过程中，通过文献检索、选题、科研设计、资料整理、论文撰写等过程，有助于其了解科学研究的基本程序和方法，锻炼独立思考的能力，养成严谨求实的科学态度，培养从事科研所需要具备的各种能力。案例所示项目负责人本科毕业后保送研究生继续深造，而创新训练项目的申报与实施必将有助于其硕士研究生阶段的学习。

（3）加强护理学专业大学生创新创业课程教育教学改革：研究指出，目前高校创新创业课程以理论为主，存在重理论、轻实践的现象，导致课程流于形式。为促进护理学专业大学生创新创业课程教育教学改革，一方面，高校应把创新创业工作作为高校立德树人的根本任务去抓，把创新创业教育作为一把手工程去落实；另一方面，应以一流课程建设为契机，构建完善的创新创业课程体系，编写适用于护理学专业大学生的专门的创新创业课程教材；三是注重创新创业教学实践，把创新创业教育和实践与护理学专业大学生的第二课堂和第三课堂充分融合，如课程作业、课程实践与创新训练项目、创新创业类比赛相结合等；四是加强创新创业指导教师的培养，积极引导护理学专业教师加入"双创"队伍。

三、护理学专业大学生其他创新实践案例分析

（一）相关概念

1. 创新和改进　创新其含义为变革、换新、创制新事物。创新可以说是发明、发现、改进、再创作的过程。改进是指改变原有的、旧的状态面貌，使事物有所进步。

2. 护理学专业大学生创新行为　是指护理学专业大学生产生获得有益的或新颖的想法和技术以预防疾病、促进健康，并将新技术、新想法应用和推广至临床工作的行为过程。

（二）护理学专业创新实践的意义

1. 国家发展战略的需要　创新是提升国家及各行业综合能力的动力源泉，是民族进步的灵魂。"十三五"时期是步入创新型国家队列的关键时期，是落实创新驱动国家发展、实行科技体制改革的至关重要时刻，而培养学生的创新意识、创新能力和创新人格是教育改革的趋势。2010 年 5 月，印发的《教育部关于大力推进高等学校创新创业教育和大学生自主创业工作的意见》（教办〔2010〕3 号）指出："创新创业教育要面向全体学生，融入人才培养全过程"，2015 年 5 月，国务院办公厅印发《国务

院办公厅关于深化高等学校创新创业教育改革的实施意见》（国办发[2015]36 号）中指出：2015 年起全面深化高校创新创业教育改革,2017 年取得重要进展,2020 年建立健全课程教学、自主学习、结合实践、指导帮扶、文化引领为一体的高校创新创业教育体系。《教育部关于做好 2016 届全国普通高等学校毕业生就业创业工作的通知》（教学[2015]12 号）要求：从 2016 年起所有高校都要设置创新创业教育课程,对全体学生开发开设创新创业教育必修课和选修课,纳入学分管理。大学生创新能力也已成为衡量高等教育质量的一个重要指标。作为推动社会进步的主导力量,大学生自身也迫切想成为创新人才。因此,护理学专业应高度重视、着力开发、精心设计护理系列创新教育及创新实践,提高学生的创新能力。

2. 护理学学科发展的需要　创新是推动学科发展的动力,注重护理理论、护理技能的创新是促进护理学科发展的必要条件。随着我国护理事业的不断发展,护理学科已发展成为一门独立的学科。但是护理学科的发展仍然滞后于临床医学学科的发展,任重道远。护理学科要想发展,就必须坚持创新,以创新为动力,而护理学专业大学生作为护理行业的未来主体和新生力量,必须培养自身的创新意识、提高自身创新能力,树立创新人格,必须不断更新护理理念、创新护理操作技能、优化护理流程,在创新中推动护理事业的发展,促进护理学科的飞跃。

3. 护理教育的需要　《中华人民共和国高等教育法》第一章第五条明确阐述了："高等教育的任务是培养具有社会责任感、创新精神和实践能力的高级专门人才,发展科学技术文化,促进社会主义现代化建设"。培养本科护理学专业人才的普通高等学校,应该落实好国家发展核心战略,为全体学生开设创新教育课程,重视学生创新思维的培养与创新能力、创新人格的提高,营造有利于自主创新文化的软硬环境,建立学生创新意识、创新能力和创新人格。护理的创新似乎步履履艰,一味地步前人之所创,不仅影响了护理学科的发展,同时也束缚了护理人员的思想,教育在创新文化建设中肩负着特殊的使命。因此,护理教育应该重视创新教育,以创新教育推动护理教育的发展。尽快了解、认清护理学专业学生创新能力的现状,在护理学专业探索、总结、落实创新教育已刻不容缓。

4. 个人创新能力发展的需要　创新素质已成为国民的一项重要素质,创新人才的培育也成为目前国际创新教育的首要目标。护理学专业学生作为未来临床护理、护理科研、护理教育的主导力量,要想不被淘汰而成为护理行业的佼佼者,就必须注重个人创新能力的发展。目前我国护理学专业学生的总体创新素质还不是很高,创新意识淡薄,创新能力不强,创新人格不健全,这势必要求护理学专业学生紧随潮流,抓住创新机会,增加护理创新教育学习,提高创新意识、创新能力,健全创新人格,创新引领护理前沿。

（三）护理学专业大学生其他创新案例分析

1. 案例介绍

（1）智能翻身护理床：针对目前应用的护理床存在自动化程度差、防压力性损伤设计理念缺失的情况,项目团队创新性地设计了具有无摩擦起背和整体式翻身功能的智能翻身护理床。采用对称滑动六杆结构,将起背受力点固定在背部和头部,有效去除了起背时的摩擦力。同时采用一体化的翻身支架实现了整体式翻身,提高了翻身时腰背部的舒适性。该项目响应国家创新驱动发展战略,把技术创新作为积极应对人口老龄化的第一动力和战略支撑。项目通过创新设计,有效减轻了护理人员的人力消耗,预防了患者因长期卧床而产生的压力性损伤问题,以创新实用的新型护理床设计打造高质量为老服务,使肢体活动能力下降老年人的康复护理、长期照护、安宁疗护等服务更加方便、安全;有效预防压力性并发症的发生。

（2）智能辅助穿鞋柜：针对老年人在生活中存在弯腰穿鞋困难,以及弯腰动作存在安全隐患的问题,团队设计出一款具有辅助穿鞋功能的智能辅助穿鞋柜,利用三自由度取鞋平台、仿足形臂、柔性穿脱鞋辅助装置,具备储存、抓取、运输、穿脱鞋的辅助功能,帮助老年人直立取鞋、直立穿鞋和放鞋,项目成员利用专业知识,结合实际生活,为老年人的生活提供便捷,解决了老年人弯腰穿、脱鞋不方便的问题。

2. 案例分析

（1）培养创新意识：护理学专业大学生对创新抱有积极的态度，乐意进行创新学习，但因其对创新理念的认知不足，以及在中学时期参与创新实践的机会较少等原因，导致对创新活动缺乏应有的自信心。护理创新案例实践能够激励创新意识不足的学生，学会追求创新，坚信创新能改变护理学科、改变自我价值及带来生活乐趣，有助于学生树立卓越人生价值观。

（2）提高创新能力：护理学专业大学生对创新有一定的认识，渴望收获创新成果。但有些学生产生的创新设想仅停留于想法上，很少进一步去琢磨、实践，使其成为现实。此外，学生的创新团队合作意识不强，自身能力有限，不擅于主动向具有创新品质的人沟通、寻求支持和帮助。护理创新案例实践使学生的创新能力得到发现、鼓励和培养，对有创新想法的学生应该协助他们进一步思考，联系合作伙伴，共同开发创新产品。

（3）培养评判性思维能力：首先，由于护理教学模式偏重教导学生记忆知识、模仿实践技能，而批判式、探索式学习过少，使学生将教师、课本视为权威。大多数学生对事物的思考不够全面，包括不善于独立思考，人云亦云，缺乏质疑意识，抱着完成任务、应付考试的态度机械性地学习，没有自己独特的见解，从而产生懒惰的思维模式。其次，护理教育突出专业教育，比较忽略跨学科教育，缺乏跨学科选修课，致使学生无法站在多学科角度看待护理、发展护理、创新护理。护理师资本身创新不足，不知不觉将较多的知识与技能机械性地灌输给学生，忽视学生评判性思维的培养，导致大学生整体评判性思维能力不强。再者，学生几乎把所有精力放在应付各种考试，以获取更高文凭和更多的证书上，而创新却没有相应证书，用人单位也不考虑以创新能力来选择用人。以上这些，使得护理学专业学生不会花太多时间去评判当下护理理论、临床护理问题、护理器械问题等，更不会主动追求创新。在护理创新案例实践整个过程中，学生能够运用联想思维、发散思维和集中思维，从其他领域的事物联想运用到临床护理工作中，采用多种途径解决问题。通过专利查新的学习，学生可以通过网上案例对护理器具进行深入了解，并能够自学一些创新方法，便于学生学习能力的提高。护理创新案例实践有助于护理学生构建自己的独特见解，启发科研思维，灵活评判作出决策，提高评判性思维能力，发挥学生的主观能动性和积极性，从而对复杂的临床实际情况进行批判性思考、评估和决策，学会对已有规章制度及工作流程进行分析评判，用新思路、新方法解决实际问题。

（4）建立优质、高效、创新的护理工作模式：护理学专业大学生创新活动的开展，有利于大学生在今后临床护理工作中秉承着确保患者安全、提升服务品质的宗旨，对现有工作环境、物品管理、工作流程等进行技术创新、方法改良、流程优化，解决临床工作中存在的具体问题，提升患者满意度，从而逐步建立优质、高效、创新的护理工作模式。

第七章　文档

创新人格测试

第三节　护理学专业创业项目案例

一、创业教育的相关概念

（一）创业教育

联合国教科文组织指出，创业教育从广义上来说是指培养具有开创性的个人，用人机构除了要求受雇者在事业上有所成就外，也越来越重视受雇者的首创、冒险精神，创业和独立工作能力以及技术、社交、管理等技能。创业教育是使受教育者能够在社会经济、文化、政治领域内进行行为创新，开辟或拓展新的发展空间，并为他人和社会提供机遇的探索性行为的教育活动。

（二）创业环境及创业机会

创业环境是一系列概念的集合体，是各种因素综合的结果，正确认识和了解创业环境是对创业环境进行评价的前提。比较代表性的有全球创业观察（GEM）中国报告（2005）提出，从金融支持、

Note:

政府政策、政府项目支持、教育与培训、研究开发转移、商业和专业基础设施、进入壁垒、有形基础设施、文化与社会规范9个方面来评价创业环境。创业机会主要是指具有较强吸引力的、较为持久的有利于创业的商业机会,创业者据此可以为客户提供有价值的产品或服务,并同时使创业者自身获益。

(三) 创业风险

创业风险是在企业创业过程中存在的风险,是由于创业环境的不确定性、创业机会与创业企业的复杂性,创业者、创业团队与创业投资者的能力与实力的有限性等原因而导致创业活动偏离预期目标的可能性。按创业风险的内容划分,可分为技术风险、市场风险、政治风险、管理风险、生产风险和经济风险。

创业的必备条件包括充分的资源(resource)、可行的构想(idea)、适当的基本技能(skill)、行业知识(knowledge)、才智(intelligence)、网络和关系(network)、确定的目标(goal)。这七个必备条件的首个英语字母组成"risking"(冒险)一词,反映出创业具有一定的风险性。

二、护理学专业大学生创业实践的意义

大学生创业是一种以在校大学生和毕业大学生这类特殊群体为创业主体的创业过程。大学生创业主要从培养学生的创业意识、创业心理以及创业技能的角度,运用简明易懂的理论,针对具体的案例,以提高学生的认识及其观念上的转变。目前,大学生创业实践具有一定局限性。第一,创始人团队的局限性。大学生创业的发起人在组建团队时,基本都是从身边的朋友着手,没有考虑到团队结构、知识背景、个人兴趣、价值观等问题,使创业团队、合伙人可能发生冲突,导致创业失败。第二,项目的局限性。大学生在选择创业项目时会遇到三个问题:项目方向可能局限于校园内、从个人喜好出发、对未来过于乐观。项目的选择非常重要,需要多花些时间去做调查和交流,不断完善项目。第三,有效时间的局限性。创始人必须建立每天学习、思考、反思的习惯,利用零碎化时间阅读最新的行业动态,利用整块时间阅读书籍和工作,利用周末的时间与跨行业或同行业的人交流,从而快速提高自身的创业素养和行业认知,比如管理统筹能力、社交能力、远见卓识。

随着近期我国走向转型化进程以及社会就业压力的不断加剧,创业逐渐成为在校大学生和毕业大学生的一种职业选择方式。大学生作为我国的年轻高级知识分子人群,有着较为丰富的知识储备和相较于其他高级知识分子所欠缺的创造力,是符合我国"十四五"规划的创业主要人群。但因为大学生这个群体社会实践经验与能力的欠缺,不完全具备创业的成功要素,导致大部分大学生创业在初期就夭折,因此,大学生创业成为了国家社会共同关注的话题。在"十四五"规划中,针对这个现象有相应的论述,给大学生创业带来了更多的机遇与挑战,大学生创业也将在这些机遇和挑战中走向新的高度。高校创新创业教育日益成为创新型人才培养的载体及途径,推动社会经济发展和技术创新。随着我国老龄化进程的加剧,老龄产业蓬勃发展,对社区卫生护理事业等的发展提出了严峻挑战,同时也为护理学专业提供了更广阔的就业创业市场。创新创业教育在提高护理学专业学生个人能力的同时,也有利于缓解就业压力及拓展专业内涵,在建设健康城市、打造智慧养老城市中具有重要意义。

三、护理学专业大学生创业案例分析

(一) 案例介绍

案例:远程监控服务机器人

在某届大学生创新创业大赛中,一项具有创新性、实用性的护理项目从全国3万余个参赛项目中脱颖而出。该项目是为应对全球人口老龄化发展趋势,提高老年人生活质量而研发的一款高端综合护理服务系统——远程监控服务机器人。该系统包括多功能护理床、智能坐便器、可穿戴生理参数采集设备、主控板等结构。护理人员可通过使用电脑终端或移动设备实现以下功能:①个人

Note:

卫生护理,通过智能坐便器系统可对老年人的大小便自动检测和收集,并具有冲洗、烘干功能;②远程医疗康复训练,通过远程控制护理床可协助老年人抬背、屈腿、翻身等,避免瘫痪老年人由于长期固定姿势压迫组织造成压力性损伤,还可以加强关节肌肉运动,有利于患者康复;③远程健康监护,通过可穿戴生理参数采集设备实施健康护理,可实现监测及报警功能。除此之外,护理人员可随时通过移动设备和电脑终端对需护理人群进行健康监视、视频交流、生理参数提醒等服务。该系统相较传统护理模式能显著减轻护理人员工作强度,大幅提高护理效率,为护理工作提供了更高效、准确和个体化的支持,满足了现代社会对护理服务的需求,更好地适应了我国目前老龄化趋势的护理需求。

（二）案例分析

1. 培养创业意识　创业意识的培养在整个创业实践中具有至关重要的作用。远程监控服务机器人是利用日新月异的智能科技满足人们的高效护理需求,提高老年人生活质量的创业实践的典型案例。因此,创业出发点及创业意识的培养至关重要。在学生的创业实践过程中,大学一年级和二年级设置创新意识和创业知识类课程,培养创新意识和创业精神,帮助制订职业规划,明确学习目标;大学三年级和四年级设置创业素质和创业实操能力类课程,培养创新创业能力,开展创新创业实践活动,采用创业实践课程或讲座的形式,从创新思维的方式与特点、创新创业技能元素方面进行训练,带给学生真实的护理创业经验分享,为学生带来更多的护理用具、护理方法、护理程序等的创新及创业发展的思路,启迪创造性解决护理问题,有助于进一步培养学生的创业意识。

2. 拓展创业能力　创业能力的培养源自创业实践的过程。在创业实践中,创业思路、主要服务对象、团队成员的组成、资金来源及运用等内容的确定,是创业能力的提高过程和拓展过程。护理学专业大学生以老年人、慢性疾病保健与护理学专业知识等为基础,针对研究热点问题及学科前沿知识,充分挖掘当前护理存在的不足,结合社区服务中各人群健康需求以及相应的产业前景,从技能、产品设计、服务供给、受众人群、资金运用等方面对学生进行创业实践能力培养,构建协同培养创新创业机制,与企业或养老产业公司、医院、科研院所紧密协作,培养职业适用性护理人才。课堂内外、线上线下、校内校外教学活动结合,在专业教育的过程中融入创新创业教育,在课程实践、专业实践、社会实践构建的实践教学体系中体现创新创业的实践,有助于拓展学生对外部环境的观察,塑造学生内部能力,帮助学生评价自身创业能力,以及从外部环境中寻找机会。

3. 拓宽创业实践渠道　最有效的创新创业教育方法是创业竞赛活动,在实践中提升学生的创新创业意识和技能。设计第二课堂活动内容及方式,拓宽护理创业思路,加强创新创业理念。在网络平台学习微课,引发兴趣,增长知识。开放护理实验室,鼓励学生参与教师科研工作,在科研成果转化中,开启创业思路。同时,利用高校创新教育基地、创新创业孵化基地、创业实验训练中心等平台,鼓励学生运用拓展思维发掘项目,开发软件、申请专利等。结合护理内涵将创新创业训练课程纳入高校课程安排和学分制度,通过项目加分政策激励学生并调动其积极性,积极申请大学生创新创业项目并实施。在社会服务中,启发思维。参加各级创新创业比赛,举办"护理职业生涯规划大赛""创业大赛""老年产品创新开发大赛"等创新创业类活动,以比赛促发展。

4. 营造校园创业实践文化　建立师资培训和交流制度,选派教师参与创新创业师资培训,如校企合作互动、构建创业平台、高校间交流学习,尤其是汲取创新创业典型高校的经验;教师与其他专业教师交流,增进学科交叉融合,拓展教师创新创业商业视角,提高队伍创造能力。推进创新创业学分认定机制及激励机制,加大投入以支持大学生创新创业实践,营造校园创新创业文化。

（陈红涛　娄方丽）

思　考　题

1. 有人说创新就是"做别人不能做的事",你怎么理解?

2. 请根据你所在学校的大学生创新创业训练计划项目通知要求,组队撰写一份申报书。

3. 许多学生对创新怀有紧张不自信的心理,在加强大环境对创新能力的培养、树立学生对创新活动的自信心方面,教育者应该如何做?

4. 如何加强学生创新实践中评判性思维能力的培养?

第七章 目标测试

护理学专业大学生职业生涯规划与发展

0801

第八章　课件

───── 学 习 目 标 ─────

- **知识目标：**
  1. 掌握职业生涯决策的方法。
  2. 掌握人际关系的概念、护理工作中的基本人际关系、建立良好人际关系的策略。
  3. 掌握职业挫折的概念、克服职业挫折的策略。
  4. 了解迈尔斯 - 布里格斯类型指标理论、人际交往应遵循的原则、职场人际关系的特征。

- **能力目标：**
  1. 经过自我探索和对职业领域的探索，明确职业选择，提升职业能力。
  2. 能够运用建立人际关系的技巧在工作岗位建立良好的人际关系。
  3. 能够运用克服职业挫折的策略适应职场新环境、新岗位。

- **素质目标：**
  1. 树立正确的职业价值观。
  2. 具备职业素养，适应学生角色向职业角色的转变。
  3. 具有尊重同事和患者的良好素养。

大学学习与教育对于大学生的成长成才极为重要,大学生在校期间积极探索职业目标,树立人生理想,科学规划职业生涯,这为今后顺利走上职业岗位,成就职业理想,奠定了坚实的基础。本章将从护理学专业大学生职业生涯规划、社会角色的转变、建立良好的人际关系、克服职业挫折四个方面展开,通过对社会职场的了解,帮助护理学专业大学生树立正确职业价值观、培养职业能力与素质、学会建立良好的人际关系,从而为就业做好准备。

 ———————————————— 导入情境与思考 ————————————————

小赵同学是护理学专业大三的男生,他的亲朋好友中有些人对他未来做一名男护士不理解、不支持。面对一些社会媒体报道的护患矛盾,他对从事护理工作没有信心,也不知道未来能从事什么职业,所以一直很迷茫。

请思考:

1. 开展性格、价值观等方面的自我探索,明确个人职业领域。

2. 通过了解能力与职业素养的内涵要求,挖掘自身潜能,培养能力素质,增强就业信心。

第一节 护理学专业大学生职业生涯规划

职业对我们每一个人来说至关重要,它不仅是谋生的手段,满足衣、食、住、行的需要,带来物质财富;也能让个体发挥潜能、实现自我价值,带来精神财富。如果我们能够寻求一份适合个性特征、个人志向的职业,为之努力一生并收获成就,这是人生幸运、幸福的事情。

一、性格与职业价值观

(一)性格与职业选择

每个人都有性格特征,都有与众不同的特质。如果我们能够找到与性格最佳匹配的职业,不仅使工作更有效率,而且使长处和优势得以充分发挥,我们就会很自信。了解性格特征是职业生涯规划的重要部分。

1. 性格(personality)的定义 心理学认为,性格有两个基本概念,独特性以及行为的特征性模式。具体来说,是一个人对社会生活中的人、事、物等稳定的态度,以及与这种态度相应的、习惯化的行为方式。性格是区别于他人的最显著的特质。性格形成的因素很复杂,受遗传、生理、家庭社会环境、学习成长经历等交互作用。它既有自身因素,也有外界环境因素,因此性格是可以改变的。

2. 性格的类型 关于性格的心理学理论很多,当前应用最广泛的迈尔斯-布里格斯类型指标理论(Myers-Briggs type indicator,MBTI)。MBTI 的理论基础源于瑞典心理学家卡尔·古斯塔夫·荣格(Carl Gustav Jung)的心理类型理论,由美国凯瑟琳·库克·布里格斯(Katharine Cook Briggs)和她的女儿伊莎贝尔·布里格斯·迈尔斯(Isabel Briggs Myers)研究发展成为心理测评工具。

根据 MBTI 理论,性格主要包括四个维度,每个维度对应两种类型(表 8-1)。

(1)E-I 维度——注意力方向 我们自身与外部世界相互作用,喜欢将注意力集中于哪里,你就会从哪里获得活力。这个维度分为外向型(extroversion)和内向型(introversion)。外向型的人倾向于将注意力投注在外部世界,如外部的人、物、环境等,从与人的交往和行动中得到活力。内向型的人则相反,倾向于将注意力集中于自己的内心世界,从对思想、回忆和情感的反思中得到活力(表 8-2)。

(2)S-N 维度——认知方式 你是如何获取信息的? 这个维度分为感觉型(sensing)和直觉型(intuition)。感觉型的人用自己的五官来获取信息,信赖听到、看到、闻到、感觉到、尝到的实实在在、有形有据的事实和信息。直觉型的人通过想象、无意识等超越感觉的方式来获取信息,注重"第六感觉",擅长捕捉零星的信息,分析事情的发展趋向,关注事实之间的关联以及整个事件的全貌(表 8-3)。

表 8-1 MBTI 四个维度类型

维度	类型	类型英文	类型	类型英文
注意力方向 （能量来源）	外向	E（extroversion）	内向	I（introversion）
认知方式 （如何获取信息）	感觉	S（sensing）	直觉	N（intuition）
判断方式 （如何做决定）	思考	T（thinking）	情感	F（feeling）
生活方式 （如何应对外部世界）	判断	J（judging）	知觉	P（perceiving）

表 8-2 外向型（E）和内向型（I）的特征比较

E 型	I 型
喜欢用谈话的方式进行沟通	更愿意用书面方式沟通
交流时，大部分时间在说	交流时，听的比说的多
喜欢边想边说出声	想说的总放在心里
总是热情地社交	通常比较矜持
反应快、喜欢快节奏	仔细思考后，才有所反应
行动先于思考	思考先于行动
注意力容易分散	注意力很集中
喜欢实际操作或讨论的方式学习	喜欢用内心思考的方式学习

表 8-3 感觉型（S）和直觉型（N）的特征比较

S 型	N 型
关注实际存在的事物	关注数据所代表的模式和意义
重视现实、具体	富于想象力和创造性
着眼于当前实际	着眼于未来，留意事物的变化趋势，惯于从长远角度看待事物
观察敏锐，擅长细节记忆	留意事物的整体概况、普遍规律
经过仔细推理逐步得出结论	靠直觉得出结论
相信自己的经验	相信自己的直觉
通过实际运用来理解抽象的概念和理论	对概念和理论感兴趣

（3）T-F 维度——处理信息 你是如何做决定的？这个维度分为思考型（thinking）和情感型（feeling）。两种类型的人都有理性思考的成分，但作决定或下结论的主要依据不一样。思考型的人注重依据客观事实进行分析决策，会将自己从情境中分离出来，对事件的正反两方面进行客观分析，力图找到能应用于所有相似情境的标准或原则，不习惯根据人的因素变通。情感型的人常从自我的价值观念来进行决策，会在头脑中将自己放在情境所牵涉的人的位置上并试图理解别人的感受，在此基

Note：

础上根据自己的价值判断作出决定,把每一个人都当作独特的个体对待,关注决策可能给他人带来的情绪体验(表 8-4)。

表 8-4　思考型(T)和情感型(F)的特征比较

T 型	F 型
重视符合逻辑、公平、公正的价值	受个人价值观的引导
以逻辑方式寻求合乎真理的客观标准	善于体贴他人、感同身受
爱讲理	富有同情心
公事公办	关注对方的情绪反应
语言客观、说话直截了当	寻求和谐的气氛和积极的人际交往
可能显得不近人情	可能显得心肠太软
公平意味着每个人都能得到平等的待遇	公平意味着每个人都被作为独特的个体来对待

(4) J-P 维度——行为方式　你是如何应对外部世界的? 这个维度分为判断型(judging)和知觉型(perceiving)。判断型的人喜欢将事情管理得井井有条,过有计划、有条理的生活,通常有规划、有秩序,喜欢把事情定下来,按照计划、日程办事。知觉型的人喜欢以一种灵活、随意的方式生活,更愿意去体验和理解生活而不是控制生活,不断关注新的信息,喜欢变化,善于调节自己适应当前场合的需要(表 8-5)。

表 8-5　判断型(J)和知觉型(P)的特征比较

J 型	P 型
喜欢做决定,表现得有决断	喜欢灵活、随意
喜欢管理自己的生活	喜欢适应新情况
喜欢确定目标,努力实现	随着新信息的获取,不断改变目标
爱制订计划,按部就班地落实	不喜欢把事情确定下来,以留有改变的可能性
力图避免最后 1min 才决定或完成任务的压力	最后 1min 的压力使他们精力充沛

3. MBTI 类型与职业的匹配　MBTI 从四个维度去理解人。人的性格非常复杂,每个维度都会彼此影响,因此不要绝对地只看某一维度,要将四个维度结合起来认识人的性格。MBTI 四维度中的两极排列组合,可以得到 16 种性格类型。如表 8-6 所示,16 种 MBTI 类型各有其职业倾向。

表 8-6　16 种 MBTI 性格类型的职业倾向

ISTJ	ISFJ	INFJ	INTJ
管理者	教育者	咨询服务者(包括个	科学或技术人员
行政管理	健康护理人员	人、社会、心理等)	计算机人员
执法者	(包括生理、心理)	教学/教导	法律工作者
财会人员		艺术家	

ISTP	ISFP	INFP	INTP
熟练工	健康护理人员(包括	咨询服务者(包括个	科学或技术人员
技术人员	生理、心理)	人、社会、心理等)	
从事农业者	从商者	写作者	
执法者	执法者	艺术家	
军人			

续表

ESTP	ESFP	ENFP	ENTP
熟练工 从商者 执法者 技术人员	健康护理人员（包括生理、心理） 教育者 教练 儿童保育 熟练工	咨询服务者（包括个人、社会、心理等） 教学／教导 艺术家	科学家 管理者 技术人员 艺术家
ESTJ	ESFJ	ENFJ	ENTJ
管理者 行政管理 执法者	教育者 健康护理人员（包括生理、心理）	艺术家 教育者	管理者 领导者

4. 如何看待职业类型测验　了解性格类型可以帮助了解个人的职业倾向，但要注意以下问题：

（1）不同的性格类型没有好、坏之分，也没有对、错之分。每种类型都是独特的，都有适合自己发挥的环境。了解个性特征和行为特点，是为了更好地发挥自身优势来学习、解决问题、选择职业，而不能成为约束自己不做某事或不选择某种职业的借口。世界上没有百分之百适合某种性格的职业，也没有百分之百不适合某种性格的职业，要懂得用己之长，整合资源，获得成效。

（2）了解不同的性格类型，对了解他人、与周围建立良好的人际关系是有帮助的。在职场团队中，加深彼此了解、适应沟通方式、减少冲突、建立默契、加强合作是至关重要的。

（3）性格类型的职业倾向描述都是比较宽泛的职业类别，从中理解职业倾向时，不要囿于职业名称，而应更关注这一类别职业的特点。随着社会的发展，在现实职场中会产生许多新的职业，名称也各不相同，把握职业特点、内涵、素质要求是最重要的。

5. 性格类型与护理职业　随着现代医学的发展，生物医学模式向生物 - 心理 - 社会医学模式转变，整体护理理念下的护理职业要求为护理对象提供生理、心理、社会支持等全方位护理；要求针对个体不同生命阶段给予相应的健康指导，服务于人类生命全过程；要求促使健康人群维持和增进健康，为健康人群提供预防保健；要求从个体照护延伸到家庭或社区，促进全民健康。由此可见，护理职业涉及自然科学、社会科学、人文科学等较多领域，是健康教育者、健康管理者、健康服务者，既包涵医学科学，又体现人文精神。从性格类型与职业匹配来看，有很多类型适合护理职业领域。护理学专业大学生毕业后可以选择多种职业方向：临床护士、临床护理专家、护理管理者、护理学专业教师、护理科研人员，还可以成为营养师、心理咨询师、护理杂志编辑、医药领域公司职员、销售员、培训师、公务员等。护理学专业大学生可以了解自身的性格，选择相匹配的护理职业方向，同时克服性格中的弱点，以便更好地胜任未来的职业领域。

知 识 链 接

认 识 自 我

根据 MBTI 理论先自我推断个人的性格类型，再分别找朋友、同学、家人等身边熟悉的人，请他们根据 MBTI 理论推断你的性格类型，将两个结果进行比较，找出其中的异同，综合评估个人的性格特征与类型。通过自我探索与他人感受，更好地认清自己。

（二）价值观与职业发展

价值观是我们在社会生活中所重视的原则、标准或品质，是人的行为的内部驱动力，影响、激励人的职业选择和发展。因此，在职业生涯规划时，我们应当重视对自身职业价值观的澄清，树立正确的价值观,追求有意义的人生。

1. 价值观(values)的定义 价值观是指一个人对周围的客观事物(包括人、事、物)的意义、重要性的总体评价和看法。一方面表现为价值取向、价值追求,形成一定的价值目标,是一个人在生活和事业中最重要的精神追求、精神支柱和动力所在;另一方面表现为价值尺度和标准,是判断价值事物有无价值和价值大小的评判标准。

2. 价值观的特点

(1)价值观是因人而异的:一个人的价值观是从出生开始,在家庭与社会的影响下,随着知识的增长和生活经验的积累而逐步建立起来的。个体的成长环境、人生经历是不同的,因此每个人的价值观都是独一无二的。

(2)价值观是相对稳定的:价值观是随着人的认知能力的发展和经验的不断积累,在环境、教育的影响下逐步培养起来的,一旦形成,相对稳定。

(3)价值观在特定环境下又是可以改变的:当人所处的社会环境、生涯阶段不同,需求发生改变,原有的价值观念就会变化甚至颠覆。

3. 价值观的类型 德国哲学家爱德华·斯普兰格(Eduard Spranger)提出了六种类型的价值取向。

(1)经济型:以谋求利益为最大价值,一切从实际需要出发,强调有效和实用,有务实的特点。

(2)政治型:以追求权力、影响和声望为最大价值,喜欢支配和控制他人。

(3)理论型:以探求事物本质为最大价值,重视用判断和理性的方法寻求真理,求知欲强。

(4)社会型:以帮助他人为最大价值,热心社会活动,尊重他人价值,注重人文关怀。

(5)审美型:以美的价值高于一切,以美的原则如对称、均衡、和谐等衡量一切。

(6)信仰型:重视命运和超自然力量,关心对宇宙整体的理解,寻求把自己和宇宙联系起来。

现实生活中,一个人不会是绝对地属于某一种价值类型的,往往是不同类型的组合。

4. 职业价值观探索 职业价值观是价值观在职业领域的体现,是人们对待职业的一种信念和态度,是在职业生涯中表现出来的一种价值取向。理想、信念、世界观对于职业的影响,集中体现在职业价值观上。

在人的职业生涯发展、职业生涯决策中,价值观往往起到极其重要的、决定性的作用,甚至超过了兴趣和性格的影响。一个人越清楚自己的价值观,越了解自己在工作和生活中想要寻求的是什么,什么对自己是最重要的,那么他的职业生涯发展目标就越清晰,职业生涯决策就越果断,而价值观不清晰的人,常常容易陷入混乱、难以抉择。

列举出50个常见的职业价值观,根据自己的感觉快速地将职业价值观按照"总是重视""有时重视""从不重视"进行分类。将分类好的价值观按照感觉的强烈程度进行降序排列,将自己感觉最强烈的价值观排在第一位。按照列表,选出5种对你来说最重要的价值观。首先对这5种价值观按照你的预期进行具体阐释。接着假设你必须放弃其中的1个,你要对5种价值观逐一进行舍弃,留下最后1个价值观,这是你无论如何都不愿放弃的。

在价值观探索活动中,可能有人会发现对价值观的排序、取舍是困难的,甚至活动结束了都不清楚自己到底想要什么,或者最后留下来的价值观也不确认是否是自己真正的价值观。这样的情况是正常的,因为大学时代是价值观形成的关键时期,大学生还处于对个人价值观的不断探索之中。

5. 真实价值观澄清 20世纪60年代路易斯·拉思斯(Louis Raths)等人提出,真实的"价值"需要具备以下一些基本要素。换句话说,澄清真实的价值观包括三个方面、七个要素。

(1)选择:确认是自己选择的价值观。

1)你是自由选择价值观,没有来自任何人或任何一方的压力。

2)你是从众多价值观中作出选择的。

3)你是经过深思熟虑、反复权衡后选择的。

(2)珍视:欣赏、接纳自己的价值观。

1）你珍惜自己的选择，并为有这种选择而自豪。

2）你愿意向他人公开、分享你的价值观。

（3）行动：按照价值观行动。

1）你的行动与选择的价值观一致。

2）你始终如一地依据你的价值观来行动。

6. 大学生的职业价值观　大学生在职业生涯规划中通过自我探索，澄清职业价值取向，树立正确的职业价值观，为实现自身的职业理想和人生价值做准备。这需要处理好几个问题。

（1）处理好职业价值与金钱的关系：金钱是对劳动的报酬，是职业选择时首先要面对的问题。有些经济条件不太好的大学生毕业求职时，将金钱放在职业价值观的首位，这本无可厚非，但要提醒的是，大学生刚毕业，往往所具备的知识、能力、经验和社会阅历等还不足以获得大量的金钱回报，切不可有一夜暴富的心理，否则容易被社会上的不法分子利用，甚至误入歧途。金钱是辛勤工作的回报，是职业价值观的重要部分，但我们不能将金钱看成是职业价值的最高追求或唯一标准。

（2）处理好职业价值与名利的关系：在追求职业价值的过程中，名利常常会伴随而来。以合理、合法、公平、公正的方式获取名利一定程度会推动社会的进步与发展，而采取不正当的手段攫取名利，则危害自身、祸害社会。古往今来有许多为社会发展作出突出贡献的人，他们一生淡泊名利，历史上却留下他们的美名。

（3）处理好当前发展与长远发展的关系：无论从事什么职业、完成什么事业，都需要专心致志的定力、精益求精的态度、脚踏实地的干劲、百折不挠的毅力。大学生要摒弃急功近利、好高骛远的思想，立足当下，放眼未来。首先要根据个人的专业特长，在相关领域选择职业目标，专业特长是大学生职业生涯规划的基本依据，也是个人择业的优势所在；其后就要沉下去，全面开展职业探索，积极提升职业素养，为今后事业发展夯实基础。任何一项事业的成功都不是一蹴而就，而是需要通过无数个短期目标汇聚成长远目标而实现。

（4）处理好个人价值与社会价值的关系：个人价值的追求是以不违背社会共同理想和社会道德基本原则为前提的，大学生应从个人职业能力出发，重视提升社会发展需要的个人价值，努力实现合理的、多样化的个人价值。一个人把社会利益放在首位并为社会作出贡献，实现了社会价值，得到了社会的认可和尊重，这也实现了个人价值。因此，当代大学生要将个人价值的实现与社会价值的实现统一起来，积极投身为国家社会作贡献，在努力实现社会价值的过程中成就个人价值。

二、能力与职业素养

现代社会中职业能力与素养是职场生存的基础，是就业的核心竞争力。具备良好的职业能力与素养，才能胜任复杂职业环境下的职业要求，取得突出的工作业绩，因此，职业能力与职业素养对个人的职业生涯发展具有重要作用和深远影响。国民职业素养的高低也直接影响着国家社会经济的发展质量。

（一）能力与职业匹配

1. 能力（competency）的含义　能力是个体顺利完成某种活动的必要条件的心理特征总和。能力是在先天遗传素质基础上，经过后天的教育、学习，在实践活动中通过吸取经验而不断发展、提高的。为了胜任某一具体职业，从业者所必须具备的相应能力就是职业能力，它是成功进行职业活动所必须具备的知识、技能、态度和个性心理特征的总和。

2. 能力的分类　能力按照其获得方式是先天具备还是后天培养，可以分为能力倾向和技能两类。

（1）能力倾向（aptitude）：是指人与生俱来的特殊才能，如运动、音乐能力等。这是一种潜能或可能性，也可能因为未开发这方面的天资而荒废。1983 年美国哈佛大学教授、发展心理学家霍华德·加德纳（Howard Gardner）提出多元智能理论。他认为，智能是多元的，人类至少有 7 种不同智能：语言智能、数理逻辑智能、音乐智能、空间智能、身体运动智能、人际交往智能、自省智能。每个人同时具备这7种智能，但它们在每个人身上以不同的方式组合，表现出来的强弱程度也不同，使得每个人的智能各具特点。有的人多项智能都具有较高的水平，大多数人则在一两项智能上较为突出，即所谓"人无全才"。

（2）技能（skill）：技能是指经过后天的学习、教育培训而形成的能力。分为知识技能和可迁移技能。

知识技能是需要通过教育或培训获得的、特别的知识或能力，必须通过有意识、专门的学习才能获得，是一些特殊的语言、程序和学科内容。知识技能除了正式的学校课程教育之外，还可以通过自学、实践、课外培训、讲座等各种渠道获得。在知识经济时代，信息知识日新月异，我们要不断探索、学习新的知识，树立终身学习的观念，才能适应快速发展变化的社会需求。

可迁移技能也被称为通用技能，是可以从生活的方方面面，特别是工作之外获得发展，可以迁移应用到不同的工作中，适用于各类职业。比如举办一场毕业晚会，要做好前期活动策划、协调人员分工、排练演出节目、租借道具音响及协调场地时间等工作，在这过程中体现的管理、组织、沟通、解决问题等能力，都是很重要的可迁移技能。此外，还有创新能力、决策能力、自我提高能力等。事实上，知识技能的运用都是在可迁移技能基础之上的。举例来说，你的知识技能是护理学，你将如何运用它呢？是"教授"护理学，还是作一名护士"护理"患者，或是成为一名临床协调员（Clinical Research Coordinator，CRC）"协调"临床试验？这些加引号的词都是可迁移技能。

知 识 链 接

发现自己的成绩和能力

回顾过去，你的人生经历中有哪些成绩是可以量化的？除了常见的诸如"学年成绩班级前三"或"连续两年获一等奖学金"以外，还有没有一些事情可以用数字来显示你的成果？比如"作为学生会主席，一年举办了8次校园文化活动，参与成员覆盖1 000多名师生"等。这些数据可以具体地说明你取得的成绩。

你取得过的可量化的成绩：

你使用了什么样的技能帮助你取得这些成绩：

上述哪些技能需要进一步拓展？如何去拓展？

3. 自我效能感（self-efficacy）　是指个人对自己的能力以及运用能力实现个人目标的相信程度。个体在做某一件事之前，对能否有效完成目标会有所判断，当确信有能力完成时，会产生高度自我效能感，便会更加积极、更加主动，也就更可能获得所期望的结果。自我效能感低的人常常过分夸大困难，过低估计自己的能力。在实际生活和工作中，对个人行为起决定作用的往往不是个人能力的高低，而是个人的自我效能感。因此，要注重自我效能感的培养。

4. 能力与职业匹配　能力因人而异，不同能力的人对职业的选择会不一样，不同的职业也有着不同的能力胜任要求，能力与职业相匹配，才能增加效能，有效完成工作。

（1）能力类型与职业方向类型匹配：不同类型的职业方向对人的能力有不同的要求，例如临床护士要求具有较强的观察力、沟通能力、技能操作能力、较好的身心素质等；护理学专业教师要求具有较强的语言理解能力、口头表达能力、抽象思维能力；护理科研工作者要求具有较强的创新能力和科研思维能力。

（2）能力发展水平与职业层次相匹配：对于同一种职业类型来说，由于工作的要求、内容、责任的不同,可以分为不同的层次,不同的职业层次对能力水平有不同的要求。例如同样是临床护理工作者,普通护士与临床护理专家、护理管理者及专科护士等的能力要求会不一样。因此,还应根据自身已达到或可能达到的能力水平去选择与之相匹配的职业层次。

5. **善于发掘自身的潜能**　人的很多能力是在学习和工作中不断发展、成熟起来的,某些职业潜能只有在特定的职业活动中才能得到成长、强化,最终成为自己的优势能力,帮助正确认识自我、作出职业生涯决策。大学生在还不能清楚洞察自身的能力优势时,不必失去信心,在工作中可以通过自身的努力不断挖掘潜能,通过学习、锻炼促进某一能力的逐渐成熟。

能力测验是个人了解自己能力的一种非常有效的方法,可以测试人的某种潜能,在职业生涯决策时,有非常重要的参考价值。这方面的测试比较多,如一般能力倾向成套测验(GATB)、学术能力倾向测验(SAT)、分辨能力倾向测验(DAT)等。

(二) 职业素养

1. **职业素养(professionalism)的内涵**　职业素养是指个体对社会职业了解与适应能力的综合体现,其本质是人的一系列个性品质的集合,包括职业道德、职业意识、职业行为和职业技能等,可以通过学校学习、职场渲染、任务履行等方式不断习得和积累,并在职业生涯中表现和发挥作用。一般而言,个体的职业素养越高,其获得成功的概率就越大。

1973 年美国社会心理学家戴维·麦克利兰(David·C·McClelland)提出了著名的"冰山模型",指出人的素养就像一座冰山,一部分是浮现于水面之上的显性素养,如知识和技能等,易于观察和测量;另一部分则是隐含于水面之下的隐性素养,包括社会角色、自我形象、特质和动机等,这些素养相对难以挖掘,但对人的行为表现却起着关键决定作用。以麦克利兰研究为基础,美国学者莱尔·M·斯潘塞(Lyle M·Spencer)等在 1993 年出版的《工作素质高绩效模型》专著中,进一步提出"素养冰山模型"。在该模型中,知识、技能等水面之上部分被认为是个体的基准性素养(threshold competence),是对个体素养的最基础要求,但无法区别优秀员工与普通员工;而道德感、价值观、特质、动机和内驱力等潜藏于水面之下的部分则是鉴别性素养(differentiating competence),这是区分优秀员工与普通员工的决定性因素。

根据这一理论,可以认为,显性职业素养决定了个体是否能够完成工作,而隐性职业素养则直接决定其工作质量。打个比方,显性素养是具备能够建起大厦的能力,而隐性素养则是进一步要求把大厦建得更加牢固和美观。知识和技能等显性素养的培养,相对容易实现;而意识、动机、精神、个性特质等隐性素养,则深刻影响着显性素养的发挥,是决定个体职业发展水平的核心素养,此类素养往往难以快速养成,需要长期价值引领、人文熏陶和理念渗透。

2. **职业素养总体要求**　当今社会快速发展,现代企业对员工的素养要求是全方位的,不仅要具备扎实的专业知识和技能,还要具备道德品质;不仅要具备较高的职业能力,还要具备积极向上的精神特质。不同类型的职业对人才的核心素养要求也不尽相同。随着社会发展,职场也会在动态发展中提出新的职业素养要求。美国"全国大学与雇主协会"(National Association of Colleges and Employers,NACE) 2002 年调查显示,美国雇主们最为重视的能力与素质按顺序排列是:沟通能力、积极主动、团队合作精神、领导能力、学习成绩、人际交往能力、适应能力、专业技术、诚实正直、工作道德、分析和解决问题的能力。2017 年调查显示,美国雇主们最希望应聘者具备五种能力,即团队合作能力、问题解决能力、书面表达能力、良好职业道德、扎实口头表达能力。2007 年国内研究者张慧、王宇红在《国内企业对人才素质要求的内容分析》一文中对过去 10 年的 171 篇关于组织所需人才素质的文献进行分析,发现文献中共提到 80 余种素质特征,其中提及最多的前十位是:创新精神、忠诚敬业、专业技能、积极进取、高尚品行、专业知识、团队合作、管理能力、竞争意识、责任心。通过了解社会组织对人才共同的素质要求,可以帮助大学生有效地培养职场所需的能力与素养。

3. **护理职业素养要求**　当前我国正处于经济社会加速转型期,护理工作者要积极顺应新时代新要求和人民群众对护理工作的新期待,持续加强护士职业素养,不断提高护理服务质量,稳步提升护理管理水平,以逐步满足人民群众多样化、多层次的护理服务需求。由于护士的服务对象是有生命的、但却处于弱势地位的病患,优秀的护士不仅需要深厚的理论积淀和技能水平,还必须具有最高的职业水准,并且在实践的所有方面都遵循职业的道德准则。

国内有研究者构建的护士职业素养评价体系,具体涵盖专业技能、综合能力、职业情感和职业伦理四个方面。其中,专业技能具体包括护理评估、护理诊断、护理计划、护理实施和护理评价等过程的相关显性专业能力;综合能力包括人际沟通、终身学习、评判性思维和团队合作等隐性能力;职业情感包括职业认同感、职业获益感、职业责任感等情感要素;职业伦理包括人道主义、慎独、诚信和社会公益等职业信念。该体系为国内护士职业素养的培养要求提供了具体参考。

(三)护理学专业大学生职业能力与职业素养的提升

1. 在社团活动中锻炼能力　社团是大学校园文化的重要载体,是第一课程的补充和延伸,能促进大学生自我管理、自我服务和自我教育能力的发展。大学生社团类型多样,有文艺类、学术类、志愿类、体育类等。社团具有组织自发性、结构松散性、目标趋同性、内容广泛性等特点,非常符合现代大学生的特质和兴趣,大学生可根据自己的喜好和特长选择合适的社团。加入社团不仅找到了展示自我才能的舞台,丰富了自己的课余生活,还在组织策划各类活动中培养了责任感、团队意识,锻炼了自己的人际交往能力、组织协调能力,提升了心理素质,尤其志愿类社团对于培养奉献精神、服务社会意识有很大促进作用,这些能力和素质都是护理职业发展的必要元素。

2. 在社会实践中学以致用　社会实践是培养能力的重要途径,一次深入的社会实践会让你受益匪浅,全方位地提升个人的综合能力。社会实践的前期准备必须以扎实的专业知识为基础,通过查阅大量相关资料,建立稳固的理论框架;必须具备良好的沟通能力,加强与实践单位、媒体的联络,寻求合作与帮助;必须具备较强的组织协调、领导能力和团队合作能力,带领团队开展实践;最后进行实践总结、汇报成果时,必须有出色的文字功底、语言表达能力。

对于护理学专业大学生来说,实践更是检验学习成果、强化社会责任的必然路径。社会实践与专业知识的联系密切,要求学生将平时所学与社会问题、社会现象相结合,在实践中提出问题、分析问题、解决问题。护理学专业大学生应该发挥专业优势,以强化智力支持为特色,重点围绕健康中国战略,开展医疗现状调研、政策宣讲、康复知识普及、急救知识培训、健康管理、医疗扶持等实践活动,在实践调研中探索医学问题,在服务社会中培养奉献、仁爱精神。

3. 在各类竞赛中以赛促学　校园里举办的各类竞赛是展现自我风采、培养个人能力的绝佳机会。通过参加校内外各类学科竞赛,比如护理相关临床技能大赛,在竞赛中磨炼操作技能,查漏补缺。在大众创业、万众创新的时代,创新创业能力、科研能力成为企业单位越来越关注的职业能力,尤其对于从事护理科研工作人员、护理学专业教师的人来说,评判性思维、创新能力、科学研究能力更为重要。"挑战杯"全国大学生课外学术科技作品竞赛、中国"互联网+"大学生创新创业大赛等赛事,受到了高校学生的普遍关注,这些赛事激励大学生将专业知识与社会需求相结合,通过创业团队的组建,策划具有市场前景的产品、技术或服务,并对此作出完整、翔实的创业计划,包括产品前景、市场调研、产品优势、公司战略等,整个过程必然能培育大学生的创业意识和创新能力。

4. 在临床实习中积累经验　实习是每位学生在走出校门、迈向社会前必须经历的阶段,是学生提前了解社会、接触职业的窗口。在实习中学生会面临护患沟通的真实情境,真切感受未来职业的工作环境,面对高强度、复杂多变的护理工作,对学生的专业能力、适应能力、心理承受能力都是磨炼和挑战。对于不同职业生涯规划的学生,临床实习能带来不同的价值和意义。对于毕业后想就业的同学来说,实习能帮助你尽早了解职业发展的具体情况,不断完善职业能力,有助于今后的择业;对于想继续求学深造的学生,实习能让你厘清临床实际与书本知识的不同,会对今后的研究有所启发,在实习过程中寻找到自己感兴趣的研究领域。

护理临床实习会面对诸多困难与挫折,要注意调整自己的心态,增强抗压能力,同时学会保护自己的人身安全和合法权益。实习既是对专业知识的积累、操作技能的提升,也是对人际交往能力、组织协调能力、沟通表达能力等的综合提高,能为自己今后职业生涯的发展添加筹码。

Note:

三、职业生涯决策与职业生涯规划

求职择业是每个人面临的人生重大课题之一,其结果直接影响到个体的职业生涯发展。因此在职业生涯决策过程中要分析存在的挑战和困难,了解常用的应对方法,反思自己的决策风格,从而作出正确的职业生涯决策,提升职业发展的高度,做好就业准备和职业规划。

(一) 职业生涯决策

1. 职业生涯决策(career decision-making)的概念　职业生涯决策是一个复杂、多维度的概念,是指人们根据自身特点和社会需要作出合理的职业方向抉择的过程。职业生涯决策有广义、狭义之分。广义的职业生涯决策是一个完整的职业规划过程,包括提出问题、搜集资料、确定目标、拟订方案、分析评价、检查监督等一系列的认知活动。狭义的职业生涯决策是职业规划过程中的一个环节,是决策者在综合个人对自我的认识以及对职业等外在因素的判断的基础上,经过分析、比较、思考后,从两个以上的职业方案中选择一个合理方案的过程。

2. 影响职业生涯决策的因素　职业生涯决策是个体在综合自我认识和职业认知等因素的基础上开展的,是一个复杂的过程,决策的过程与结果受到个体、社会环境等内、外部诸多因素的影响。

(1) 个人内部因素:个人内部因素在职业生涯中起基础性作用,决定个体的发展方向,往往包括个性心理、个体的学习经历、社会经验等。

1) 个性心理:个性心理包括兴趣、性格、价值观等,往往会影响一个人的职业选择。有人会从兴趣出发选择职业,有人则看重工作收入,还有人则以实现价值为目标。

2) 个体的学习经历:大部分学生在进行职业生涯决策时,会从自身所学专业出发,也就是常说的找专业对口的工作。因此,个体的学习经历对职业生涯决策有着重要影响。对护理学专业学生而言,医学大类的学习背景与学习经历可以从事与医药相关领域的工作。

3) 个体的社会经验:大学生社会经验相对不足,获取行业及工作岗位信息的途径少,缺乏真实的职业信息,择业时存在信息不对称,会产生决策偏差。作为护理学专业学生,见习与实习是充分了解行业与岗位的最有效的途径。

此外,大学生在职业生涯决策中还会受到不合理观念的影响,主要体现在:一是过分完美化,比如"我一定要找到一份完美的工作,护理工作虽然稳定,待遇也不错,就是太辛苦……",很多学生希望一份工作能满足所有期望,往往因此而错过好的就业机会。二是过分概括化,往往以偏概全,比如在初步接触职业领域时,因为偶遇一次负面事件,就全盘否定该职业,从而放弃职业选择。还有就是极度不自信,比如往往因为一次面试失败,或者经历一件不良事件,就陷入极端不良的情绪中并难以自拔,如自责自罪、焦虑、悲观等,甚至认为自己一无是处,自暴自弃。

(2) 外部环境因素:外部环境因素对个体进行职业生涯决策有着重要影响,主要包括宏观社会环境、家庭环境等。

1) 宏观社会环境影响职业生涯决策:从宏观上看,社会制度、经济制度、民族习惯、历史和文化的不同,都会影响个人的职业选择。比如,社会传统价值观会影响大学生对职业的认识,容易形成职业刻板印象,造成思维定式,如护士、幼儿园教师、会计等职业应由女性承担。另外,当大的社会突发事件过后,学生往往会倾向于选择保守、稳定的工作单位。

2) 家庭环境与氛围影响职业生涯决策:著名的临床心理学家安娜·罗(Ann Roe)认为,儿时经历与职业选择有着很大的关系。她认为,个人选择的职业,某种程度上能反映儿时的家庭心理氛围。如果家庭氛围温暖、慈爱、接纳度高,那么可能会选择服务、商业、组织、文化等与人打交道的工作。

3. 职业生涯决策的风格类型　早在20世纪60—70年代,学者就提出职业生涯决策风格的概念,认为决策风格可以反映决策个体的性格、认知能力以及解决问题的能力,而这些能力极大程度地影响着决策行为与决策结果。因此,不同决策风格的决策者作出的决策往往是不同的。

丁克里奇(Dinklage)在 1966 年通过访谈研究,将人们作职业生涯决策时所采用的风格分为八类(见表 8-7)。

表 8-7　八种常见决策风格类型

决策风格类型	行为特征	优势	行为后果
冲动型	决策过程基于冲动,抓住遇到的第一个选择,不再考虑其他选择。先决定,以后再考虑后果	不必花时间找数据,能快速作出决策	风险太大
宿命型	将决定留给境遇或命运。认为一切都是命运的安排	不必自己决策,减少冲突	人生态度消极
顺从型	自己想作决策,但无法坚持己见,决定权交给他人。你说好我就照做	维持表面和谐	选择不一定适合自己
延迟型	知道问题所在,但迟迟不作决定,或是到最后一刻才作决定。惯于拖延,不着急,总想明天再说	延长作决定的时间	问题并未解决,甚至会越拖越严重
烦恼型	过度搜集信息,项目太多,无法作出取舍。拿不定主意,没办法轻易决定	可以暂时不作决定	耽误时间、耗费精力
直觉型	根据感觉而非思考来作决策,只考虑自己想要的。感觉还不错,说不出具体理由	简单省事	可能会因为信息不充分而产生误差
麻痹型	害怕作决策的结果,不愿意负责,麻痹自己来逃避。我知道应该怎么做,就是做不到	可以暂时不作决定	暂时逃避,无法真正为决策和后果负责
计划型	决策时能倾听内心的声音,又能考虑外在环境要求,是命运的主宰	主动积极,面对问题,解决问题	能科学合理地作出决定

美国职业生涯专家苏珊娜·G·斯科特(Susanne G. Scott)和雷金纳德·A·布鲁斯(Reginald A. Bruce)在 1995 年提出决策风格可以划分为五种类型:理智型、直觉型、依赖型、回避型和自发型。并按照这种分类方式编制出一般职业生涯决策风格量表 GDMS(general career decision-making scale)。

决策者在认识到不同决策风格的差异基础上,在决策的过程中应当不断提醒自身注意扬长避短,合理、科学地进行职业生涯决策。

4. 职业生涯决策的理论、原则与方法

(1) 职业生涯决策理论:自 20 世纪中叶开始,关于职业生涯决策的研究已经形成了许多较为成熟的理论,包括人职匹配理论、认知信息加工过程理论等。这些理论从多个角度对决策者制订职业生涯决策提供指导。

1) 人职匹配理论:又叫特质因素理论,是波士顿大学弗兰克·帕森斯(Frank Parsons)提出的,也是最早的职业生涯决策理论之一。人职匹配理论强调职业生涯决策中的个人特质要与职业要求匹配,但没有从整体上对职业生涯决策进行研究,较少考虑社会环境、经济形势等因素。该理论提示决策者进行职业生涯决策时要清晰认识个人特质。

2) 认知信息加工过程理论:该理论吸收了认知行为干预、决策制订策略等方法,提出了认知信息加工金字塔和 CASVE 循环这两个核心观点。

认知信息加工金字塔将生涯发展与咨询的过程视为学习信息加工能力的过程,位于塔底的是知识层,包括自我知识和职业知识。中间层是决策层,包括沟通 - 分析 - 综合 - 评估 - 执行五个阶段。最上层是执行加工层,是调节认知过程的认知活动,包括自我觉察、控制和监督等。CASVE 循环则主要指五个过程,即沟通、分析、综合、评估和执行,是金字塔的中间层。

该理论对个体如何沟通职业理想与现实之间的差距,如何分析差距,如何消除差距解决问题,如何作出最优选择并执行有着较强的指导意义。

(2)职业生涯决策原则:职业生涯决策是一个取舍和选择的过程。在这个过程中,对于如何取舍、如何选择,决策者需要遵循一定的原则,主要包括:

1)性格与职业相匹配:每个人都有自己独特的性格特质,在职业生涯决策时,性格类型与职业类型的匹配度,对事业的成功与否有着重要影响。比如,一个内心深处非常排斥与陌生人交流的人,就很难做好销售工作。

2)兴趣与职业相匹配:美国职业指导专家约翰·亨利·霍兰德(John Henry Holland)根据大量的职业咨询经验提出霍兰德职业兴趣理论,该理论指出兴趣是个体和职业匹配过程中最重要的因素,当个体从事的职业与其职业兴趣类型匹配时,个体的潜在能力可以得到最彻底的发挥。

3)职业能力与职业相匹配:任何职业都要求从业者掌握一定的能力,大学生在职业生涯决策时应当充分考虑自身的专业能力以及其他与职业要求相关的能力,选择与自身能力相匹配的职业。

4)职业价值观与职业相匹配:一个人在进行职业选择时,都会有一定的就业动机和择业倾向,这就是职业价值观的体现。个人在进行职业生涯决策前应当厘清自身的职业价值观。

5)外部环境与职业相适应:每个个体都处在一定的社会环境中,离开环境的个体无法生存与成长。因此,个体在进行职业生涯决策时,需要了解当前的政治、经济和社会形势,了解自己的目标职业在目前和未来社会中的发展情况等。随着高校扩招,每年大量的毕业生以及尚未充分就业的往届生使得就业压力越来越大,在这种环境下,个体在进行职业生涯决策时,更应充分考虑环境因素,做好选择。

(3)职业生涯决策方法:决策者往往希望自身作出的职业生涯决策既能满足个体需求,又能符合社会发展的需要。为此,可以借助一定的方法帮助自己作出最适合的决策。常见的职业生涯决策方法有职业生涯决策平衡单法、SWOT 分析法以及"5W 法"。

1)决策平衡单法:该方法被认为是解决问题和缩小选择面的好方法。用表单的形式,帮助决策者系统地分析每一个可能的选项,同时判断执行每一个选项的利弊得失,然后依据其在利弊得失上的加权计分排定各个选项的优先顺序。

实施的程序一般为:首先,列出可能的职业选项。决策者需要在决策平衡单中列出 3~5 个有待深入评量的潜在职业选项。其次,判断各个职业选项的利弊得失。平衡单中提供可参考的重要得失,主要包括自我物质方面的得失、他人物质方面的得失、自我赞许的得失、他人赞许的得失。咨询者根据重要的得失方面,逐一检视各个生涯选项,并以"+5"至"−5"的十一点量表(+5,+4,+3,+2,+1,0,−1,−2,−3,−4,−5)来衡量各个职业选项。然后,进行各项考虑因素的加权计分,计算出各个职业选项的得分,从而最终排定各个职业选项的优先顺序。

2)SWOT 决策分析法:该方法把个人在职业生涯决策中涉及的优势、劣势、机会和威胁四个方面结合起来进行分析,帮助个体进行职业生涯决策。其中,S、W 是内部因素,O、T 是外部因素。优势和劣势是对个人内部因素的评估,通过评估,努力改变影响自身职业发展的劣势,尽可能发挥自身优势。机会和威胁是对职业所处外部环境因素的评估,通过评估,尽可能利用好职业发展的机会,规避潜在的威胁。通过这种方法,个人能够综合自身优势,改变劣势,认清环境和前景,从而做出最佳决策。

在开展 SWOT 分析时,仅仅列出优势、劣势、机会和威胁还是不够的,还需针对每一项列出的优劣势、机会、威胁制订相应的应对策略。

3)"5W 法":该方法是个人通过对"我是谁""我想做什么""我能做什么""环境支持我做什么"和"我的职业和生活规划是什么"这 5 个层面的探讨,引导决策者对职业生涯决策各个层面的问题进行探寻,进而发现根本问题,寻求解决方法。

案 例 链 接

职业生涯决策

　　李同学是一名护理学专业大四的男生,经过4年的专业学习,特别是最后一年的临床实习,他感受到护士是救死扶伤、守护人类健康的职业,是一份崇高而幸福的职业。临近毕业,他已准备从事临床护理工作。然而,他的父母认为男护士在社会上不被理解,收入也不高,坚持让他考研究生转其他行业。他咨询了许多前辈、师长,经过反复思考,他认为自己大学学习的专业领域在护理行业,在健康中国的国家战略中护理行业大有可为,这份崇高的职业与自己的价值观也是一致的,从事这样的工作一定是幸福的。最终李同学说服了父母,如愿成为了一名临床护理工作者。

(二)护理学专业大学生职业生涯规划

　　随着社会的进步与经济的发展,人们对医疗卫生保健的需求不断增加,对医疗卫生服务的要求也不断提高。这些对于护理学专业学生而言既是机会,也是挑战。职业生涯规划就是在学生进入专业领域之前,帮助学生在准确认识自我、客观分析环境的基础上,尽早确定职业发展方向,找准职业发展路径,增强职业准备意识与就业竞争力,激发学生实现自我价值的动力,最终实现人生的全面发展目标。

　　1. 护理学专业大学生职业生涯规划的原则　为科学制订适合自身的职业生涯规划,学生需要遵循一定的原则。

　　(1)可行性原则:在进行职业生涯规划时必须考虑自身特质、社会环境及护理职业环境等因素,选择切实可行的路径。

　　(2)挑战性原则:在可行性的基础上,规划还需有一定的挑战性,比如给自己设立一个专科护士的职业目标就更有挑战性,但成功后也会获得更大的成就感。

　　(3)清晰性原则:在进行规划时需做到清晰、明确,以便能转化成可以实施的行动。

　　(4)一致性原则:在规划时要注意主目标与分目标要一致,目标与实施路径要一致。

　　(5)全程性原则:在拟定职业生涯规划时要考虑到生涯发展的整个历程。

　　(6)变动性原则:在制订目标或路径时要有弹性,要能够根据社会发展、护理学科发展的需要作出相应的调整。

　　(7)可评估性原则:对规划的设计应有明确的时间限制或标准,便于及时评估和修正。

　　2. 护理学专业大学生职业生涯规划的步骤　一般而言,职业生涯规划主要包括自我分析、环境分析、目标设定、计划与实施、评估与调整五个方面。

　　(1)自我分析:自我分析是对自己的全面审视,是护理学专业学生对自身价值观、兴趣、性格、知识水平与技能、潜力可能等方面的自我认识和定位,是对从事护理工作的自我评估和自我探索。自我分析是开展职业生涯规划的关键,是找到适合自己职业发展方向的基础。

　　(2)环境分析:相对于自我分析,环境分析是"知彼"的过程。护理学专业学生的环境分析除宏观的政治、经济、文化、社会等大环境分析外,还需对现代护理的范畴、发展现状及发展趋势等开展分析。现代护理学的范畴已经由单纯的临床护理拓展为临床护理、社区保健、护理管理、护理教育和护理科研,学生需明确不同专业领域对职业从事者的能力要求,并依据社会需要和学科发展不断调整职业理念。

　　(3)目标设定:目标是职业生涯规划的核心,在自我评估和职业环境分析的基础上,学生需要进一步选定职业发展的方向。比如,有的学生在校期间就展现出较强的号召力、组织管理能力和协调能力,那他就可以考虑朝护理管理者的目标努力;而有的学生专业知识深厚,且有较强的创新意识与创新能力,那他就可以考虑从事护理科研。总而言之,职业目标的设定应当切合自身实际以及职业发展的需要。

（4）计划与实施：在职业目标确定后，就应该着手制订实施路径和行动计划，比如在职业生涯早期是否需要参加某些技能培训，或是通过一段时间的实习来获得经验等。

行动计划确定后，个体就可以采取行动来实施计划。一般而言，在职业生涯的早期阶段，个体应该更注重基础知识的储备，强化专业基础训练，培养解决问题的能力，总结和积累经验；在职业生涯的中期，要注重精通自身的专业，积极参与到护理教学、护理实践中去；在职业生涯的后期，要更注重锻炼解决护理实际工作中疑难问题的能力，不断提升自身的职业素养。

（5）评估与调整：职业生涯规划是一项动态的活动，具有连续性、循环性和往复性等特点。因此，个体在实施计划的过程中，需要及时回顾前一段时间的规划，对职业生涯规划活动所产生的效果进行评估反馈，并及时调整计划。

第八章 案例分析 职业生涯决策

第二节　社会角色的转变

导入情境与思考

李同学是护理学专业大四的学生，已经进入医院开始临床实习了。在校期间品学兼优的李同学，到了医院却一时间难以适应。面对全新的环境和临床复杂的人际关系，李同学内心迷茫，不知该如何适应学生向护士角色的转变，快速融入职场环境。

请思考：

1. 什么是社会角色？学生角色与职业角色之间有什么差异？

2. 学生角色向职业角色转变中，需要克服哪些心理问题？

从学生到"社会人"，是人生的重大转折，不仅是身份的转换，还意味着经济上的独立、获得社会的认可。要适应这种角色转变，需要培养角色认知，明确职业角色定位，不断提高职业能力，提升职业素养，从容面对职业生涯。

一、学生角色与职业角色的转变

初入职场，每位大学毕业生都希望自己能够在全新的工作岗位上崭露头角，成就一番事业。然而，他们中的一些人会发现自己不能很快适应职场角色，无法很好地融入职业环境、有效开展工作。这个问题的出现，往往是因为他们没有真正意识到自身的角色已经发生了转换而导致的结果。只有真正意识到自己已经走出校园，不再是一名生活在象牙塔中的学生，并且重新对自己的角色进行正确的定位，清楚作为一名"社会人"应当做什么、怎样做才能在新环境中很好地立足与发展，在竞争激烈的职场舞台上拥有自己的一片天地。

（一）社会角色与角色转变

1. 社会角色（social role）的定义　"角色"一词最先是戏剧中的一个专有名词，是指在戏剧舞台上所扮演的剧中人物及其行为模式。后来，社会学家把"角色"概念引入社会学和社会心理学，产生了社会角色概念。所谓社会角色，是由人们所处的特定社会地位和身份所决定的一整套规范体系和行为模式，包含人们对具有特定地位的人的行为的一种期望。社会角色反映了每个人在社会中的地位和在人际关系中的位置，代表了每个人的身份，是社会赋予人的社会权利和义务。具体而言，某人担当了某个角色，就要表现出这个角色的特征。做教师的就要像教师，做护士的就要像护士。每一个社会生活中的人都扮演着多种多样的社会角色，正是这种多样社会角色构成了社会群体或组织的基础。

2. 角色转变的意义　职业生涯规划大师唐纳德·E·舒伯（Donald E. Super）提出，人在不同人生阶段需要扮演着不同的社会角色。人生不断变化，角色也随之变化，从一个角色进入另一个角色的过程

Note:

就是角色转换。大学毕业以前，人扮演的重要角色在学校是学生，在家是子女。步入社会之后，则扮演着职业者的角色，随着职业生涯的变化，还有不同的职业角色的转变。随着年龄增长，在家庭里扮演子女和为人父母的双重角色。人的一生就是在角色转换中不断充实和发展的，其中最重要的角色转变，当属由学生时代的学生角色向迈入社会后的职业角色转变。这是个体社会化的过程，是学生向"社会人"转变的过程。完成这一过程，需要理解两种角色的差异，明确职业角色定位。

（二）学生角色与职业角色的差异

学生角色和职业角色是两个完全不同的社会角色，差异主要体现在履行社会责任、享受社会权利、遵守社会规范、展现行为模式、所处生存环境等方面。

1. 履行的社会责任不同　学生角色的主要责任是学习科学文化知识，促进德、智、体、美、劳全面发展，掌握为社会服务的本领。整个角色过程是接受教育、储备知识、锻炼能力的过程。职业角色的责任，是立足自己的职业岗位，运用专业知识和能力，为社会服务的过程。两种角色履行的责任全然不同。

学生角色责任履行得好坏，主要关系到本人是否掌握了知识、提高了能力、获得了全面发展。学生学习成效不好，不用直接对社会承担责任。犯了错误，作为受教育者，以教育引导为主。而职业角色责任履行得好坏，则直接影响到社会组织的运转和社会分工的完成效率。职业者没有完成好本职工作，要对社会承担责任，犯了错误轻则受到一定的处罚，重则会被淘汰开除，甚至承担法律责任。

2. 享有的社会权利不同　学生角色的主要权利是依法接受教育。这一时期绝大多数的大学生还没有完全独立的经济能力，主要依靠家庭获得经济来源，主要社会活动以学习为主。职业角色则是依法行使职权，开展工作，并在履行职业角色义务的同时取得报酬。

3. 遵守的社会规范不同　学生角色与职业角色不仅规范的内容不同，而且规范所产生的约束力也不同。学生角色除了需要遵守国家的法律法规之外，还需遵守《学生行为准则》和各学校制订的规章制度，如日常行为管理规定、考勤办法、纪律处分制度等。职业角色除了需要遵守国家的法律法规之外，还需遵守社会规范，主要包括单位的规章制度，如考勤制度、岗位管理制度、绩效考核制度等。相比学校的规章制度，单位的规章制度更为严格。作为一名职业工作者，自己的行为不仅关联到自己，更会影响组织的利益。护理学专业大学生习惯了高校相对宽松的管理环境，初到医院职场环境后，常常会因为职业岗位严格的纪律和管理制度而难以适应。

4. 展现的行为模式不同　学生角色是在接受外界的给予，即接受和输入，主要要求获得理解和尊重。而职业角色则是运用自己的知识和能力，向外界提供自己的劳动，即运用和输出，要求结合实际付出获取公平的评价和报酬，实现经济独立。

5. 所处的生存环境不同　在人际关系方面，大学校园是众所周知的象牙塔，无论同学、朋友还是师长，大学生几乎都不需要过多的顾虑与防备，可以真实地表达自我和展露情感。职业角色则要承担更为复杂的人际交往，社会上的人际关系相对于学校要复杂得多，也更为微妙，对交往艺术提出了更高的要求。

（三）从学生到"社会人"

毕业生离开校园，进入职场，这是学生角色向职业角色转变的过程，是个体社会化的过程，是学生成长为"社会人"的过程。

"社会化"是指在特定的社会与文化环境中，个体通过与社会的相互作用，发展自己的社会性，成为能够履行一定社会角色行为的"社会人"的过程。我国著名的社会学家费孝通指出，社会化指个人学习知识、技能和规范，取得社会生活的资格、发展自身的社会性的过程。社会化的根本目的在于为社会培养合格的社会成员。社会化过程只有在个体与社会整体的互动中才能实现。在社会化过程中，个体不断将社会要求转化为社会角色的心理内容，通过个人的内心活动或亲自体验，真正相信并接受社会主导价值、行为规范，进而把它纳入个体的价值体系之中。社会化程度如何，直接关系到大学生迈入社会后的人生和事业的发展。

Note:

从学生转变为"社会人",这是一个角色认知、角色定位以及职业中自我动机的培养和激发过程。社会角色的扮演是社会化的一项重要内容。从校园到职场,身处环境发生变化;从学生到员工,个人身份发生变化;从同学到同事,相处伙伴发生变化;从老师到老板,领路人发生变化。对于护理学专业的大学生来说,是从一名"护生"转变为"护理人"的过程。①身处环境发生变化:不再是按照既定课表安排自己的学习和生活的象牙塔式环境,而是必须全身心投入地服务病患,并需要处理各方面复杂关系的医疗环境;②个人身份发生变化:不再是只接受教育、储备医学知识、锻炼综合能力的学习者,而是必须运用医学专业知识和能力,为病患解决临床问题、提供健康服务的护理人员;③相处的伙伴发生变化:不再是开门见山、朝夕相处的同学,而是处事委婉、彼此客气的同事;④领路人发生变化:不再是教书育人、循循善诱的师长,而是总揽全局、果断决策的领导。护理学专业大学生只有深刻意识到不同环境中的角色要求和角色期待,争取在最短的时间里完成角色转换,才能为今后护理职业生涯的快速发展打下扎实基础。

在社会化过程中,难免会遇到挫折与困难,要保持积极明朗的心态,努力培养自身的心理调适能力。作为新形势下的护理学专业大学生,要充分重视职场环境带来的变化,面对挫折,调整心态,积极主动应对角色转变,从容实现"护生"向"护理人"的华丽转身。

二、学生角色与职业角色转变过程中的心理调适

(一) 角色转变中的心理问题

心理学认为个体的社会角色发生变化时,新旧角色的转换过程必然伴随着不同角色间的相互冲突。从学生角色转换为职业角色的过程中也同样不可避免会出现各种冲突和矛盾,常见有以下三种:①主观愿望与社会现实之间的矛盾 大多数学生对全新的职场生涯抱有良好的主观期待,投身职场后却发现客观实际有很多不如意的地方,因此就会产生非常强烈的矛盾。②行为习惯与社会角色之间的矛盾 在大学期间所形成的各种行为习惯,与社会和职场的要求格格不入,也是比较常见的矛盾之一。③实际能力与社会需要之间的矛盾 大学生在学校中主要接受的是书本知识,实践经验相对缺乏,这与进入职场后立刻需要各种职业技能之间也会形成矛盾。

正是以上诸多矛盾导致了大学生在角色转换时容易出现种种心理问题,主要表现在以下四个方面:

1. 依赖或恋旧心理 很多大学生因为习惯了十多年的学生角色,容易使个体在学习、生活和思维方式上都养成一种相对固定的模式,从而在角色转换过程中依恋学生角色,出现怀旧心理,难以从学生状态中完全摆脱出来。在职业生涯之初,许多人常常会不自觉地置身于以往的学生角色之中,以学生角色的社会义务和社会规范来要求自己、对待工作,以学生角色的行为习惯和思维模式来待人接物,不能很快完成职业角色转换。

2. 畏缩或逃避心理 一些大学生在向职业角色转变的过程中,面对全新的职场环境,经常会表现出怯懦、畏缩,甚至逃避心理。工作中缩手缩脚,怕承担责任,怕出事故,怕闹笑话,怕造成不良的影响,不敢接受甚至拒绝接受工作任务和挑战。待人处事,总担心自己的表现不够完美而被指责,要么过度封闭自己,尽可能避免与人往来,要么盲目听从他人的指使,不敢表达自己的想法,独立性很差。

3. 自负或自傲心理 一些大学生对人才的理解不够全面和准确,过高估计自己的知识能力水平。认为自己接受高等教育多年,成绩好、学历高,已经是比较高层次的人才了,从而在进入职场后容易产生盲目自信甚至自负、自傲的心理。往往不能客观认识社会现实和职位要求,眼高手低、纸上谈兵,不屑与他人合作,不虚心接受他人的指导和意见,甚至不够尊重领导和同事。

4. 浮躁心理 一些大学生在刚入职场时往往弄不清楚自己在工作中真正想要什么、能做什么,因此,在角色转换的过程中表现出不踏实的浮躁作风和不稳定的情绪情感。一阵子想干这项工作,一阵子又想干那项工作,不能深入工作内部了解工作性质、工作职责以及工作技巧。正如频频发生的职场跳槽现象,就是因为一些学生久久不能稳定心态、进入职业角色,反而认为工作岗位或用人单位不

符合个人期待。事实上，如果不能静下心来踏踏实实地适应工作，不管什么样的单位都会觉得不适合自己。还有一些学生过分渴求成功，急功近利、急于求成，结果稍有不顺就会急躁不安。

以上心理现象是学生角色向职业角色转变过程中常常出现的问题，会对今后的职场适应和职业发展造成不良影响。因此，在两种角色的转变阶段，大学生一定要认清客观现实，找准角色定位，采取合适的方法途径帮助自己平稳过渡。

（二）角色转变的途径与方法

1. 明晰角色定位，树立责任担当　不同的社会角色，社会赋予的行为规范、权利与义务也不尽相同。不少毕业生在职业生涯之初，不能清晰分辨学生角色与职业角色的差异，无法正确领会和对待"社会人"、"职场人"应履行的责任担当。比如有的人习惯于校园里相对宽松的环境氛围，不能适应用人单位的管理规定，在违反规章制度受到批评或处分时，不能及时总结反思、调整状态，产生抵触对抗的不当言行。还有的人不能合理认识工作岗位内在要求和人才成长的基本规律，抱怨初入职场时的工作过于简单，没有被委以重任，觉得自己被大材小用了，对工作挑三拣四，这些对职业生涯发展都是不利的。大学生要积极融入社会，了解体会职业角色的要求和不同职业的内涵，逐步建立职业认知，树立社会责任与担当，按照社会角色、职场角色要求，稳定心态，积极锻炼自我，使自己不断走向成熟。

2. 培养健康心态，提高抗挫能力　社会化是在大学生个体与社会整体的互动过程中实现的。个体对社会规范、道德准则的认同、内化，必将存在着这样或那样的冲突、矛盾、困惑与阻碍。大学生长期扮演孩子、学生的角色，对工作者角色缺乏心理预期和现实经验，表现不好其实十分正常。我们应保持积极明朗的心态，既不能悲观失望，对社会充满负面情绪；也不能盲目乐观，抱有不切实际的幻想。

在遇到挫折时，常见的心理调适方法有很多。首先，可以进行积极的心理暗示，鼓励自己、相信自己，帮助自己渡过难关；其次，可以向朋友、老师倾诉，寻求他人的安慰与支持，必要时还可以寻求心理专家的帮助；最后，可以通过体育锻炼、听音乐、郊游等方式转移自己的注意力，排解心中的烦闷，放松自己的心情。

3. 筑牢专业基础，提高职业素养　从职业生涯长远规划及发展的视角来看，作为新形势下的大学生，要认清不同阶段的角色定位、承担相应的职责使命，不仅需要调适积极的心理状态，还要打牢专业基础，夯实理论知识和实践技能，提升职业素养，为走向社会、职场做好各方面的贮备。对于护理学专业学生而言，职业的角色定位和内在要求决定了我们势必要承担救死扶伤、承托生命的神圣使命。在校期间，大学生要努力掌握科学文化知识，全面提高思想道德水平与专业素质。要通过见习实习、社会实践等途径，一方面巩固专业理论、磨砺临床技能，另一方面适应职业环境、提升职业素养，为顺利完成角色过渡，从容面对职场做好充分准备。

0804

第八章　案例分析　角色转变

第三节　护理人员良好人际关系的建立

导入情景与思考

小李和小张是某医院录用的刚毕业的护士，共同在肿瘤科轮转。两人理论知识、技术熟练程度都相差无几。在轮转的过程中小李与带教老师及其他医务人员经常沟通，人际关系良好；小张则很少与其他人交往，与带教老师及其他医务人员关系一般。轮转结束，小李如愿以偿留了下来，而小张则落选了。

请思考：

1. 小张没有被轮转科室留下来的原因何在？

2. 小李的经历对你有什么启示吗？

Note：

美国著名人际关系学专家戴尔·卡耐基（Dale Carnegie）说过"成功人际交往的第一个秘诀：请对方帮一个忙；第二个秘诀：真诚赞美他人；第三个秘诀：尽量满足他人的需要"。人际关系是人与人之间的相互关系，它存在于人际认知、人际情感和人际行为之中。人际关系友好和睦可以促进群体和谐，人际关系疏远敌对则不利于群体发展。不同的人际关系会带给人们不同的情感体验，成功或失败，幸福或痛苦。这种体验不仅对社会和群体的发展有影响，对个体心理和个性形成也有重大影响。

一、职场人际关系的概述

（一）人际关系的概念

人际关系（interpersonal relation）有广义和狭义之分。广义的人际关系是指社会生产中所有人与人之间的关系以及人与人之间关系的各个方面，包括经济关系、法律关系、政治关系等；而狭义的人际关系是指在社会实践中，人与人之间通过交往与相互作用而形成的直接心理关系，它是通过某些交流媒体与他人共同建立和发展的，反映了个体或群体满足其社会需求的心理状态，人际关系的发展变化取决于双方社会需求满足的程度，是社会心理学名词或者说是术语。

（二）职场人际关系的特征

人际交往是人类所特有的基本需求。现代社会中，工作场所人际关系已经成为一种开放性的多维网络状态结构，在发展的过程中呈现了不同的特有表现。

1. 互动性　是指人们在精神及物质交流过程中的心理和行为方面的交流特征，主要体现在以下三个方面：

（1）直接性：是指人们在职场人际关系中直接的，甚至是面对面的交往过程中直接形成的一种关系，关系中的人能真正感受到它的存在。

（2）个人性：是人际关系与社会关系的本质区别。社会关系是人们在共同的社会生活实践中形成的一切关系的总称，而工作场所，即职场的人际关系则反映在具体个人互动和互动对象的个人感受过程中。

（3）情感性：不同的个体在职场中的人际关系会产生不同的情感体验及感受，尤其在职场活动中，可表现为相互接近、吸引的联合情感或相互对立、排斥的分离情感等。

2. 心理性　人际关系反映的是人与人之间的心理距离，这是由个人社会需求的满足程度所决定。如果职场双方在交往过程中都获得了各自社会需求的满足，他们之间就能产生并建立人际间接近或友好的心理关系；相反，它将导致疏远或敌对的心理关系。

3. 渐进性　社会心理学研究证明，人际关系会随着人们共同生活的历程按照一定的规律形成和发展，职场人际交往也有一定的程序，例如当一个人第一次与工作场所中的其他人接触时，他或她会互相询问他人的隐私，这很可能会导致对方的不安甚至是反感。

4. 明确性　人在职场中会形成多种不同的人际关系及角色，但每一种人际关系相互之间的关系双方都清晰明确。每个人在同一时期扮演着多种角色，例如：一个人在工作岗位上既是领导、又是下属，同时还是他人的同事等。

5. 复杂性　人是自然属性及社会属性组成的统一体，其生理、心理及社会因素的综合导致了个体的复杂性及多面性，而职场中由两个以上的人组成的人际关系更为复杂，表现为交往动机、交往心理、交往方式等多方面的复杂性。此外，工作场所中人际关系的复杂性也体现在其社会属性上，职场人际关系作为社会关系的一部分，必然会受到生产关系及其他社会关系的影响，处于关系中的个体会根据自身不同的社会背景来处理并体验不同的人际关系。

6. 动态性　在生活中一个人的人际关系在不同时期会有不同变化，反映在性质、形态、交往模式等方面。例如大学毕业生进入工作岗位后，随着工作经历的变化，与同事之间的关系也会发生变化，此时个体需要做出相应的调整以应对职场人际交往模式的变化。

（三）护理工作中的基本人际关系类型

护理工作中人际关系是多层次的,主要包括护士与服务对象之间的关系、护士与医生之间的关系、护士相互之间的关系以及护士与其他人员之间的关系。

1. 护士与服务对象之间的关系

（1）护士与服务对象之间的关系定义:是指护理工作过程中护士与服务对象形成和发展的一种工作性、专业性和帮助性的人际关系,有广义和狭义之分。广义的护患关系是指围绕服务对象的治疗和护理形成的所有人际关系,包括护士与服务对象、医生、家属及其他成员之间的关系。狭义的护患关系仅指护士与服务对象之间在特定环境及时间内互动所形成的一种特殊关系。

（2）护士与服务对象之间的关系模式:依据护士和服务对象双方在共同形成的人际关系结构中所发挥的作用、心理方位、主动性及感受性等因素的不同,划分为以下三种:

1）主动-被动模式:这种关系模式中护士处于主导地位并具有不容置疑的权威性,服务对象处于被动接受护理的从属地位,绝对服从护士的处置与安排。护患双方存在显著的心理差位。适用于昏迷、休克、精神病、智力严重低下的患者及婴幼儿等。

2）指导-合作模式:在此模式下,护士仍处于主导地位,服务对象处于被动、配合地位,护患关系仍不平等。适用于重病初愈、外科手术恢复期的患者等。

3）共同参与模式:是以健康为中心的护患关系模式。在此模式下,护患双方处于平等地位,共同参与护理过程和决策实施过程。主要适用于慢性病患者。

在临床实践中,每种类型都有其特定的适用范围,选择哪一种关系模式不仅取决于服务对象的疾病性质,而且需考虑到服务对象的心理状态、文化水平、医药知识差异等。此外,每种类型也不是固定不变的,而是随着患者病情的变化,可以由一种模式转向另一种模式。

（3）护士与服务对象之间关系的影响因素:护士与服务对象之间形成关系的根本目的是为了能够恢复、保持或促进服务对象的健康。受多种因素影响,主要包括以下几种:

1）护士因素:护士服务态度及意识、工作责任心、理论知识及操作技能、心理素质等。

2）服务对象因素:对护士的信任度、心理状态、性格等。

3）医院及社会因素:医院的环境、科室设置、人员的安排、管理的水平等;医疗保健供需矛盾,卫生法律法规建设滞后等也是影响护患关系的不可忽视的因素。

（4）建立良好的护士与服务对象之间的关系注意事项:

1）保持健康的生活方式和良好的情绪,以对服务对象产生积极的影响,促进其疾病恢复。

2）具有丰富的理论知识和娴熟的操作技术,以适应新形势下的护理模式。

3）尊重服务对象并作适当的移情,使其感到温暖,得到情感支持,促进护患关系的良性发展。

4）掌握倾听与沟通技巧,是建立与发展良好护患关系的前提。

2. 护士与医生之间的关系

（1）医护关系内涵:医护关系是指在医疗护理过程中,医护双方建立与发展的工作性人际关系。护士与医生是工作中密切合作的团队关系,处理好医护关系是提高医疗护理工作效果和效率的重要保障。

（2）医护关系基本模式:随着护理学专业的发展,医护模式主要经历了从被动、从属到独立、合作的过程。具体如下:

1）主导-从属模式:在生物医学模式下的医护关系主要是以医生为主、护士为辅,医护之间是支配与被支配的关系,从而形成了主导-从属模式的医护关系。

2）独立-协作模式:随着护理学专业的不断成熟与发展,在临床工作中,护士与医生共同发挥着重要作用。在医疗过程中,医生起主要作用,是疾病诊断治疗的主导者;在护理过程中,护士考虑生理、心理、社会、文化等多方面因素,对服务对象实施整体护理,是健康的恢复和促进者。医生、护士各司其职又要精诚协作,才能达成维护人类健康的目的。

3. 护士之间的关系　对护理群体而言,构建和谐的护际关系有利于提高护士自身素质,保持护士身心健康,提高护理质量。

(1) 护际关系内涵:护际关系是指在医疗护理工作中,护理人员之间的人际交往关系。交往的目的是更好地为服务对象服务。

(2) 护际间的人际矛盾:护理人员由于知识水平、工作经历、工作职责等各不相同,在交往中会产生不同的心理状态及人际关系,甚至引发矛盾和冲突。主要包括以下几种类型:①护士与护士长的人际矛盾。②新老护士之间的人际矛盾。③护士与护理员的人际矛盾。④护士与实习护士的人际矛盾。

(3) 促进护际关系的策略

1) 提高管理艺术和水平:护士长作为护际关系的核心人物,应该以身作则,一视同仁,做好帮助、指导、协调及引领工作,尽可能用非权力性影响力感染下属,使之心甘情愿为组织的目标而努力服务。同时,每位护士应学会如何进行自我管理,管理自己的时间、言行和情绪。

2) 建立团结协作的工作关系:各层次护士间应该相互体谅、相互支持,护士之间自然会形成一种团结协作、和谐向上的工作氛围。老护士应该做好传、帮、带工作,创造良性竞争环境;护士与护理员之间应该相互理解、配合、尊重;护士与实习生之间要互帮互学、教学相长。

4. 护士与其他人员之间的关系　护士在工作中的交往还涉及众多与其他人员的关系。如护士与医疗卫生行政部门人员的关系,护士与辅助科室的医技人员和后勤保障人员的关系等,需要护士理解各层次人员由于工作性质不同、专业不同、看问题角度不同、处理问题的方法不同所引起的差异和矛盾,与各层次、各专业人群保持良好的协作互助关系,充分发挥护士在健康服务体系中的人际枢纽作用,更好地为服务对象提供健康服务。

(四) 护理人际关系的特征

护士在医疗卫生机构的人际网络中处于枢纽位置,需要与服务对象、医生、其他护士协作,完成促进、恢复及维护服务对象健康的使命,这也决定了护理人际关系具有不同于其他人际关系的特性。

1. 专业性　是指与一般社交性人际关系不同,护理人际关系是为解决特定的专业问题而建立,与服务对象、医生、其他护士或后勤人员等协作完成特定的专业任务。

2. 时限性　是指护理学专业任务由护理工作性质决定,具有一定的时间限制。专业任务存在,关系保持;任务结束,关系也随之结束。

3. 多面性　是指护士具有多种角色。护士在工作过程中既要从事临床工作,还要承担预防保健、宣传疾病知识、进行康复指导、提供卫生咨询等任务。

4. 复杂性　护士的多种角色和功能决定了护理人际关系的复杂性。

5. 协作性　是指护理工作需要与各个医疗服务群体建立良好的人际关系,相互协调合作完成任务。

6. 公众性　是指护士代表医疗机构,甚至代表国家社会保障体系来为公众服务。

二、职业新手面临的人际关系问题

职业新手由学生角色转换到职业角色,在其一生经历中占有极其重要的位置,事业成功与失败的决定性因素就在于角色转换的成功与否。职业新人的身上还存留着学生气质,不太了解新环境中的人际关系,环境的变化对一个职场新人也会产生一定的冲击,在工作场合会产生冲突和矛盾,甚至造成职场新人困境。

(一) 职业新手人际关系问题

1. 以自我为中心　有些职场新人,工作能力非常强,对自己非常自信,凡事都有自己的主见,并且不愿意听别人的意见,往往盲目自信,形成以自我为中心的思想。作为一名职场新人,在入职之初应当适度学会收敛锋芒,不要过分表现自我。在工作中即便上级的指示未必完全正确,也应事先通过有效沟通,得到领导的认可后才能对工作进行调整,否则不但会拖累其他同事完不成任务,也会使自己的工作变得很被动，给上级和同事留下不好的印象。

2. 缺乏交往技能　职场新人往往不擅于与自己的领导、同事建立良好的人际关系，在与人沟通过程中经常会出现一些问题。

（1）表达内容不清晰：下属愿意把自己的工作坦诚、细致地反映给领导，但由于工作汇报缺乏条理性，不能做到简明扼要，占用了领导较多的时间，从而引起了领导的急躁情绪，造成汇报效果不佳。

（2）缺乏观点表达：缺乏应有的资料和观点，在汇报中缺乏有力的论证，没有说服力，从而让领导难于决策。

（3）过分捍卫自己颜面：很固执地捍卫自己的观点，常和领导发生争执，不顾及领导的颜面，从而激起领导的反感或排斥。

（4）理解能力欠缺：职场新人刚刚步入社会，对新的环境和岗位的适应需要一个过程，与周围同事的沟通表达也需要一个过程，往往由于不能第一时间与领导或者同事达到双向有效沟通，出现理解偏差而影响工作，进而影响自己在职业中的整体表现，甚至可能对自己的职业发展造成不良后果。

3. 容易侵犯隐私　高校毕业生初入职场，为了更快消除自身与资深员工的间隙，尽快拉近与同事的距离，可能会选择工作之余闲聊本单位的逸闻趣事。但作为职场中人，闲聊必须要有分寸，以不侵犯他人隐私和不损害他人利益为前提。议论同事的是非，不仅会影响同事间的友好关系，甚至还会影响自己的职业发展。职场新人应该避免议论他人是非或隐私话题。

4. 急于求成　职场新人应该从工作实际出发，尊重经验，尊重前辈，认识到自己的不足，无论能力再强，都不可能自己单打独斗，心态要放平和，期望值不能太高，不能急于求成。虽然职场新人中不乏年轻有为、工作努力、工作成绩也较为出色者，但这样的人也往往急于得到领导的认可，如果领导不及时给予认可就觉得不痛快、愤愤不平，责怪领导没有慧眼识珠，殊不知这样的人若从管理角度来看是不堪大用的。准确的定位、合理的目标、勤奋的工作才是职场新人应该重点考虑的内容。

5. 做职场"老好人"　在竞争激烈的职场，作为一个职场新人，同事之间相互帮忙是应该的，但是一定要明确这并不是义务，而且也要知道做一个职场"老好人"，别人未必领情。做事情要有原则，要明确目标，不能因为不想得罪人就随便妥协，最终伤害的是自己。在工作中也要学会适当的拒绝，工作中有同事需要帮忙，如果是马上能够解决并且不是经常发生的事情可以帮忙，如果需要耗费一定的时间，而且还会影响自己的工作，可以先表明自己现在有工作在忙，如果同事不着急，等自己的工作忙完了再帮忙，这样，可以避免直接拒绝的尴尬。懂得拒绝的人往往有更好的语言表达和沟通协调能力，并不会被那些被拒绝的人当作敌人。

6. 恐惧上级　作为职场新人，面对主管领导难免会有敬畏，一方面上级的意见对自己的工作非常重要，如果完成不好上级交给的工作任务会影响自己的工作表现；另一方面，上级决定着自己的职业发展，因此和上级沟通是工作中非常重要的部分。职场新人需要锻炼如何与上级沟通，明白上级需要达到的工作目标以及完成工作的具体途径，从而获得上级的支持，达到良好的工作效果。与上级沟通是一项需要不断锻炼和提高的工作技能，很多高校毕业生还不能娴熟地应用这种能力。职场新人最关键的是要转变自己的心态，一方面要认识到与上级的沟通是不能够逃避的，另一方面以平等的心态对待领导，消除对上级的恐惧；同时职场新人遵守必要的职场礼仪即可，不必处处过分逢迎领导，通常情况下，领导更加在意新人是否愿意学习，是否能够为单位创造价值。

（二）新护士面临的人际关系问题

新护士处于从实习护生向临床护士的角色转换阶段，其在工作中面临角色、人际关系、责任、知识技能等方面的变化，心理、思想、情感等易受到刺激，容易对护理行业产生倦怠及工作适应不良，主要表现在以下几个方面：

1. 护患关系　新入职的护士由于护理知识和技能操作还需进一步丰富和提高，在患者面前会产生不自信的心理，这一阶段的护患之间关系会给新护士造成压力。因此，新护士应该以亲切的关怀、优良的服务态度来弥补技能的不足，同时尽快熟练护理技术，提高服务水平，以获得患者的信任。

2. 护际及医护关系　良好的护际关系有助于护士之间创造融洽、和谐的工作氛围,提高工作效率和护理质量。新护士由于临床经验不足,应该尊重年资高的护士,虚心向她们学习熟练的护理技术、丰富的工作经验等,年资高的护士应多帮助新护士,使她们尽快完成从护生到护士的角色转变。医护关系是指医生和护士之间在医疗护理实践中因分工合作而形成的一种工作性质的人际关系。新护士要向医生学习临床医疗知识,真诚合作,相互理解、相互支持,保证患者得到最佳的治疗护理效果。

3. 护士与管理者关系　护士与管理者之间的关系包括护士与护士长、护理部管理人员、科室主任等之间的关系。新入职的护士一般对管理者怀有敬畏感,在管理者面前会有谨慎、害怕出错的表现,如不能大胆表达自己的观点和想法,妨碍了她们与管理者顺畅的交流与沟通。新入职护士应该理解,管理者有责任为护士营造良好的工作氛围,帮助新入职护士尽快适应角色转变。因此,要主动与管理者沟通在工作生活中遇到的问题,使自己能更顺畅地适应本职工作。

三、建立人际关系的技巧

(一)人际交往应遵循的原则

良好人际关系的建立、变化与发展从根本上取决于双方在交往过程中需求满足的程度。一般而言,个人持欢迎态度对待能够满足自己需求的对象;而对于阻碍自己需求获得满足的对象,会表现为回避或厌恶。因此,在人际交往中应该遵循交往的原则,关注别人的需求,才能建立优越的人际关系。

1. 尊重原则　尊重包括自尊和尊重他人,这是维系人际交往的前提和基础。自尊是自重、自爱,维护自己的人格;尊重他人是重视他人的人格和权利,承认交往双方的平等地位。人内心深处最希望的是自身具有重要性;在马斯洛的需求层次理论中,尊重的需要是人的五大基本需要之一。当这种需要不能被满足时,人们就会在强烈的动机驱使下采取手段或者方法去实现这种需要。

2. 交互原则　人际交往的交互原则重点强调了人际交往倾向的相互一致性。建立良好人际关系的基础是人与人之间的相互重视、相互喜欢。任何人都不会无缘无故地接纳、喜欢我们。我们应该思考别人是基于哪方面喜欢我们的,那前提就是我们也要喜欢他们,承认他们的价值;双方就像镜子前的你和镜子里的自己,别人对待我们的态度在很大程度上受我们对他们的态度影响。因此,大学生在学习生活中与人交往时,应首先尊重、接纳、肯定和支持他人,牢记“己所不欲,勿施于人”的观点,否则便会困难重重。

3. 功利原则　人际交往的交互原则只是与人交往的一个基础,仅仅遵循交互原则还不够,应在其基础上,保持交换的对等,才能维持人际关系的平衡,使人际关系能够健康发展。人际交往中的交换对等以双方感觉上的对等为限,得失范畴除了表现为有形物外,还包括精神上的愉悦与失意,心情的舒畅与低沉,身份感、地位感的得与失,压力的大小等。因此,大学生在交往时,要选择给交往双方都带来最大满足的行为,让别人觉得同自己的交往是值得的。在一段人际交往过程中,过度以自我为中心,只索取而不奉献,只利用而不投资,再亲密、值得的关系也会变得疏远。

4. 增减原则　我们对于别人的喜欢,不仅仅取决于别人喜欢我们的量,还取决于别人喜欢我们的水平变化和性质。我们最喜欢的是对自己的喜欢水平不断增加的人,最厌恶的是对自己的喜欢水平不断减少的人。这就是人际交往的增减原则。增减原则具有双面性,其积极作用在于使行为的价值递增,消极作用在于使行为的价值递减。比如一名职场新人初到工作单位时希望在领导面前好好表现一番。他第一次积极表现的时候,领导表情漠然,什么话都没说;第二次表现的时候,领导似乎有了反应,只微微点了点头;第三次表现的时候,领导赞许地说“不错”;第四次再表现的时候,领导高兴地拍着他的肩膀说“小伙子,很棒!”简单几个字的组合让他心里有说不出的兴奋和激动,感到自己的价值得到了莫大的肯定。这是位聪明的领导,他巧妙运用了心理学上的增减原则,在与下属和领导的互动中,对于自己想要的行为,用评价递增的办法强化它,对于自己不想要的行为,用评价递减的办法消除它,动态变化之中,既可以避免人际交往的“硬性冲突”,还能收到于无声处“听惊雷”的效果。

5. 自我价值保护原则　所谓自我价值保护,是指人为了保持自我价值的确立,心理活动的各个方面都有一种防止自我价值遭到否定的自我支持倾向。从知觉信息的选择到内部信息的加工，从行为的解释到人际交往，都具有明显的自我价值保护倾向；心理学的研究表明，人终其一生都在营造自己的自我价值体系，人不可能容忍也不允许自己的自我价值遭到否定和忽视。

在上述几项原则中，交互原则从静态角度体现人的自我价值保护，增减原则是从动态的角度体现人的自我价值保护。

（二）人际交往的技术

与他人建立良好的人际关系体现了一个人的能力，同时也验证着在人际交往过程中所采取的方法的有效性。大学生若想拥有稳定的、良好的、建设性的人际关系，需要掌握建立良好人际关系的技术。

1. 恰当的自我暴露　与人交往中，恰当的自我暴露是非常必要的。从社会心理学的角度讲，自我暴露可增加被接纳的程度，彼此之间的自我暴露水平是衡量相互关系的标尺。过多或过少的自我暴露都会造成个体的适应困难。自我暴露应把握好原则：自我暴露应遵循对等原则，应循序渐进，不可强求，应分清场合、对象，对于不看对象，自以为坦率，把自己的一些私事在公众场合公开的行为往往会起到相反的效果。

2. 把握批评、建议的艺术　很大程度上，人际关系良好发展关键不在于我们说了什么，而是在于如何说的。与他人沟通时的语调、表情、动作、神态不一样，所取得的效果也会不一样，甚至天差地别。批评和建议时要心存善意，勿要恶意攻击；要讲究场合，勿要当众批评；要就事论事，勿要攻击人格；要语调平和，勿要歇斯底里；要留有余地，勿要一棍子打死。

3. 积极的自我暗示　心理学中有言"你不是你所想象的，但你却能够成为你所想象的"。与人交往中积极的心理暗示对建立良好的人际关系会起到意料之外的效果。"我是一个受人欢迎的人，我喜欢与人交往"。这样的自我暗示会放松自身的心理防御，以开放的方式走向人群，言谈举止轻松自在，挥洒自如。伴随语言暗示的同时，头脑中最好辅以清晰的形象，把自己想象成为自己所喜欢并且想成为的从容自信、游刃有余、落落大方的形象。语言暗示和形象暗示要相辅相成，深信不疑地在头脑中重复进行，直到这种形象在头脑中根深蒂固，最终由最初的量变会产生质的飞跃。

4. 学会与人沟通交流　与人交流时每个人都是不同程度的自我中心主义者，人们最感兴趣的是自我，所以与人交谈时谈论话题要多关注对方的兴趣点，不要过度地以自我为中心，要多对他人感兴趣，从而拉近双方之间的距离，使人际关系的发展更进一步。另外，还要学会倾听。善谈，显示的是一个人的能力，善听，才显示的是一个人的修养。

（三）建立良好人际关系的策略

1. 重视印象管理　印象管理（impression management）是指有意识地控制自身在他人心中的印象，形成自己所需要的形象过程，就像当下流行的"人设"一词，即通过有意识地修饰，积极而适度地展现自己的形象，使之在他人心目中形成良好的第一印象。行为则选择适当的言辞、得体的表情和动作，可使感知者对自己产生某种特定的看法或印象。美国社会学家戈夫曼认为，人在生活舞台上演出的种种行为和戏剧表演一样，分前台和后台。前台是展现于观众（即交往对象）面前的一种情境，个人前台专指印象管理。人们一旦进入前台，就会尽量将自己的种种外表和举止塑造成自己希望在他人心中树立的理想形象或者是同他人的期望相一致的形象，若要做到这一点，位于前台的人必须以理想化的形象、较好的表达控制以及保持一定的社会距离等手段来取得观众的信任和尊重。其意义在于控制自身的行为，特别是他人对自己的反馈，根据不同的反馈，作出不同的策略。

第一次与对象交流时，应根据对方的特征、目的和情况选择合适的着装。在某些情况下，我们甚至需要预先为对象的学识，言辞，表达方式和动作做一些必要的准备，以确保沟通活动的顺利进行，并给对方留下良好的印象。

2. 主动提供帮助　社会交换理论已经告诉我们，任何一个人只有当一种关系对他们来说是值得的，他才试图去建立、去维持。通常情况下，只有当一种人际关系对人们有帮助时，才是值得建立的。

因此,我们要想同他人建立良好的人际关系,对他人进行帮助是十分重要的。这里的帮助不仅是指单纯的物质支持,更包括情感支持,因为人与人之间的相互帮助首先是情感的,然后才是物质的。因此,对他人的帮助应该广泛,包括情感上的支持、痛苦的共享、观点的认可、建设性的建议、困难的解决和物质上的支持。

从帮助开始的人际关系不仅可以轻松建立良好的第一印象,而且可以帮助快速缩短人与人之间的心理距离。当他人在健康、情感、生活和工作上遇到困难或危机时,如果及时给予他人帮助,我们将很快赢得他人的信任。正如人们说的患难之交,就是好的证明。

3. 关注对方兴趣　根据接近吸引的规律,交际时必须寻找双方的共同点。交往的双方通常基于两种不同的感受和理解的基点上,并具有不同的兴趣和侧重于不同的事物。对不同的事物有着不同的兴趣和关注重点,只有当双方的兴趣关注点汇聚一起时,才能起到真正的有效沟通和加强相互联系的作用。兴趣与关注点会是一个渐进了解的过程,需要双方都将注意力投向对方,而不是只集中在自己身上。很容易理解,如果一个人只是关注自己的事情,以自己的理解和情感作为唯一的出发点,那么自然难以关注对方的兴趣和爱好,肯定会降低自己对他人的吸引力,继而淡化彼此交往的倾向性。

4. 肯定对方价值　每个人都有强烈的自我价值保护倾向,当人们的自我价值面临威胁时,身体将处于强烈的自卫状态,即一种焦虑状态,这与人们的不愉快情绪直接相关。因此,人们对否定自身价值的人有着强烈的排斥情绪。而称赞是对他人的肯定,每个人都有得到他人肯定和尊重的需要,因为它是对个人价值的发现与认可。选择恰当的时机和适当的方式表达对他人的赞许是增进彼此情感的催化剂。与他人交往时,人们要注意经常给予他人恰如其分的肯定,在逆境中注意给予肯定,在事件发生后注意给予肯定,并注意对较不明显的优势及细节给予肯定。

5. 经常互致问候　人际关系是以情感联系为纽带的,双方之间的交往是维持和增进情感的联系手段。人们常说"远亲不如近邻",这是因为尽管远亲之间存在亲属关系,但由于彼此之间的距离而很难经常联系,这使得双方之间的熟悉、密切程度甚至不如交往频率较高的邻居。由此可以看出彼此之间的经常交往对维持密切的人际关系是非常重要的。交往的方式可以是多种多样的,其中增加仪式感,例如节假日、生日时的问候和拜访是一种最常用的方式,这会使对方感到格外的温暖和感动。

(四) 护理工作中建立良好人际关系的策略

1. 懂得尊重他人　相互尊重是拥有良好人际关系的前提。尊重患者,尊重生命价值,自觉地维护患者的权益,是护理工作人员与患者保持良好关系的前提和保证。在为患者服务的过程中,医护人员、护士之间、护士与医技科室人员之间及护士与后勤人员之间互相尊重,才能使各项医疗护理工作顺利进行。

2. 保持积极乐观的心态　积极乐观的心态能使护士情绪处于稳定向上的状态,与人和谐相处,以提高工作效率和服务质量。

3. 具有豁达开朗的性格　豁达的性格让我们对工作中的不愉快一笑置之。阳光开朗的性格使我们能够经常给他人带来欢声笑语,也使我们更容易与他人保持良好的关系,从而利于各项护理工作的开展。

4. 具有良好的职业道德　良好的职业道德对个人的职业生涯至关重要。在日常生活中,要注重行为规范训练,养成良好的行为习惯,加强专业知识和技能的学习,坚持参加各种实践,在实践中培养良好的职业道德行为,形成高尚的职业道德。

5. 具有高度的责任心　要具有高度的责任心,需要做到以下三点:①增强责任意识,勇于主动承担责任;②爱岗敬业,忠于职守;③牢固树立"不为失败找借口,只为成功找办法"的理念。

6. 具有良好的人际沟通能力　约翰·洛克菲勒说:"假如人际沟通能力也是同糖或咖啡一样的商品的话,我愿意付出比太阳底下任何东西都珍贵的价格购买这种能力",由此可见沟通的重要性。良好的护患沟通可以增进患者及其家属对护理工作的理解和尊重,增加其对护士的信任,调动发挥患者及其家属的积极性,疏导患者的社会及心理问题,减少护患纠纷。

第八章　案例分析　如何建立良好的人际关系

7. 具备扎实的医学专业知识　扎实的医学专业知识是做好护理工作、建立和谐护理人际关系的前提。有系统、扎实的医学专业知识,在临床护理工作中才能得心应手、游刃有余。

8. 掌握娴熟的护理操作技能　高超的护理技术不仅能大大减轻患者的痛苦,而且能增强自己的自信心和患者对护士的信任感,利于与患者建立良好的人际关系,取得其他医护人员的信任和合作。

第四节　克服职业挫折

一、职业挫折的概念

职业挫折(career setback)是指人们在从事职业活动和个人职业生涯发展过程中的需求不能满足、行动受到阻碍、目标未能达到的失落性状态。职业挫折是人的社会实践客观存在,是职业生涯中的常见现象。

职业挫折往往与员工工作表现息息相关,职业挫折感较高的员工表现出较低的工作满意度和较高的工作焦虑。一方面,职业挫折与员工个人因素相关,自我要求较高或对挫折容忍度较低的员工通常会体会到较强的挫折感;另一方面,职业挫折也可能与组织因素相关,得到领导负面反馈的员工,在评估中一般表现为感受到挫折。由挫折感引发的员工行为包括攻击行为、倒退行为、奋进行为、回避行为、离职行为等。

二、护理职业新手的挑战

面对新的岗位、新的环境,求职者会有一个适应新岗位、新环境的过程。人们对职业的适应与不适应,主要看一个人的职业素质是否能够达到职业对人的要求,有的人能够很快适应,将自己融入新的工作环境,工作起来如鱼得水;而有的人很长时间内仍显得与新环境格格不入。

新护士处于从实习护生向临床护士的角色转换阶段,面临着各式各样的困惑与挫折,能否在短时间内适应新的岗位、熟悉新的环境,对个人护理职业生涯的发展非常重要。而新护士往往面对很多挑战,需要自身克服以更好地适应新岗位、新环境。

(一)人职匹配不当

如果护理岗位对新护士的素质要求与新入职护士的能力和人格不匹配,就会造成新护士虽然具有积极适应职业角色的主观愿望并付诸努力,却常出现难与职业角色协调的不适应行为,以致难以胜任护士角色。这样的新护士最终能否胜任护士角色,取决于其个体的可塑性、灵活性。

(二)岗位胜任力不足

新护士在校期间虽已接受系统的理论与技能学习,但少有接触临床的机会,进入临床后发现在校所学与临床实践存在较大差距。操作技能不熟练、理论与实践无法较好的结合等均让新护士感到压力;临床高强度、快节奏的工作,三班倒的工作制度让新护士难以适应。

(三)角色转换不适应

职场新人因工作角色引发的问题包括角色模糊、角色超载和角色冲突三个方面。首先,当存在角色模糊问题时,员工不能明确组织工作任务,不知道如何完成组织工作要求,不利于工作目标的达成,导致挫折感产生。其次,角色超载被认为是一种耗费资源的高要求事件,包括无法跟上工作要求,导致负责人产生负面情绪。员工有时会感到不知所措,工作负担过重。最后,个体或组织在面对两种及以上相互矛盾的角色期望时,就会产生角色冲突。角色冲突可能导致几个方面的工作都不能完成,或者其中一个方面的工作受到严重影响,或者在角色冲突下给员工带来较大压力。

新护士作为高应激职业群体的一员,受工作环境陌生、法律维权及合作意识缺乏等因素影响,还常对自身能否胜任临床工作持怀疑态度,影响其对临床角色的适应与转换。尤其新入职男护士还承受着来自社会及自我概念冲突的巨大压力,当发现其职业角色与实现自我价值之间偏离较大时,则会

Note:

导致角色适应不良,甚至离职。

(四) 组织环境不适应

组织结构在其运行中不可避免会存在一定的问题。其中有的问题会影响职场新人的工作及职业发展,如上级领导的作风不民主,监督和控制过分严厉以至对员工进行惩罚;在组织中个人没有发表意见的机会,使员工失去主人翁的感觉;工作报酬不合理,提薪、晋级、升职不公平,自身的辛劳和贡献得不到承认;在工作中无法获得信任和尊重,有被排斥的感觉;在表现和发挥自身的才能与潜能方面的需要不能得到满足。这些组织方面的问题,都会使成员产生挫折感,也是职场新人所必须面临的挑战之一。

在护理工作中新护士工资待遇和其他福利低,付出的劳动得不到相应的报酬,部分医院存在重医轻护的现象,院领导层并未保障新护士的正当权益。马斯洛的需要层次理论中讲到尊严和自我实现的需要,包括自尊和受他人尊重以及职业价值的体现。护士的工作得不到应有的尊重和客观公正的回报,这些都会给他们带来沉重的心理压力,产生自卑感,从而削弱护士的积极性,这些因素均会给新护士带来一定挑战。

(五) 人际关系不良

组织是由人组成的,在组织之中会存在一定的人际关系问题,尤其是职场新人对职场人际关系反应更为敏感。当上下级之间缺乏有效沟通;上级对下级不信任、不尊重;组织成员间关系紧张,互相猜疑、嫉妒,人与人之间不能做到心理相容等,这会使职场新人的友爱、互助、合作需求得不到满足,从而使其产生职业挫折感。

新入职护士不仅要在短时间内了解和掌握临床基础护理技术,而且要适应和处理好医院环境中的人际关系,包括与患者、患者家属、护士长、其他护士、医生、医技人员、药剂师等等人员的关系。如果处理不好,很容易出现不良情绪,在工作中会产生压力,既不能认同和热爱本职工作,又会影响工作质量。

(六) 自我要求过高

职业新人往往趋于完美主义,并伴有极强的职业自尊。完美主义者往往过度评价他们的挫败感,任何失败都会延伸到自己身上。完美主义者没有完成一项任务,很容易将自己认定为完全失败了。因此,对自我评估无价值和挫败的极端思想,可能会使完美主义者感受到极强的挫折感。

新护士刚刚走上工作岗位,期望得到患者、同事及领导的肯定和认可,当工作中出现患者的不满、不信任或者是同事及领导的批评时,往往会感受到很强烈的挫败感,继而进一步影响其更好地适应护理工作。

第八章　案例分析　职业新手的挑战

三、克服职业挫折的策略

挫折在人的职业生涯中是不可避免的,护理职场新人正确地对待挫折是取得成功的职业生涯的必经之路。对于职业挫折,应当从以下几方面加以克服:

(一) 正确认识职业挫折

人们从事工作、学习、研究、创造活动,都是在一定的自然环境、人文环境、社会环境和组织环境中进行的。保持这些活动的顺利,当然是人们的共同愿望,但维持职业生涯永远一帆风顺而不出现挫折,只是脱离实际的幻想。人们在职业生涯目标的实现过程中,受到种种条件的限制,不可能毫无阻碍地完全实现,因此应当对挫折有充分的心理准备,以客观、坦然的态度对待挫折。护理职场新人在遇到挫折时不要过分激动和苦恼,而是应保持冷静的态度,比较理智地分析造成挫折的原因,根据对自身职业成长条件的分析,施以相应的对策。

(二) 提高职业技能

护理职业新手毕业后进入职场环境,为了适应社会,就必须学会社会活动所必要的各种知识和技能。新护士在执行各项护理工作时,应严格遵循护理程序和技术操作规范,若自己的知识和经验不能满足患者的需求,要主动向周围同事请教,掌握护理行为的基本原理,紧急情况时要实施防止伤害患者和自己的策略,减少意外事故发生。新护士还应积极参加医院组织的各种培训,注重基础知识、专科知识、基本技能和专科技能的学习,提高自身的综合素质。要善于总结,充分利用机会深入实际锻炼自己,虚心向有经验的人学习,在实践中培养分析问题、解决问题的能力,以提高岗位胜任力。

(三)提高人际交往能力

人际交往能力是护理职场新人必备的社会技能之一。新护士在人际交往能力的培养上最主要的是处理好以下几个方面的问题:①增强自信,克服沟通恐惧症;②虚心求教,克服嫉妒心理;③心胸开阔,培养宽宏大度品质。新护士初入职场必然要面对各式各样的人际关系对象,如不能谈吐自然、恰当交往,将影响个人的人际关系。所以,与人交往的能力是每个护士都应具备的能力。

(四)加快职业角色转变

护士的职业生涯要经历不同的角色:护生、实习护士、护士、护理专家、护理管理者等,每一种角色都有中心任务、主要活动以及特定心态。新护士刚刚从实习护士转变为护士,其生活环境、工作环境、人际关系、岗位职责、心理需求等方面均会发生较大变化。作为护理职业新人,要善于审视和评估自己、善于学习、融入团队、积极沟通,并结合自身需求制订适合自己的职业生涯规划,加快职业角色转变,避免角色冲突,使自己更快地进入良好的工作状态,能承担和胜任本职工作。

(五)珍惜岗位,树立敬业思想

当今社会竞争激烈,行业之间、人员之间遵循市场经济规律,优胜劣汰、适者生存,所以要十分珍惜上岗的机会。护理职场新人必须要对护理学专业抱有较高的热情。在工作中,要做到勤于思考,理解、贯彻指令,落实岗位责任,具有较好的执行力。护理职场新人上岗之初要给患者、同事和领导一个好印象。要眼勤、手勤、腿勤,坚持做到"多看、多问、多做"。要努力工作,谦虚为怀,爱岗敬业。

(六)纾解挫折情绪

护理职场新人遭遇挫折在所难免,当面对已经遇到的挫折时要正确对待,保持乐观是对待挫折的心理准则,改善外部环境、纾解情绪是减缓受挫折心理的重要途径。纾解挫折情绪的方法有:暂时脱离受挫折的情境,减弱受挫折后的不快心情;变换活动内容、转移心理关注方向,忘却挫折之事等。纾解情绪,有时受挫折者自己就可以实现,有时则要有亲人、朋友、同事、领导等的帮助,才能够达到。

要学会宣泄挫折情绪。当面对挫折时可以把受挫折后的压抑情感表达出来,以减轻受挫折的心理压力,逐步回到正常的精神状态。例如,向亲人和知心朋友倾诉自己的不快和愤懑;在空旷之处大喊几声;写一封致自己的信(不必发出)来发泄自己的不满等。虽然宣泄不是解决挫折问题的根本办法,但也可作为一种缓和自身心理痛苦的有效方法。

(七)做好职业转换的准备

1. 组织环境不好的问题 如果新护士经过自我调适仍然不能适应所在医院的文化和工作环境,和同事不能和谐相处甚至是不能相容;或者自己的能力在单位中被压制,特别是所在单位中存在着严重的不公平、领导对自己有成见从而对自己的发展存在障碍时,可以在适当的时候考虑换一个更能发挥自己特长或者自己更加喜欢的工作环境。

2. 职业选择失误的问题 如果经过工作实践一段时间后,发现自己多方条件均不适应,无法安心工作,甚至产生严重的心理障碍,确定自己对护士这个职业根本不可能做好,则可以考虑重新选择职业,以找到更适合自己的岗位。护理职业新手应当根据个人的条件、单位与自己的相容性和社会能够给予自己的机会,进行"维持"和"离开"两种方向的成本收益分析比较后作出决策。要选择"离开"的道路,则要有慎重和严密的考虑,应当在进行类似"可行性研究"的分析以后再作出决策。

随着我国医疗卫生体制改革的不断深入,人们对医疗卫生事业给予更高关注、提出更高要求的同时,广大新时代护理工作者也面临着更大的挑战。职业生涯规划能够帮助护理学专业大学生从大学学习开始就树立职业目标、增强职业认同感,有助于其在入职初期顺利适应职业环境、建立良好人际关系、克服职业挫折、提高工作成就感与满意度、坚定职业信念，有助于护理学科发展、降低离职率，对于护理学科发展有着重要的影响。

（王红云　都继微）

思 考 题

1. 护理学专业大学生就业应具备哪些职业素养？
2. 分析护理学专业大学生与护理工作者的角色差异有哪些。
3. 分析护理学专业大学生就业如何克服职业挫折。

第八章　目标测试

护理学专业大学生就业指导

第九章 课件

知识目标:

1. 掌握护理学专业大学生就业宏观政策与规定、护理学专业大学生就业一般程序、求职心理准备及国际化就业心理准备。

2. 熟悉护理学专业大学生就业形势、政策及就业去向,熟知就业信息的收集与整理。

3. 了解护理学专业大学生求职笔试和求职面试基本知识。

能力目标:

1. 在熟知就业大背景与政策前提下,具备就业竞争力。

2. 掌握大学生就业的具体操作程序。

3. 熟悉求职过程中应对心理问题的方法。

素质目标:

1. 具有就业理论知识储备,并能够应对就业挑战和国际化就业素质需求。

2. 护理学专业大学生不断提高自身综合素质,在求职过程中增强心理调适能力。

　　我国社会目前处在经济快速发展和变化的年代,处处充满着工作机会与激烈竞争。护理学专业作为国家急缺人才专业,虽然总体就业形势较好,但随着社会发展进步,人民健康需求对护理学人才的质量提出了更高要求,护理相关岗位就业竞争日趋激烈。护理学专业大学生若想在激烈的竞争中脱颖而出,成为就业竞争场上的成功者,需做好充分的就业准备,从专业能力、心理素质、综合能力等方面历练自身,掌握必备的求职技巧。本章主要围绕护理学专业大学生求职前需要做的准备工作,分别阐述大学生就业环境、就业前准备和求职准备及程序等,以帮助护理学专业大学生提升自身素质,实现就业理想。

第一节　大学生就业环境

———————————— 导入情境与思考 ————————————

　　某校大四学生王同学,参加当地就业招聘会,王同学想就国内就业政策宏观问题与招聘部门老师深入交流,现请你帮助王同学思考并回答如下问题:

　　请思考:

　　1. 国内就业宏观政策包括哪些?

　　2. 如何树立正确的就业观念?

　　3. 根据自己的专业所长和兴趣爱好,如何选择适合自己的就业岗位?

第九章　案例分析

一、大学生就业形势

　　就业是民生之本,这已经成为人们的共识。就业不仅是一个重要的经济问题,也是一个重要的社会问题,事关社会能否安全运行和健康发展。高校毕业生等青年就业关系民生福祉、经济发展和国家未来。伴随着 20 世纪末《面向 21 世纪教育振兴行动计划》的大学生扩招战略实施,我国毕业生人数呈现持续增加态势。根据教育部统计,全国毕业生人数从 2017 年的 795 万人快速增长至 2022 年的 1 076 万人,再到 2023 年的 1 158 万人的历史新高,2023 年需要在城镇就业的新成长劳动力达 1 662 万人,高校毕业生成为最为重要和庞大的就业群体,就业形势日趋严峻。

　　就业形势是影响大学生就业的重要因素之一。当前,我国经济增长放缓,就业压力日益加大,这给大学生就业带来了很大挑战。从行业类型来看,我国就业压力主要集中在一些传统制造业和传统服务业,这些行业的就业机会受到较大冲击。而新兴行业,如互联网、大数据、人工智能等则受到政策和市场的重视,就业前景相对较好。

　　此外,就业地区也是影响大学生就业形势的重要因素。近年来,东部地区的就业机会相对较好,而中西部地区和东北地区的就业形势相对较为严峻。就业形势不仅受到宏观经济环境和行业就业状况的影响,还受到政策和社会因素的影响。政策层面,我国政府一直重视大学生就业问题,实施了一系列扶持政策,稳定"三支一扶"计划、大学生志愿服务西部计划等基层服务项目,实施"大学生乡村医生"专项计划,落实医学专业高校毕业生免试申请乡村医生执业注册政策。

　　国家鼓励高校毕业生到城乡社区就业创业工作。对到中西部地区、艰苦边远地区、老工业基地县以下基层单位就业的高校毕业生,按规定给予学费补偿和国家助学贷款代偿、高定工资等支持,同时,政府也出台了一些就业扶持政策,如"高校毕业生就业见习计划""人才租赁计划"等,鼓励企业招聘大学生,提高大学生就业竞争力。社会层面,大学生就业也受到社会观念和用人单位的影响。近年来,越来越多的用人单位注重人才的实际能力和综合素质,而非只看重学历背景。此外,社会观念的变化也影响了大学生的就业选择。这些都对大学生就业形势产生了影响。

二、影响大学生就业的主要因素

面对日益激烈的就业竞争与严峻的就业形势,面对国家需要、个人意向、有限的供职岗位与多样化的工作环境,大学毕业生必然会感到就业压力。对于即将走出校门、走上工作岗位的大学生来说,需要从社会、家庭、学校、个人等不同角度对影响就业的因素进行分析。

（一）社会因素

大学生作为社会发展中的重要群体,个人就业价值观念是在社会环境的影响下逐渐形成和发展的,社会的发展变化也会对个体的职业追求、评价、定位和选择产生影响。

1. 社会政治环境　主要包括社会政治制度和政治状况,以及社会法制的完备程度。现在的社会环境给各种人才成长发展提供了前所未有的机遇,但同时人才竞争日趋激烈,我们应该在分析好社会现状情况下,有针对性地做好职业生涯规划。

2. 社会经济发展状况　社会经济发展对大学生就业具有决定性作用,关系着就业的数量和质量。社会经济环境的转变,会使不同行业大起大落,影响到大学生职业方向的发展与选择。

3. 社会文化状况　社会整体的教育状况和社会风俗习惯,都影响大学生就业状况和未来职业发展前景。

4. 职业选择的社会评价　职业选择是指求职者从对职业的评价、意向以及对就业所持的态度出发,从社会现有职业中选择适宜于自己的职业岗位的过程。职业的社会评价对大学生职业选择的影响是潜移默化的,成为不自觉的考虑因素,尤其是我们对某种职业缺乏深入了解与切身感受时,社会评价作用会格外突出。

（二）家庭因素

家庭作为大学生的后盾力量,对其职业选择有极其重要的影响作用。家庭教育中父母的语言、行为、处理问题的态度与方法时常影响着大学生的视野和格局,大学生的社交能力与父母的社交能力有密切关系,通常有良好家庭教育的大学生在就业过程中能有更有效的社交。大学生的性格与学习态度很大程度会受到家庭教育方式的影响,每个家庭所具有的教育方式、教育观念、教育态度对于大学生的综合成长影响深远,也影响着大学生的择业观和就业观。

（三）学校因素

高校作为大学生专业培养的关键场域,更是大学生就业价值观塑造的阵地。

1. 就业导向　多数院校办学按照培养方案,对照人才培养目标,注重学生的职业技能培养和综合素质养成,培养学生自我价值和社会价值的实现。但也有极个别院校存在就业导向过强,导致学生的就业观念狭窄,只追求高薪、稳定性等表面的就业指标,而忽视了职业发展的广度和深度以及自我实现的意义和价值。

2. 职业指导　部分学校缺乏个性化的服务和创新创业支持,无法满足学生个性化的职业需求,这会导致学生的就业价值观得不到有效培养,仍然停留在表面的就业指标上,缺乏高层次的职业追求和价值追求。

3. 社会结合度　学校在专业设置、学科建设、人才培养模式等方面仍然存在与社会需求脱节的问题,缺少对社会实际情况的调查研究,甚至过分热衷于开设"热门专业""明星课程",加上产教融合、校企合作等模式推进乏力,很难为大学生未来就业提供积极指引。

（四）个人因素

从唯物主义的观点而言,新时代大学生就业价值观也受自我因素影响。在社会发展理念、环境和需求的驱动下,大学生的择业观和就业观相较于传统择业就业价值观而言,已经产生根本性转变和创新。另外,在多元文化氛围的冲击下,拜金主义、消费主义、享乐主义给少数大学生的择业观带来影响,可能存在择业、就业中期望值过高,将择业选择变成了"金钱选择",就业价值观偏差等情况。

1. 就业观念　大学毕业生由于受精英教育时代的就业观念影响,就业观念缺乏理性认知,对薪

Note:

资和职位的要求过高,目标容易锁定大企业、好单位,就业倾向大城市和经济发达的沿海地区,不愿到小企业和农村乡镇等基层就业,但毕业生向往的地方恰恰是人才需求饱和的地方或竞争非常激烈的地区。

2. 专业技能　专业技能无法匹配岗位要求。比如:对于自己所学专业和就业岗位没有清晰的认识,在毕业求职时缺乏相应的专业能力,无法胜任专业相关的工作岗位;缺乏实践经验,毕业后无法马上适应从学校到职场的环境转换,产生就业焦虑,增加就业压力。

3. 信念与能力　信念、意志力与自我激励能力,这些都是就业时正能量的精神支柱,起着导向与提升作用,对大学生树立信心,积极面对挫折,成功求职有重要作用。

三、大学生就业观的树立

(一) 树立勇于竞争的就业观

大学生应当摒弃传统计划分配观念,转变就业思想。树立激烈竞争就业观,在国内大学扩招、劳动力市场充足的情况下,面对竞争现实,必须全方位锻炼提高自己,积极主动探寻就业机会,清晰了解自身的目标,提高自身的综合实力避免消极等待延误就业时机,力争及时及早就业。

首先要对自身有明确定位,客观而全面地审视自己的优点及不足,制订明确的职业目标;其次要充分了解所学专业的发展趋势和目前的就业形势;最后综合个人专业、兴趣、爱好、性格等方面与职业的匹配程度制订详细的方案,并根据专业教师的指导及自身实践不断修正和改进自己的职业生涯规划。

(二) 树立不断进取的就业观

大学生考虑的择业因素,如单位性质、工作条件、地点、待遇、晋升机会等,不能样样随心所愿,因此要分析利弊,分清主次,合理取舍,标准就是把有利于成长成才的条件作为就业时考虑的主要因素。在学校秋招、春招期间,应积极主动地去了解企业的信息、需求,多去参加招聘会、宣讲会,多面试、多比较,选择最适合自己的工作。另外要改变"一次就业定终身"的观念,避免过度谨慎错失良机,而要将每一个岗位都作为一个新的起点,不断提高充实自己。

(三) 树立辩证思维的就业观

任何部门和职业都是利与弊、优与劣的统一体,关键在于如何去面对、怎样去发挥和利用。就业中要克服脱离现实、盲目攀比等心理因素干扰,避免出现自身就业观念导致的有岗不上、有职不任的人为待业现象。树立从基层干起的精神,如果不能及时就业,不仅人才闲置浪费,也不利于社会人才资源的合理配置和社会安定和谐。在找不到合适的岗位时可以先就业后择业。不盲目追求稳定、考研,而是走最合适自己的路。面对就业压力时,应当积极调整就业心态,不轻言放弃,也不眼高手低。

(四) 树立开拓创新的就业观

大学生要明确职业目标和自身优势,做好职业生涯规划,积极就业。要保持积极、乐观、向上的就业心态,善于发现自身优势,扬长补短。

人才资源的配置方式已经由计划配置过渡到市场配置,在大学里学习的基础理论和技能,真正能胜任工作的技能和水平更多地靠毕业后的自学和提高。未来的文盲不是不识字的人,而是不会主动获取知识的人。用人单位对"通才型"人才需求更大更多。因此要勇于挑战专业相关领域甚至跨专业领域。

四、大学生就业应对策略

(一) 总体趋势

当前我国围绕"百年未有之大变局"确立了新思想、新目标和新任务,明确了大学生肩负着实现国家富强、民族复兴、人民幸福的时代重任,必须用实际行动来建功立业。这也要求大学生保持正确

Note:

的就业价值观,能够做到"择己所爱""择己所长"以及"择世所需",全面参与国家发展事业,实现个人价值与国家发展的统一。

（二）应对策略

1. 加强宏观调控,建立健全体系,全方位促就业　　政府部门可以通过对城市和农村发展的合理布局与规划,调整人才分布。另外,通过扶持中小型企业,进一步增加就业岗位。还可以建立与当前就业形势发展相适应的管理体系,积极构建"政府、学校、社会"三级联动的就业保障体系,定期或不定期进行考察、考核,以此保障大学生的就业合法权益和政策的执行。此外,还要注重学以致用,加大实践能力的培养,提升大学生的职业能力和综合素养。同时充分利用信息化分析和处理手段,实现大学生和用人单位之间的信息共享,强化岗位需求研究,从而全方位促就业。

2. 优化就业政策,拓宽岗位渠道,援企稳岗促就业　　新形势下,我国经济虽然持续实现正增长,但仍然面临经济转型、国际竞争等方面影响。政府部门应加大政策扶持,提供高质量的就业创业环境,鼓励大学生创业,支持大学生参与"三支一扶"等。事业单位主要公开招聘高校毕业生,鼓励中小企业优先招聘高校毕业生等。这些政策的实施可以有效提高高校毕业生的就业率。拓宽渠道,增加就业岗位供给。通过走进企业、走进基层和专场招聘,开拓市场化就业岗位,提供政策扶持,鼓励回家乡创业,利用云视频直播带货等,带动农村经济发展。相关部门要积极落实援企稳岗的各项政策,实施中小企业社保费用减免和缓缴政策,从根本上减少岗位流失,进而维护高校毕业生就业局势的稳定。

3. 专业合理化,企业合作化,指导专业化　　高校应根据社会需求并利用自身的特色优势,积极围绕专业设置,加强与企业合作,在优化创业、指导就业等方面进行革新,培养出应用型优秀人才,进而培养出适应社会发展需求的人才。

（1）合理分配学科专业,提升学生就业能力:高校要根据社会发展、企业需求增设热门专业,加大实践应用和技能型课程的比例,增加选修课的数量,以拓宽大学生的视野,从理论知识和应用能力上提高大学生的就业能力。

（2）增加思想政治教育与就业指导服务,调整大学生就业思想:高校要积极开展思想政治教育和就业形势教育,利用思政内容与形势教育内容的融合,竭力改变大学生就业方面的模糊认识,让大学生能够保持职业定力,切实依据自身实际正确看待就业,保证自己能够在未来职业中发挥一技之长。同时设置职业生涯规划教育课程,使大学生从刚入大学的第一步开始培养职业意识。

（3）高校要大力引进优秀人才,持续优化协同育人机制:引进优秀专业化就业指导人才,通过专业课程"一对一"指导大学生,采用多样化的形式指导教育大学生。高校应基于当前的教学育人优势,围绕国家战略推进教育链、人才链、创新链、产业链的深度融合,利用产教融合、校企合作等模式,不断充实协同育人的模式。同时善于借助教师、学生、家长、学校、社会等主体力量,凝聚"师生家校社"的育人合力,用以规范大学生就业价值观培育,帮助其在协同育人的氛围中找到契合点,完成育人环境、自我培育和平台育人的重构。

4. 家长转变观念,科学分析,提高认识　　家长应尊重孩子的个人意愿,帮助孩子了解就业信息,做好辅助性工作,进而给予孩子客观科学的指导。还应通过学校和社会渠道帮助大学生认识自我,新形势下大学生就业现状分析及对策研究就业是最基本的民生,要强化就业优先政策,健全就业促进机制,促进高质量充分就业。包括专业知识、能力、特长、爱好等方面,让大学生对自我有更好的定位,进而有利于就业意识的形成。家长可以帮助大学生正确认识社会现状和环境的变化,正确处理个人与社会的关系。还应注重培养孩子的兴趣爱好,帮孩子梳理正确的就业价值观,在潜移默化中影响孩子的就业意识及观念。

5. 大学生认识自我,完善自我,发展自我　　就业过程是非常复杂的,这就要求大学生要做好就业准备,努力培养自己的能力,提高自己。

（1）根据自己的专业和技能,做好职业定位:根据自身优势提前进行职业规划,大学生应提高自身就业能力和职业素养。此阶段的关键目标仍然是需要结合岗位的特点,做好专业和能力方面的沉淀和积累,保证自己拥有胜任岗位的实力,以此来提升自己的岗位竞争优势。在大学期间应积极参加社会实践活动。不仅要有扎实的专业理论知识,还要培养实践工作能力,丰富自身的社会工作经验,拓宽社交圈,锻炼沟通能力。

(2) 树立正确的择业观,调整就业期望:在国家就业政策的引领下,大学生肩负着重要的民族复兴使命,需要心系"国家事",肩扛"国家责",将个人利益与民族命运、国家命运、时代命运相融合,只有如此才能够在岗位中创造价值,让自己成为一个内外兼修、德才兼备的人。同时学习系统的职业生涯规划知识体系,要从长远职业规划入手,制订出适合自己职业成长的方案,避免出现盲目选择的问题。在接受学校教育的过程中,认真学习相关的专业知识,包括学习规划、职业认识和择业理论,对未来社会发展具备战略性眼光,以此来实现快速就业、精准就业。

第二节　护理学专业大学生就业心理

―――――――――――――――― 导入情景与思考 ――――――――――――――――

　　2022 届毕业生小王在求职初期信心满满,认为自己作为一名护理学专业男生,能够轻松进入大城市的大医院工作。经历数次投递简历无果后,小王产生了一些不良情绪,影响正常就业。在就业指导教师帮助下,小王认识到自己在求职过程中存在的问题,主动进行心理调适,经过努力最终找到一份心仪的工作。

　　请思考:

　　1. 小王在求职过程中存在哪些心理误区?

　　2. 护理学专业大学生如何做好就业心理准备与调适?

第九章　案例分析

　　在求职竞争中,每一位大学生都渴望成功。大学生在求职历程中难免会遇到各种各样的问题。常言说,机遇总是垂青有准备的人。护理学专业大学生在就业中要做好心理准备,对于出现的各种不良心理问题,应采取正确的态度,恰当应对,积极调整情绪。

一、护理学专业大学生就业心理误区

(一)自负心理

　　自负是指过高地估计个人能力、水平和在竞争中的定位,失去自知之明。自负心理是不能正确认识自己、缺乏客观地自我分析和自我评价的表现。这种心理的学生大学毕业后,常常表现出很高的优越感,盲目乐观,定位偏高,不切实际地追求高薪高福利的岗位,对于一些发展前景较好但是目前条件较为艰苦的工作轻言放弃,迟迟无法找到理想的工作,导致就业受挫。护理学专业大学生求职过程中,一旦产生自负心理很容易脱离实际,从而滋生孤独、失落、烦躁、抑郁的情绪。

(二)自卑心理

　　所谓的自卑,是一种因为对自我的过多否定,而产生的自惭形秽的感觉,这是一种消极的自我评价和自我意识。护理学专业大学生在求职时,自卑心理可能源于对自身价值的误判,认为自己的专业技能、沟通能力等无法达到求职单位的要求,在就业竞争中处于劣势。存在自卑心理的学生,往往非常在意别人对自己的看法,并且心思比较敏感多疑,在与别人交往的过程中,缺乏与人沟通的勇气,不能将自己的想法表达出来。在求职过程中,他们往往不能摆正心态、灵活应变,在失利后变得消极、自卑,对于就业前景比较悲观,影响自己的就业。

(三)焦虑心理

　　焦虑多是由心理冲突或挫折引起的,是紧张、不安、焦急、忧虑、恐惧等感受交织成的情绪状态。焦虑心理是面临就业大学生中最常见的心理状态,主要表现在:在国家需要、个人志向、专业发展、工作环境等诸多矛盾中如何做出选择;面对就业竞争激烈的市场,自己能否脱颖而出等。适度的焦虑可以使学生产生一定的压力,激发他们学习提升的动力。护理学专业大学生求职过程中,如果焦虑不能得到及时的缓解,会表现出情绪紧张或紊乱、头晕目眩、注意力不能集中、失眠等症状,影响正常的生活、学习和成功就业。

（四）从众心理

从众是指在群体的影响下,个体放弃自己的意志而采取与多数人相一致的行为。从众心理是指个人受到外界人群行为的影响,而在自己的知觉、判断、认识上表现出符合于公众舆论或多数人的行为方式。在就业过程中,部分护理学专业大学生不能精准认清就业形势和个人状况,脱离自己的实际情况,受外界的暗示、干扰,不加分析地接受别人的意见,盲目地跟随别人,缺乏就业的自主性。

（五）攀比心理

攀比心理是脱离自己实际水平而盲目攀高的心理状态。攀比心理导致大学生择业期望值居高不下,会影响毕业生顺利就业。部分大学生认为证明自己能力和实现自己价值的方式就是互相攀比,在找工作时经常以周围同学的就业标准来给自己的就业标准定位。例如,部分护理学专业大学生对薪资待遇比较敏感,希望刚入职就能达到较高薪资水平,习惯将他人的薪资与自己作比较,引起不必要的焦虑。在这种心理的影响下,有些护理学专业大学生往往高不成低不就,延误了就业时机。

第九章　案例分析　缺乏自信心导致的失败求职

二、护理学专业大学生就业心理准备与调适

（一）正确认识社会,合理评价自我

正确认识社会和评价自我,是提高自身心理素质的基础。护理学专业大学生在求职就业前首先应认清当前的就业形势,要对所处的时代特点、社会环境有比较全面的认识,深入了解国家医疗体制改革趋势及公立医院改革动向、民营医院发展态势,了解护理职业对择业者的要求。对于护理学专业大学生来说,合理评价自我是进行就业心理准备的重要环节。护理学专业大学生应对自己的专业技能进行自我评价,明确技能熟练程度是否能胜任临床工作。只有多维度地了解自己、评价自己,才可以更清楚地认识自身优势和劣势,有针对性提高自己,成为合格的护理工作者。

（二）建立积极心态,提高心理素质

护理学专业大学生在求职过程中如果想更好地应对心理问题,要树立正确的人生价值观和择业观,培养专业热情,认同护理职业,深刻理解护理工作的崇高性;要相信自己的实力,通过自我激励,增强自信心,消除自卑感,保持良好的情绪和心态;要建立良好的社交关系,多与积极向上、乐观自信的人交流,共同分享彼此的成长和经验,互相鼓励和支持;学会自我调节,掌握应对心理问题的技巧,提高心理的整体素质。

（三）学会调节情绪,处理心理矛盾

护理学专业大学生在求职中要学会调节情绪,在遇到问题时应该采用各种恰当的方式自我调适,分析并记录引起矛盾的具体情境和感受,以更好地了解自己的内心状态;学会从不同角度看待问题,倾听其他人的意见;学会接纳自己内心的矛盾,找到不同需求之间的平衡点,以减少内心的冲突。

（四）合理看待竞争,勇于迎接挑战

当今世界处在竞争的时代,竞争冲击着人们的事业和生活,冲击着人们的意识和思想。当前形势对护理学专业大学生的竞争意识提出了迫切要求,也提供了客观环境。迎接新的挑战,强化竞争意识是护理学专业大学生在择业前最基本的心理准备。护理学专业大学生强化择业的竞争意识,一是要在正确自我评价的基础上,充分相信自己的实力,敢于通过竞争去达到理想的目标;二是要从适应社会的角度来加深对竞争机制的认识,强化自身的竞争意识,自觉地正视社会现实,转变观念,做好参加竞争的心理准备。

（五）正确对待挫折,增强抗压能力

求职就业中挫折是不可避免的,每位护理学专业大学生都应当时刻做好应对挫折的准备。根据

Note:

自己的实际情况,采用行之有效的方法来应对挫折。一是情绪宣泄法,可以同老师、同学、家长、朋友进行交流,降低挫折带来的心理伤害。二是自我暗示法,可以运用一些积极的心理暗示调节情绪。如"我是最棒的""我所遇到的挫折是对我的考验"等,产生良好的心理效应。三是注意转移法,可以采取转移注意力的办法,把自己的情感和精力转移到其他活动中去,如做自己喜欢、能让自己高兴的事情,外出旅游等。

第三节　护理学专业毕业生求职技巧

随着经济社会的快速发展,日益激烈的岗位竞争和庞大的就业人群使即将毕业的大学生面临着严峻的就业形势。护理学专业大学生面对如此环境,更应重视自身的就业问题,积极分析自身在求职过程中应掌握的求职技巧,才可在求职过程中立于不败之地。

一、护理学专业大学生就业信息获取

(一)需要收集的就业信息

收集信息是就业准备的第一步。护理学专业大学生在择业过程中,需要通过各种渠道收集信息,所收集的信息大致包括五个方面的内容。

1. 护理学专业就业市场的供需形势　就业市场的供需形势包括:社会经济发展形势,护理行业对毕业生的需求等。尤其要重点了解本专业的社会需求情况,用人单位对毕业生的基本要求等。

2. 就业政策和法规信息　国家有关毕业生就业政策及规定有《中华人民共和国劳动法》《中华人民共和国劳动合同法》《中华人民共和国反不正当竞争法》《国家公务员暂行条例》等。

3. 具体用人单位的信息　毕业生需要了解用人单位的一些信息,比如用人单位岗位需求、文化背景、发展前景、工作条件、福利待遇、对人才的重视程度等。

4. 招聘活动安排信息　了解招聘活动的安排情况,以方便获得更多的就业内容。比如什么时候召开招聘会或供需洽谈会等。

5. 成功就业的经验信息　了解职场前辈的择业经验、教训,就业指导教师的建议等。

(二)获取就业信息的渠道

1. 各级就业主管部门和就业指导机构　教育部每年都会制定毕业生就业的有关方针、政策,各省、自治区、直辖市的主管部门也会制定相应的地方性实施意见,他们既是就业政策的制定者,又是就业政策的执行者,具有较高的权威性。国家教育部及各省市的毕业生就业指导机构也开展信息交流和咨询服务。这些都是高校毕业生获取就业信息的重要渠道。

2. 校内就业主管部门　各高校都专门设立了从事毕业生就业工作的部门,如毕业生就业指导中心、就业工作处或办公室。这些部门能及时掌握国家有关就业政策的规定、地方的有关政策、各地举办"双选"活动的信息、有关用人单位简介材料及需求信息等,所提供的信息具备较高的准确性、权威性、可信度,是毕业生重要的信息渠道之一。

3. 各级各类招聘会　通过招聘会组织毕业生和用人单位直接见面,不仅可以直接获取许多就业信息,还可以当场签订协议,比较简捷有效。从目前来看,毕业生招聘会主要有两种渠道:一是校园招聘会,需要在校生随时留意校园招聘信息,关注自己心仪的单位,把握好时间和机会;二是社会招聘会,通常在指定的地点进行,相较于校招来说,社招的岗位信息较为参差不齐,需要毕业生自行核实信息真伪。

4. 新闻传播媒体　广播电台、电视台等媒体因其具有传播速度快、涉及面广、信息及时等特点,成为护理学专业大学生获取就业信息的重要渠道。各用人单位和组织也都希望通过媒体来介绍单位现状、发展前景及人才需求信息。

5. 社会实习、实践活动　护理学专业大学生寒暑期的社会实践活动单位、毕业实习单位等一般

都是专业对口单位。在实习、实践过程中,学生不仅能使自己所学的知识直接用于临床护理、社区护理等护理服务,而且可以更直接地了解实践、实习单位的用人情况。

6. 网络招聘平台　随着人才市场化、信息化运作的进程不断加快,网络的普及程度不断提高,通过网络获得的就业信息及时、快捷、信息量大,网上求职、网上招聘已经成为一种重要途径。目前很多网络招聘平台深受护理学专业大学生的喜欢和青睐,毕业生可以从中查询到海量的岗位需求信息,又可以将个人求职材料等上传网络系统,供用人单位在招聘时参考选择。

二、护理学专业大学生个人简历制作

个人简历,是对个人学习经历、实习工作经历、兴趣爱好、个人特长及其他有关情况所作的简明扼要的书面介绍。简历是有针对性地自我介绍的一种规范化、逻辑化的书面表达,同时亦是求职者与用人单位之间的桥梁。一个成功的求职者应准备一份优秀的简历,简历的优劣在很大程度上影响着你的应聘成败。

（一）简历基本内容

个人简历的格式有多种,尽量做到层次分明、简洁明了、突出重点。护理学专业大学生个人简历内容可分为以下四个部分:

1. 基本情况　姓名、年龄、学历、婚姻状况、健康状况、联系方式、求职岗位等。求职岗位要结合自己的实际情况,应考虑的因素有:专业所长、兴趣爱好、个人能力等。

2. 教育背景　一般按时间顺序列出高中至最高学历的学校、专业,在学习期间发表的论文、专利,参与的研究项目等,这是求职简历中的重点部分。

3. 实习经历　按时间顺序列出实习医院名称、主要实习科室及实习起止时间,实习单位的等级往往会影响招聘单位对应聘者的初始印象。

4. 其他　如个人特长及爱好、其他技能、英语四六级成绩、参加的护理技能大赛、"互联网+"以及各种比赛获奖等。

（二）撰写制作简历的原则

护理学专业大学生在撰写制作简历的过程中,应遵循以下原则:

1. 简历格式和排版要符合标准　求职的简历是要投递给人力资源部门看的,人力资源部门阅简历无数,对于简历的格式和排版敏感度很高,如出现明显的格式或者排版错误,这样的细节会影响求职成败。所以在制作简历时,要严格按照求职简历的格式和模板进行编写,整体简洁、大方的简历往往会给人力资源部门留下良好的印象。

2. 简历的语言表达要简洁　简历是正式的求职文件,使用的语言一定要规范,表述要专业,且尽量使用通俗易懂的短语、短句,不要使用过于口语化的言辞。在涉及到与求职岗位相关的内容介绍时,要使用专业术语,不要按照自己的理解进行阐述,这样可以在一定程度上显示出自己的专业性。

3. 简历的内容要有针对性　众所周知,第一眼看到的内容往往是印象最深的。因此,在撰写简历内容时,要知道什么内容是主要的,什么内容是次要的,以应聘职位的要求为标准,对自己的相关材料和具备的技能进行权衡。先把最有利、最符合要求的相关材料突显出来,然后再安排次要的材料,先重后轻,懂得取舍。写的内容不是越多越好,详略得当才能让人力资源部门看到重点,更容易留下深刻印象。

4. 简历内容要实事求是　无论在什么时候,实事求是都是万能的法则,简历上所呈现出来的内容也必须遵循实事求是的原则,可以采取适当包装稍加修饰,但不能违背事实,按照真实经历进行说明。将自己所取得的成绩用事实论证,以此来增加简历的说服力。在阐述自己的成绩和能力时,要自信果敢,但不要夸大事实。

（三）撰写制作简历的注意事项

部分求职的护理学专业大学生在简历的设计上花费很多心思,但可能因为某些细节问题,导致功

Note:

亏一篑。学生在撰写制作简历时,不妨留意以下注意事项,确保简历能够最大程度地展现个人的优势,引起用人单位的关注:

1. 量身定制　每个职位可能需要不同的技能和经验,因此要针对性地调整简历内容,突出与目标职位相关的经历和技能。不要使用通用的、泛泛而谈的简历,应根据职位描述有针对性地展现个人优势。

2. 简洁明了　简历应该简洁明了,不要写得太冗长。用简练的语言描述个人经历和成绩,突出重点,避免冗余内容。

3. 格式统一　使用规范清晰的格式,确保简历易于阅读。使用合适的标题,字体大小要适中,包括行间距、字间距等,以保持整体的美感和整洁度。

4. 避免低级错误　仔细检查订正简历中的标点符号、错别字和语法错误。出现这些错误,会给人留下不好的印象。

5. 强调主要经历　不必将所有经历全部列出,挑选出最能体现个人能力的、符合应聘岗位需要的填写。工作内容一定要提取关键词,工作成果一定要用数字表明。

6. 合理组织信息　将相关信息分组,比如教育经历、实践经历、获奖情况等。

7. 避免使用图片和图表　虽然漂亮的设计很吸引人,但不建议在简历中使用图片和图表。

8. 不要提供个人敏感信息　除了必要的联系方式外,不要在简历中提供过多的个人敏感信息,如身份证号码、详细地址等。

制作一份出色的简历需要耐心和细心。仔细斟酌每个细节,并确保简历能够清晰地展示你的实力和潜力,让你在招聘中脱颖而出。

三、护理学专业大学生求职笔试指导

笔试是一种与面试对应的测试,是用以考核应聘者特定的知识、专业技术水平和文字运用能力的一种书面考试形式。这种方法可以有效的测量应聘人的基本知识、专业知识、专业技能、综合分析能力和文字表达能力。

（一）笔试内容及形式

护理学专业学生的求职笔试主要考察与护理岗位相关的专业知识,内容主要包含护理基础课程和专业核心课程,基础课程主要是指病理学、生理学、人体解剖学和生物化学等课程,专业核心课程主要是指基础护理学、护理学导论、内科护理学、外科护理学、妇产科护理学、儿科护理学等课程。笔试题型主要是以单项选择题和多项选择题为主。具体考核内容由招聘单位或者招聘单位上级主管单位确定,一般占总评成绩的 40%~50%。

（二）笔试的准备

1. 保持良好的状态　良好的身心状态是笔试成功的关键。求职过程中的笔试毕竟不同于学校平时的考试,临考前要注意以下三点:要适当减轻思想负担,不可给自己施加过大的压力,否则适得其反。要注意休息,保证充足的睡眠,避免考试时精神不振,影响正常思维。要适当参加一些文体活动,从而使高度紧张的大脑得到放松休息。

2. 制订学习计划　根据考试日期,制订详细的学习计划。将学习内容分段,合理安排每天的学习进度,并设定自测和复习时间。查漏补缺,发现自己的薄弱环节,针对性地进行补充学习。

3. 沉着冷静答题　在进行答题时,应该全面细心地分析题目,保持冷静和专注,按部就班地完成考卷。

（三）参加笔试应注意的细节问题

1. 持证考试　持有效证件准时参加考试,自行准备签字笔、2B 铅笔、橡皮等考试工具。对号入座,并按照考试要求将证件放在桌子上。

2. 关闭通讯工具　按照监考人员的要求,关掉电子设备或直接交给监考人员保管。

3. 信息完整 在拿到考卷后,答题者第一时间需要按照要求填写好姓名和其他相关信息,交卷之前要认真核对自己的姓名、考号等信息,确保无误后方可交卷。

4. 卷面整洁 答卷时应注意卷面整洁、字迹清晰、行距有序、段落齐整、版面适度。

四、护理学专业大学生求职面试策略

面试是在特定场景下,以面试官对应聘者的交谈与观察为主要手段,由表及里测评应聘者的知识、能力、经验和综合素质等考试活动。具体面试要求由招聘单位或者招聘单位上级主管单位确定,面试成绩一般占总评成绩的 50%~60%。

(一)护理学专业大学生求职面试常见形式

1. 结构化面试 结构化面试为根据特定职位的胜任特征要求,遵循固定的程序,采用专门的题库、评价标准和评价方法,通过考官小组与应考者面对面的言语交流等方式,评价应考者是否符合招聘岗位要求的人才测评方法。

2. 半结构化面试 半结构化面试是介于非结构化面试和结构化面试之间的面试。包括两种方式:一种是主试者提前准备重要问题,但不要求按照固定次序提问,且可讨论在面试过程中出现需进一步调查的问题;另一种是主试者依据事先规划的一系列问题来对被试者提问,根据不同的内容设计不同的问题。

3. 非结构化面试 非结构化面试亦称"随机面试"。所问问题不需遵循事先安排好的规则和框架,主试者可以任意地与应征者讨论各种话题,或根据被试者提出不同问题的面试。优点是过程自然,主试者可以由此全面了解被试者情况,被试者也感觉更随意和放松,更易敞开心扉。缺点是由于结构化和标准化低,被试者之间可比性不强,影响面试的信度和效度。

4. 技能操作考核 护理学专业大学生的技能操作考核主要测试应聘人员的临床思维能力及临床操作能力,考核的内容主要来自基础护理学、护理学导论、内科护理学、外科护理学、妇产科护理学、儿科护理学等课程所学习的护理实践技能操作,以基础护理学技能操作为主。

(二)护理学专业大学生求职面试应注意的问题

1. 按时到达 守时是职业道德的一项基本要求,尤其对护理学专业大学生时间观念更为重要。如果你面试迟到,那么不管你有什么理由,也会被视为缺乏自我管理和约束能力,即缺乏职业能力,给面试者留下非常不好的印象。提前 10 分钟到达面试地点效果最佳。

2. 进入面试单位 如果是集体参加面试,一定注意不能在走廊内大声喧哗,应按顺序依次进行考核。到了面试单位,最好径直到面试地点,不要四处张望。如果面试单位有前台服务,可向前台工作人员说明来意,经引导到指定区域落座,若无前台服务,则找工作人员咨询。要注意用语文明,如"您好""谢谢"等。

3. 等待面试 依据面试单位要求,可自带一些材料以备在等待时阅读,静静等待,不要来回走动,也不要与其他面试者聊天。如果此时有该单位的简介材料,应该仔细阅读以了解其情况,或许对你的面试有所帮助。另外,特别提醒学生,在等待面试期间,有可能招聘单位有意设计测试情景,需注意。

4. 进入面试现场 进入面试室之前一定要有礼貌地敲门。允许进门后,面带微笑,向面试官礼貌地问好。

5. 注意面试礼仪 在面试时,衣服要选择正装,妆容要保持干净整洁;声音要尽量洪亮,语言要干脆利落、突出重点;行为举止要大方得体。

6. 熟悉操作要求 在操作当中,应严格按照操作程序,不能疏漏省略。

7. 面试结束 面试结束后,应对考官表示感谢。

Note:

知识链接

常用就业网址

国家大学生就业服务平台　　　　　　　　　　https://www.ncss.cn/
全国高校毕业生就业能力培训网络平台　　　　https://hzzh.chsi.com.cn/
全国大学生学业与职业发展平台　　　　　　　https://xz.chsi.com.cn/home.action
国家卫生健康委人才交流服务中心　　　　　　https://www.21wecan.com/

（于洪宇　王桂云）

思　考　题

1. 简述护理学专业大学生求职的一般程序。
2. 简述护理学专业大学生求职过程中可能存在的心理误区及调适方法。
3. 护理学专业大学生求职简历如何制作更具特色?

第九章　目标测试

护理学专业大学生创新创业与就业
风险防范与权益保障

第十章　课件

学　习　目　标

- **知识目标：**
  1. 掌握护理学专业大学生创新创业与就业面临的法律风险及防范。
  2. 熟悉护理学专业大学生创新创业与就业相关法律。
  3. 熟悉护理学专业大学生创新创业与就业国际化过程中的法律风险及权益保障。
  4. 了解现阶段大学生创新创业与就业的主要扶持性政策。
- **能力目标：**
  1. 能利用掌握的法律法规知识和经验，降低创新创业和就业过程中的风险。
  2. 能识别创业、就业过程中的陷阱。
- **素质目标：**
  1. 培养自觉遵纪守法、诚信守约的精神。
  2. 培养创业就业社会责任感。

随着社会的不断进步与发展,大学生创新创业已经成为当下广受关注的问题,正规化、法制化是大学生创新创业的重要发展趋势。在创新创业过程中能够有效识别其中潜在的法律风险,并依托行之有效的风险防范措施,是护理学专业大学生保障自身合法权益,取得创新创业活动成功的关键所在。近年来,大学毕业生总量逐年攀升,用人单位对用工学历要求不断提高,大学生就业竞争日益激烈,加之大学生自身法律知识匮乏、维权意识淡薄、社会经验不足等原因,导致大学生在求职就业过程中难免遭遇一些风险,可能导致权益受损等情况发生,护理学专业大学毕业生应加强相关法律的学习,不断强化自身法律意识,提升风险防范能力。

导入情景与思考

小赵是一名即将毕业的护理学专业大四学生,在网上看到一条中介发布的招聘广告,里面刚好有自己中意的招聘信息,小赵随即联系了中介。中介称他们长期与很多大的医疗机构合作,有很好的就业资源,已经帮助很多大学生成功就业,但他们公司的规定是要先收取 1 000 元的中介费,找到工作了再收 1 000 元。因求职心切,小赵当即给对方转了 1 000 元。随后,对方给她发了一家单位的资料,然后告诉她入职需要考试,他们有内部的复习资料,500 元一份,只要按照资料复习考试就没问题。小赵又立即支付了 500 元买了这份"内部资料"。之后对方告诉她先安心复习等考试通知。几天后,在同学提醒下,小赵拨打了那家招聘单位的电话咨询,得知他们并未启动招聘,如有招聘都是通过单位网站发布信息。小赵于是联系中介,发现对方的联系方式都找不到人了,她这才意识到自己上当受骗。

请思考:

1. 小赵掉入此招聘陷阱有哪些自身原因?
2. 护理学专业毕业生应如何防范求职就业中的风险?

第一节 创新创业面临的法律问题

大学生在创新创业过程中,会遇到不同类型的法律关系,作为创业者,大学生需要明确各自的权利和义务,并在合法的前提下切实保护对方享有的权利,同时履行自己应有的义务。在创新创业过程中,应对纠纷和争议的解决办法及其法律适用有基本的了解,能够在项目实施和运营过程中合理规避法律风险,提高解决纠纷、有效防范风险的能力。

一、大学生创新创业相关法律

(一)创新创业与法律关系概述

当今时代的大学生正逢一个号召和鼓励创新创业的时代,随着近期我国不断走向转型化进程以及社会就业压力的不断加剧,创新创业正成为在校大学生和毕业大学生的一种能力培养目标及职业选择方式。法律风险贯穿于大学生创新创业全过程,各类法律问题的错误处理是大学生创业失败的重要因素。当前大学生创新创业教育实践缺乏与法律教育的有效融合,导致大学生法治意识和风险防范意识薄弱。大学生创新创业者必须学法、懂法,要善于用法律的思维处理创新创业过程中的问题。创新创业与法律的关系主要体现在以下几个方面:①法律的完善推动创新创业活动的发展;②创新创业活动的整个过程、各个方面都必须符合法律的规定;③依法创新创业,能够降低创业风险;④创新创业纠纷的处理和解决需要法律手段。

(二)与大学生创新创业密切相关的法律

1. 公司企业法律　我国现行公司企业相关的法律主要有《中华人民共和国个人独资企业法》《中华人民共和国合伙企业法》以及《中华人民共和国公司法》。

（1）个人独资企业法（law on individual proprietorship enterprises）：依照《中华人民共和国个人独资企业法》表述，个人独资企业是指依照本法在中国境内设立，由一个自然人投资，财产为投资人个人所有，投资人以其个人财产对企业债务承担无限责任的经营实体。

1）个人独资企业的主要特征：①出资人是由一个自然人投资设立，并且投资人应当是具有完全民事行为能力的中国公民；②独资企业的全部财产为投资人所有；③不具有法人资格，即投资人以其个人财产或家庭财产对企业债务负无限责任，企业本身不能独立对外承担一切责任，这有利于保护独资企业债权人的利益；④出资要求比较宽松。

2）个人独资企业的优缺点：个人独资企业具有设立简便，经营效率高的优点；缺点是发展规模有限，投资人风险巨大，企业的存续连续性差，个人独资企业的存续完全取决于投资个人的得失安危，企业的寿命有限。

3）设立个人独资企业的条件限制：投资人必须是自然人及法人，其他组织不能投资设立个人独资企业；有合法的企业名称，名称应当符合法律行政法规的规定，应当真实表现企业从事的行业性质和组织形式等特征，个人独资企业名称中不得出现"有限""合伙""公司"等字样。设立程序主要包括申请、受理和审查、登记。依据有关法律、法规的规定，对经营特殊行业的个人独资企业的设立需要审批或许可，在设立登记前应该依据有关规定向有关行政管理部门办理行政审批或许可手续。

（2）合伙企业法（partnership law）：合伙是指两个以上的人为着共同目的，相互约定共同出资、共同经营、共享收益、共担风险的自愿联合。合伙企业，是指自然人、法人和其他组织依照《中华人民共和国合伙企业法》在中国境内设立的普通合伙企业和有限合伙企业。普通合伙企业由普通合伙人组成，合伙人对合伙企业债务承担无限连带责任。普通合伙企业由二个以上普通合伙人（没有上限规定）组成。普通合伙企业又包含特殊的普通合伙企业。特殊的普通合伙企业中，一个合伙人或数个合伙人在执业活动中因故意或者重大过失造成合伙企业债务的，应当承担无限责任或者无限连带责任，其他合伙人则仅以其在合伙企业中的财产份额为限承担责任；有限合伙企业由普通合伙人和有限合伙人组成，普通合伙人对合伙企业债务承担无限连带责任，有限合伙人以其认缴的出资额为限对合伙企业债务承担责任。

1）合伙企业的主要特征：①合伙企业由各合伙人组成；②合伙企业以合伙协议作为其法律基础；③合伙企业的内部关系属于合伙关系；④普通合伙人对企业债务承担无限连带责任。

2）合伙企业的优缺点：合伙企业的优势在于，合伙人组成灵活，既需有对合伙企业债务承担无限连带责任的普通合伙人，也可以有以其认缴的出资额为限承担责任的有限合伙人，法律对合伙关系的干预和限制较少，而且合伙企业没有规定最低注册资本额，由于合伙人共同承担合伙企业的经营风险和责任，因此，合伙企业的风险和责任相对于个人独资企业，要分散一些。其缺点是合伙企业法规定每个合伙人对企业债务须承担无限连带责任，相对于公司而言，合伙企业的资金来源和企业信用能力有限，不能发行股票和债券，这使得合伙企业的规模不可能太大，由于合伙企业具有浓重的人合性，任何一个合伙人破产、退伙或死亡都有可能导致合伙企业解散，因而其存续期限不可能很长。

3）合伙企业与个人独资企业相比较的优势：①合伙企业可以从众多的合伙人处筹集资本，合伙人共同偿还债务，减少了银行贷款的风险，使企业的筹资能力有所提高；②合伙企业能够让更多投资者发挥优势互补的作用，比如技术、知识产权、土地和资本的合作，并且投资者更多，事关自己切身利益，大家共同出力谋划，集思广益，提升企业综合竞争力；③与一般公司相比较，由于合伙企业中至少有一个负无限责任，使债权人的利益受到更大保护，理论上来讲，在这种无限责任的压力下，更能提升企业信誉；④理论上来讲，合伙企业盈利更多，因为合伙企业交的是个税而不是企业所得税，这也是其高风险成本的收益，合伙企业的劣势在于，合伙企业的资金来源和企业信用能力有限，不能发行股票和债券，这使得合伙企业的规模不能太大，因此，合伙企业是很难做大做强的；⑤合伙人的责任比公司股东的责任大得多，普通合伙人之间的连带责任，使合伙人需要对其他合伙人的经营行为负责，更加重了合伙人的风险；⑥由于合伙企业具有浓重的人合性，任何一个合伙人破产死亡或退伙，都有可能导致合伙企业解散,因而其存续期限不可能很长。

4) 设立合伙企业的条件限制:《中华人民共和国合伙企业法》第二章第十四条规定:设立合伙企业,应当具备下列条件:①有二个以上合伙人。合伙人为自然人的,应当具有完全民事行为能力。②有书面合伙协议。③有合伙人认缴或者实际缴付的出资。④有合伙企业的名称和生产经营场所。⑤法律、行政法规规定的其他条件。设立程序首先准备相关申请材料:由全体合伙人签名、盖章的合伙协议书,出资证明,合伙人身份证明等。然后由全体合伙人指定的代表人或者共同委托的代理人向企业登记机关提出设立申请。申请人提交的登记申请材料齐全,符合法律形式,企业登记机关当场登记,签发营业执照。

5) 合伙企业解散:合伙企业解散,即各合伙人解除合伙协议,合伙企业终止活动。合伙企业有下列情形之一的,应当解散:①合伙期限届满,合伙人决定不再经营;②合伙协议约定的解散事由出现;③全体合伙人决定解散;④合伙人已不具备法定人数满三十天;⑤合伙协议约定的合伙目的已经实现或者无法实现;⑥被依法吊销营业执照、责令关闭或被撤销;⑦出现法律、行政法规规定的合伙企业解散的其他原因。

合伙企业解散后应当进行清算,并通知和公告债权人,清算人由全体合伙人担任,未能由全体合伙人担任清算人的,经全体合伙人过半数同意,可以自合伙企业解散后十五日内指定一名或者数名合伙人,或者委托第三人,十五日内未确定清算人的,合伙人或者其他利害关系人可以申请人民法院指定清算人。

6) 合伙企业清散:合伙企业解散,应当由清算人进行清算。清算人由全体合伙人担任,经全体合伙人过半数同意,可以自合伙企业解散事由出现后十五日内指定一个或者数个合伙人,或者委托第三人,担任清算人。自合伙企业解散事由出现之日起十五日内未确定清算人的,合伙人或者其他利害关系人可以申请人民法院指定清算人。清算人在清算期间执行下列事务:①清理合伙企业财产,分别编制资产负债表和财产清单。②处理与清算有关的合伙企业未了结事务。③清缴所欠税款。④清理债权、债务。⑤处理合伙企业清偿债务后的剩余财产。⑥代表合伙企业参加诉讼或者仲裁活动。清算结束,清算人应当编制清算报告,经全体合伙人签名、盖章后,在十五日内向企业登记机关报送清算报告,申请办理合伙企业注销登记。合伙企业注销后,原普通合伙人对合伙企业存续期间的债务仍应承担无限连带责任。合伙企业不能清偿到期债务的,债权人可以依法向人民法院提出破产清算申请,也可以要求普通合伙人清偿。合伙企业依法被宣告破产的,普通合伙人对合伙企业债务仍应承担无限连带责任。

(3) 公司法(company law):公司法,是为了规范公司的组织和行为,保护公司、股东和债权人的合法权益,维护社会经济秩序,促进社会主义市场经济的发展而制定的法律。《中华人民共和国公司法》规定:公司是指依照本法在中国境内设立的有限责任公司和股份有限公司。公司是企业法人,有独立的法人财产,享有法人财产权。公司以其全部财产对公司的债务承担责任。有限责任公司的股东以其认缴的出资额为限对公司承担责任,股份有限公司的股东以其认购的股份为限对公司承担责任。

1) 公司登记:法律、行政法规规定设立公司必须报经批准的,应当在公司登记前依法办理批准手续。公众可以向公司登记机关申请查询公司登记事项,公司登记机关应当提供查询服务。依法设立的公司,由公司登记机关发给公司营业执照。公司营业执照签发日期为公司成立日期。公司营业执照应当载明公司的名称、住所、注册资本、经营范围、法定代表人姓名等事项。

2) 公司解散、清算:有以下情形,公司可以解散:①公司章程规定的营业期限届满或者公司章程规定的其他解散事由出现;②股东会或者股东大会决议解散;③因公司合并或者分立需要解散;④依法被吊销营业执照、责令关闭或者被撤销;⑤公司经营管理发生严重困难,继续存续会使股东利益受到重大损失,通过其他途径不能解决的,持有公司全部股东表决权百分之十以上的股东,可以请求人民法院解散公司。符合法律规定而解散的,应当在解散事由出现之日起十五日内成立清算组,开始清算。有限责任公司的清算组由股东组成,股份有限公司的清算组由董事或者股东大会确定的人员组成。逾期不成立清算组进行清算的,债权人可以申请人民法院指定有关人员组成清算组进行清算。

2.《中华人民共和国民法典》 2021 年 1 月 1 日起施行的《中华人民共和国民法典》(以下简称《民法典》),是我国的第一部法典,《民法典》第三编为合同编,其中第一分编为通则,对合同的订立、合同的效力、合同的履行、合同的保全、合同的变更和转让、合同的权利义务终止、违约责任等进行了规定;第二分编为典型合同,对买卖、赠与、借款、租赁、技术合同等进行了规定。

(1) 合同的订立:《民法典》第三编第一分编第二章第四百六十九条规定,当事人订立合同,可以采用书面形式、口头形式或者其他形式。书面形式是合同书、信件、电报、电传、传真等可以有形地表现所载内容的形式。以电子数据交换、电子邮件等方式能够有形地表现所载内容,并可以随时调取查用的数据电文,视为书面形式。第四百七十条规定:合同的内容由当事人约定,一般包括下列条款:①当事人的姓名或者名称和住所;②标的;③数量;④质量;⑤价款或者报酬;⑥履行期限、地点和方式;⑦违约责任;⑧解决争议的方法。当事人可以参照各类合同的示范文本订立合同。

(2) 合同的效力:《民法典》中关于合同生效时间规定,依法成立的合同,自成立时生效,但是法律另有规定或者当事人另有约定的除外。依照法律、行政法规的规定,合同应当办理批准等手续的,依照其规定。未办理批准等手续影响合同生效的,不影响合同中履行报批等义务条款以及相关条款的效力。应当办理申请批准等手续的当事人未履行义务的,对方可以请求其承担违反该义务的责任。

(3) 合同的履行:依据合同履行的原则,当事人应当按照约定全面履行自己的义务。当事人应当遵循诚信原则,根据合同的性质、目的和交易习惯履行通知、协助、保密等义务。当事人在履行合同过程中,应当避免浪费资源、污染环境和破坏生态。合同生效后,当事人就质量、价款或者报酬、履行地点等内容没有约定或者约定不明确的,可以协议补充;不能达成补充协议的,按照合同相关条款或者交易习惯确定。

《民法典》第三编第一分编第四章第五百二十七条规定:应当先履行债务的当事人,有确切证据证明对方有下列情形之一的,可以中止履行:①经营状况严重恶化;②转移财产、抽逃资金,以逃避债务;③丧失商业信誉;④有丧失或者可能丧失履行债务能力的其他情形。当事人没有确切证据中止履行的,应当承担违约责任。

(4) 合同的变更或解除:合同的变更或解除是指对已经成立的合同内容的部分修改、补充或全部取消。合同一方因故需要修改、补充合同某些条款或解除合同关系时,必须征得对方同意。亦即以双方达成的新协议,变更或解除原来的旧协议。变更、解除合同的新协议,仍按原合同的形式办理。

在法律或合同明确规定的情况下,如当事人一方不履行或不适当履行合同义务时,另一方有权解除合同。故合同可由当事人一方行使解除权而消灭。例如《民法典》第三编第一分编第七章第五百六十三条规定,有下列情形之一的,当事人可以解除合同:①因不可抗力致使不能实现合同目的;②在履行期限届满前,当事人一方明确表示或者以自己的行为表明不履行主要债务;③当事人一方迟延履行主要债务,经催告后在合理期限内仍未履行;④当事人一方迟延履行债务或者有其他违约行为致使不能实现合同目的;⑤法律规定的其他情形。以持续履行的债务为内容的不定期合同,当事人可以随时解除合同,但是应当在合理期限之前通知对方。

3. 劳动与社会保障法律制度

(1) 劳动法(labor law):劳动法是调整劳动关系和与劳动关系密切联系的其他社会关系的法律规范的总称。劳动法的适用范围,具体包括:①各类企业和与之形成劳动关系的劳动者;②个体经济组织和与之形成劳动关系的劳动者;③国家机关事业组织社会团体实行劳动合同制度的,以及按规定应实行劳动合同制度的工勤人员;④实行企业化管理的事业组织的人员;⑤其他通过劳动合同与国家机关事业组织、社会团体建立劳动关系的劳动者。

(2) 劳动合同:是劳动者与用人单位确立劳动关系,明确双方权利和义务的协议。在用人单位与劳动者建立劳动关系的同时,应当订立劳动合同。订立劳动合同,应当注意以下几个原则:签订劳动合同,要遵循平等自愿、协商一致的原则;签订劳动合同要符合法律法规的规定;合同内容要尽量全面;合同的语言表达,要明确易懂。

(3)工作时间及劳动报酬:为了保障劳动者劳逸结合,保持其身心健康,保证其有必要的时间进行文化娱乐和科学技术学习,使其有必要的时间料理家务、教育子女、改善健康状况和生活环境。我国宪法规定了公民有休息权,为了保障公民的休息权,《中华人民共和国劳动法》规定了完整的工作时间和休息休假制度,根据规定:国家实行劳动者每日工作时间不超过八小时、平均每周工作时间不超过四十四小时。有下列情形之一的,用人单位应当按照下列标准支付高于劳动者正常工作时间工资的工资报酬:①安排劳动者延长时间的,支付不低于工资的百分之一百五十的工资报酬;②休息日安排劳动者工作又不能安排补休的,支付不低于工资百分之二百的工资报酬;③法定休假日安排劳动者工作的,支付不低于工资的百分之三百的工资报酬。劳动者连续工作一年以上的,享受带薪年休假。

(4)社会保险(social insurance):是国家为了预防和分担年老、失业、疾病以及死亡等社会风险,实现社会安全,而通过立法强制社会多数成员参加的具有所得重分配功能的非营利性的社会安全制度。当前我国社会保险主要包括养老保险、医疗保险、工伤保险、失业保险和生育保险。

1)养老保险制度:是指缴费达到法定期限且个人达到法定退休年龄后,国家和社会提供物质帮助以保证年老者稳定、可靠的生活来源的社会保险制度,其目标是实现"老有所养"。基本养老保险制度由三部分组成,即职工基本养老保险制度、新型农村社会养老保险制度、城镇居民社会养老保险制度。

2)医疗保险制度:是指按照国家规定缴纳一定比例的医疗保险费,在参保人因患病和意外伤害而发生医疗费用后,由医疗保险基金支付其医疗保险待遇的社会保险制度,其目标是实现"病有所医"。基本医疗保险制度由三部分组成,即职工基本医疗保险制度、新型农村合作医疗保险制度和城镇居民基本医疗保险制度。

3)工伤保险制度:是指由用人单位缴纳工伤保险费,对劳动者因工作原因遭受意外伤害或者职业病,从而造成死亡、暂时或者永久丧失劳动能力时,给予职工及其相关人员工伤保险待遇的一项社会保险制度。

4)失业保险制度:是指国家为失业而暂时失去工资收入的社会成员提供物质帮助,以保障失业人员的基本生活,维持劳动力的再生产,为失业人员重新就业创造条件的一项社会保险制度。

5)生育保险制度:是国家通过立法,在怀孕和分娩的妇女劳动者暂时中断劳动时,由国家和社会提供医疗服务、生育津贴和产假的一种社会保险制度,国家或社会对生育的职工给予必要的经济补偿和医疗保健的社会保险制度。

4. 知识产权法律制度 知识产权(intellectual property)是指人们就其智力劳动成果所依法享有的专有权利,通常是国家赋予创造者对其智力成果在一定时期内享有的专有权或独占权。知识产权从本质上说是一种无形财产权,它的客体是智力成果或是知识产品,是一种无形财产或者一种没有形体的精神财富,是创造性的智力劳动所创造的劳动成果。它与房屋、汽车等有形财产一样,都受到国家法律的保护,都具有价值和使用价值。有些重大专利、驰名商标或作品的价值也远远高于房屋、汽车等有形财产。

(1)知识产权的法律特征:①知识产权的地域性,即除签有国际公约或双边、多边协定外,依一国法律取得的权利只能在该国境内有效,受该国法律保护;②知识产权的独占性,即只有权利人才能享有,他人不经权利人许可不得行使其权利;③知识产权的时间性,各国法律对知识产权分别规定了一定期限,期满后则权利自动终止。

(2)知识产权的主要特点:①知识产权是一种无形财产;②知识产权具备专有性的特点;③知识产权具备时间性的特点;④知识产权具备地域性的特点;⑤大部分知识产权的获得需要法定的程序,比如,商标权的获得需要经过登记注册。

(3)知识产权类型主要有:著作权、专利权、商标权、发现权、发明权和其他科技成果权等。《中华人民共和国刑法》第二编第三章第七节第二百一十三条规定:未经注册商标所有人许可,在同一种商品、服务上使用与其注册商标相同的商标,情节严重的,处三年以下有期徒刑,并处或者单处罚金;情节特别严重的,处三年以上十年以下有期徒刑,并处罚金;第二百一十五条规定伪造、擅自制造他人注册商标标识或者销售伪造、擅自制造的注册商标标识,情节严重的,处三年以下有期徒刑,并处或者单处罚金;情节特别严重的,处三年以上十年以下有期徒刑,并处罚金。第二百一十六条规定:假冒他人专利,情节严重的,处三年以下有期徒刑或者拘役,并处或者单处罚金。此外第二百一十七条规定:以营利为目的,有下列侵犯著作权或者与著作权有关情形之一,违法所得数额较大或者有其他严重情节的,处三年以下有期徒刑,并处或者单处罚金;违法所得数额巨大或者有其他特别严重情节的,处三年以上十年以下有期徒刑,并处罚金:①未经著作权人许可,复制发行、通过信息网络向公众传播其文字作品、音乐、美术、视听作品、计算机软件及法律、行政法规规定的其他作品的;②出版他人享有专有出版权的图书的;③未经录音录像制作者许可,复制发行、通过信息网络向公众传播其制作的录音录像的;④未经表演者许可,复制发行录有其表演的录音录像制品,或者通过信息网络向公众传播其表演的;⑤制作、出售假冒他人署名的美术作品的;⑥未经著作权人或者与著作权有关的权利人许可,故意避开或者破坏权利人为其作品、录音录像制品等采取的保护著作权或者与著作权有关权利的技术措施的。

5. **民事诉讼法律制度** 根据《中华人民共和国民事诉讼法》(以下简称《民事诉讼法》)的相关规定,中华人民共和国民事诉讼法的任务,是保护当事人行使诉讼权利,保证人民法院查明事实,分清是非,正确运用法律,及时审理民事案件,确认民事权利义务关系,制裁民事违法行为,保护当事人的合法权益,教育公民自觉遵守法律,维护社会秩序、经济秩序,保障社会主义建设事业顺利进行。根据《民事诉讼法》规定:民事诉讼应当遵循诚信原则。当事人有权在法律规定的范围内处分自己的民事权利和诉讼权利。经当事人同意,民事诉讼活动可以通过信息网络平台在线进行。民事诉讼活动通过信息网络平台在线进行的,与线下诉讼活动具有同等法律效力。对公民提起的民事诉讼,由被告住所地人民法院管辖;被告住所地与经常居住地不一致的,由经常居住地人民法院管辖。对法人或者其他组织提起的民事诉讼,由被告住所地人民法院管辖。同一诉讼的几个被告住所地、经常居住地在两个以上人民法院辖区的,各该人民法院都有管辖权。当事人对自己提出的主张,有责任提供证据。当事人对自己提出的主张应当及时提供证据。

二、现阶段大学生创新创业的主要扶持性政策

深化高等学校创新创业教育改革,是国家实施创新驱动发展战略、促进经济提质增效升级的迫切需要,是推进高等教育综合改革、促进高校毕业生更高质量创业就业的重要举措。近几年,国家出台《"十四五"教育发展规划》《国务院办公厅关于进一步支持大学生创新创业的指导意见》《国务院办公厅关于深化高等学校创新创业教育改革的实施意见》等文件,对大学生创新创业工作提出了要求,也给予了积极的政策支持。

1. **降低大学生创新创业门槛** 持续提升企业开办服务能力,为大学生创业提供高效便捷的登记服务。推动众创空间、孵化器、加速器、产业园全链条发展,鼓励各类孵化器面向大学生创新创业团队开放一定比例的免费孵化空间,并将开放情况纳入国家级科技企业孵化器考核评价,降低大学生创新创业团队入驻条件。政府投资开发的孵化器等创业载体应安排30%左右的场地,免费提供给高校毕业生。有条件的地方可对高校毕业生到孵化器创业给予租金补贴。

2. **便利化服务大学生创新创业** 完善科技创新资源开放共享平台,强化对大学生的技术创新服务。各地区、各高校和科研院所的实验室以及科研仪器、设施等科技创新资源可以面向大学生开放共享,提供低价、优质的专业服务,支持大学生创新创业。支持行业企业面向大学生发布企业需求清单,引导大学生精准创新创业。

3. **落实大学生创新创业保障政策** 落实大学生创业帮扶政策,加大对创业失败大学生的扶持力

度,按规定提供就业服务、就业援助和社会救助。加强政府支持引导,发挥市场主渠道作用,鼓励有条件的地方探索建立大学生创业风险救助机制,可采取创业风险补贴、商业险保费补助等方式予以支持,积极研究更加精准、有效的帮扶措施,及时总结经验、适时推广。毕业后创业的大学生可按规定缴纳"五险一金",减少大学生创业的后顾之忧。

4. 大学生创新创业财税扶持政策　高校毕业生在毕业年度内从事个体经营,符合规定条件的,在 3 年内按一定限额依次扣减其当年实际应缴纳的增值税、城市维护建设税、教育费附加、地方教育附加和个人所得税;对月销售额 15 万元以下的小规模纳税人免征增值税,对小微企业和个体工商户按规定减免所得税。对创业投资企业、天使投资人投资于未上市的中小高新技术企业以及种子期、初创期科技型企业的投资额,按规定抵扣所得税应纳税所得额。对国家级、省级科技企业孵化器和大学科技园以及国家备案众创空间按规定免征增值税、房产税、城镇土地使用税。做好纳税服务,建立对接机制,强化精准支持。

5. 加强对大学生创新创业的金融政策支持　鼓励金融机构按照市场化、商业可持续原则对大学生创业项目提供金融服务,解决大学生创业融资难题。落实创业担保贷款政策及贴息政策,将高校毕业生个人最高贷款额度提高至 20 万元,对 10 万元以下贷款、获得设区的市级以上荣誉的高校毕业生创业者免除反担保要求;对高校毕业生设立的符合条件的小微企业,最高贷款额度提高至 300 万元;降低贷款利率,简化贷款申报审核流程,提高贷款便利性,支持符合条件的高校毕业生创业就业。鼓励和引导金融机构加快产品和服务创新,为符合条件的大学生创业项目提供金融服务。

三、护理学专业大学生创新创业法律风险与防范措施

(一) 护理学专业大学生创新创业面临的法律风险

大学生在创新创业过程中,基于其特殊的群体特征往往对于相关法律风险缺乏足够的认识,进而导致自身合法权益或应得利益受损的种种后果。大学生创新创业法律风险常见于以下方面:

1. 合同法律风险　合同是企业与市场联系的重要桥梁,是一切经济行为发生的原始依据。大学生在自由市场环境中的创新创业,其本质也是市场交易活动,而市场交易行为的基本法律形式就是合同的签订与履行。因此,大学生在创新创业的过程中需审查自身合法权益是否得到维护、是否存在侵权倾向。在签订合同的过程中,需警惕可能存在的制度风险、业务风险、违约风险以及信用风险,这些很容易引发劳动纠纷。另外,大学生创业人员应注重对合同的细节进行审查,防止他人私自篡改合同,针对合同中存在分歧的部分,应设置补充条款。大学生由于缺乏实践经验,在签订合同的过程中处于劣势地位,因此,针对合同文本、票据和谈判纪要,大学生创业者应做好留档工作,为经济纠纷处理提供原始凭证,实现对自身利益的维护。

2. 知识产权法律风险　知识产权法领域的法律风险是大学生创新创业过程中需要面临的典型法律风险。随着社会经济的发展进步,我国已经出台了一系列知识产权保护条例,对专利申请和商标保护等行为进行法律约束。大学生在创新创业过程中要尊重他人的知识产权。厘清法律所规定的合理使用范围,对于非合理使用的情形应当取得他人授权并支付报酬,提高自己的知识产权意识,树立"知识付费"的理念。此外,创业大学生还应树立良好的商标保护意识和专利保护意识,充分认识到知识产权保护的重要性,向工商部门申请企业注册商标,接受法律的保护,充分发挥法律的作用,正确处理产权纠纷,实现对自身根本利益的维护,降低法律风险的发生率。

3. 市场主体法领域的法律风险　大学生进行创新创业,始终需处于市场环境中,而在成熟的市场环境体系中,法律法规对于市场主体是存在各种要求与规制的。如果采取合伙企业的形式,那么可以发挥组织灵活的优势,但无限连带责任也可能形成劣势。而如果采取个人独资企业的形式,可以实现对相关创业项目的控制权,但融资渠道可能受限。

4. 经济法领域的法律风险　经济法是现代国家规范经济进行宏观调控和微观规制的法,主要包括反不正当竞争法、产品质量法、消费者权益保护法、反垄断法、税法等。创新创业往往离不开相关创

新产品或创新服务的推销或营销,进而一定会在推销或营销的过程中形成法律意义上市场管理者与市场参与者之间的关系、与市场竞争者之间的关系及经营者与消费者之间的关系。如果对这些关系处置不当,产生矛盾与纠纷,即可能面临相关法律风险。大学生创新创业往往缺乏必要的经验与法律常识,稍有不慎即可能面临涉税法律风险、不正当竞争法律风险、消费者维权法律风险等。根据《中华人民共和国刑法》第三章第六节第二百零一条规定:纳税人采取欺骗、隐瞒手段进行虚假纳税申报或者不申报,逃避缴纳税款数额较大并且占应纳税额百分之十以上的,处三年以下有期徒刑或者拘役,并处罚金;数额巨大并且占应纳税额百分之三十以上的,处三年以上七年以下有期徒刑,并处罚金。因此大学生在创新创业过程中要加强税法学习,提高纳税意识,避免偷税、漏税。

5. 劳动法领域的法律风险 在创新创业项目中,大学生可能受雇于某创新公司,与该公司形成劳动关系,成为法律意义上的劳动者。由于创新创业的商业风险往往较大,故大学生作为劳动者一定要增强维权意识,自觉学习《中华人民共和国劳动法》及《中华人民共和国劳动合同法》等法律法规,将书面劳动合同签署清楚,为维护自身的合法权益奠定基础。另一方面,大学生在创新创业过程中,也可能创办自己的公司,雇用其他劳动者。在这种情况下,大学生创业者也要注意劳动法领域的风险,不要侵害到劳动者的合法权益,同时也要在商业秘密保护、竞业禁止规制等方面维护好自己的利益。

6. 行政处罚和刑事处罚的法律风险 行政处罚风险和刑事处罚风险在大学生创业的过程中极为常见,受创业资金不足和市场资源不丰富的影响,大学生可能做出违反法律法规的行为,如在创建企业的过程中存在虚报注册资本、销售假冒伪劣产品、注册假冒商标等行为,并出现偷税漏税行为。一旦发生以上行为,大学生创业者需要承担刑事后果,接受刑事处罚。

(二) 护理学专业大学生创新创业法律风险的防范措施

全面推进依法治国时代背景下,创业法律风险防范能力是决定大学生成功创业的重要因素,加强大学生创业法治教育是提升其创业法律风险防范能力的重要途径。

1. 提高创新创业风险防范意识 大学生创业之前,除了要学习相关法律之外,还要重视创新创业法律风险,提高风险防范意识。对于大学生群体来说,在创业初期设立企业的时候,应按照自身所从事的行业,及时申请营业执照、相关行政许可,如食品加工、医药卫生、娱乐业以及酒店业等,除了要向工商机关申请营业执照之外,还要向行业主管机关申请行政许可。在实施创新创业的过程中,时刻提醒自己,每一个商业行为所要遵循的市场规则及法律规则是什么,其行为边界在哪里,相关合法权益是什么,相关法律制度框架是什么,法律认可的相关交易结构是什么。只有首先具备这种足够程度的法律规则意识及法律风险意识,才能确保相关创新创业行为在法律的层面上有一个初步的基础和一个合规的开端。

2. 加强法律专业知识的学习 大学生创业群体在创新创业过程中,要对商业环境中的法律专业基本常识有一个初步了解,相关基本规定均要进行研读,并对如何使用相关法律规定有清晰的认识。全面地了解如何选择企业组织形式,如《中华人民共和国个人独资企业法》《中华人民共和国公司法》《中华人民共和国中小企业促进法》《中华人民共和国合伙企业法》等。同时,《中华人民共和国民法典》《中华人民共和国劳动合同法》《中华人民共和国产品质量法》《中华人民共和国劳动法》《中华人民共和国专利法》《中华人民共和国会计法》《中华人民共和国所得税法》等,也是创业法律知识了解类课程中的重要内容,可以帮助大学生规避企业经营生产管理中的法律纠纷。

3. 利用好法律教育资源 大学生创业过程中,为实现对法律风险的有效防范,可以通过法律服务平台、法律公众号等,来解决创业过程中遇到的问题和实际需要。大学生创业者群体在创新创业过程中应接受较为系统与专门的法律教育,对于大学生创新创业中提升法律素养与防范法律风险技能是较为理想的。

4. 法律保障机制的依托 在创新创业过程中,大学生群体会不可避免地遇到各种利益纠纷及法律纠纷,有时相关纠纷与矛盾还非常尖锐,不易进行妥善处理。在这种情况下,创新创业大学生应充分依托各种类型的法律保障机制来应对已经发生的法律风险,及时有效地维护自身的合法权益。例

Note:

第十章 案例分析 大学生创业"被坑"

如,当自身合法权益受到侵害时,及时向司法机关、行政机关、法律监督机关寻求权利救济。还可以向法律服务所、法律援助中心等专业机构咨询法律意见,在其专业帮助下,辨清法律事实与法律关系,再进一步决定采取何种法律措施与手段。

第二节 大学生就业风险防范与权益保障

随着高校扩招,毕业生数量剧增,而毕业生就业市场发展还不尽成熟,高校毕业生就业工作有关法律法规和制度尚不够健全,加之一些毕业生对国家相关法律法规和就业的有关方针、政策等缺乏充分的了解,风险防范意识和自我保护经验不足,毕业生就业权益受到侵害的现象时有发生。护理学专业大学生在就业过程中同样面临权益受损的风险,且因为护理学专业的特殊性,有些风险或侵害更为隐蔽或特殊。护理学专业大学生要加强就业维权意识培养、充分了解国家有关劳动法律法规和就业有关的方针政策,提升风险防范意识,学会自我保护,维护和保障自身的合法权益。

一、大学生就业相关法律法规及政策

(一) 大学生就业相关的法律法规

1. 行业准入

(1) 基本概念:行业准入是指从事一些特定的行业需要具备的相关要求或条件。不同行业的准入条件在本质上有所差别。如从事医疗、护理、教育、法律等行业就需要具备相应的职业资格。职业资格包括了从业资格和执业资格。从业资格是指从事某一专业或工种的学识、技术和能力起点标准。从业资格通过学历认定或考试取得。执业资格是政府对某些责任较大、社会通用性强、关系公共利益的专业技术工作实行的准入控制,是专业技术人员依法独立开业或独立从事某种专业技术工作学识、技术和能力的必备标准。执业资格通过考试方法取得,考试由国家定期举行,实行全国统一大纲、统一命题、统一组织、统一时间,执业资格必须登记注册,一般不分层次,如执业医师、执业药师、执业护士、执业律师。

(2) 护士执业资格考试:从事护理工作的人必须满足基本从业资格和通过国家护士执业资格考试,并登记注册。国家护士执业资格考试是评价申请护士执业资格者是否具备执业所必需的护理学专业知识与工作能力的考试。《中华人民共和国护士条例》规定:申请护士执业注册,申请人应当具备:①完全民事行为能力;②在中等职业学校、高等院校完成国务院教育主管部门和国务院卫生主管部门规定的普通全日制3年或以上的护理、助产专业课程学习,包括在教学、综合医院完成8个月以上护理临床实习,并取得相应学历证书;③通过国务院卫生主管部门组织的护士执业资格考试;④符合国务院卫生主管部门规定的健康标准。护士执业资格考试实行国家统一考试制度,原则上每年举行一次,具体考试日期在举行考试3个月前向社会公布,一般是在每年4、5月份。护士执业资格考试包括专业实务和实践能力两个科目。一次考试通过两个科目为考试成绩合格,原则上采用"人机对话"考试方式进行。

(3) 教师资格考试:教师资格是国家对专门从事教育教学工作人员的基本要求,是公民获得教师职位、从事教师工作的前提条件。根据《中华人民共和国教师法》和《教师资格条例》的有关规定,我国教师资格分为:幼儿园教师资格;小学教师资格;初级中学教师和初中职业学校文化课、专业课教师资格(以下统称初级中学教师资格);高级中学教师资格;中等专业学校、技工学校、职业高级中学文化课、专业课教师资格(以下统称中等职业学校教师资格);中等专业学校、技工学校、职业高级中心实习指导教师资格(以下统称中等职业学校实习指导教师资格);高等学校教师资格。取得教师资格的公民,可以在本级及其以下等级的各类学校和其他教育机构担任教师;但是,取得中等职业学校实习指导教师资格的公民只能在中等专业学校、技工学校、职业高级中学或者初级职业学校担任实习指导教师。高级中学教师资格与中等职业学校教师资格相互通用。教师资格认定的基本条件是:中国公民,

遵守宪法和法律,热爱教育事业,具有良好的思想品德,无犯罪记录,具有《中华人民共和国教师法》规定的学历,普通话水平达到国家语言文字工作委员会颁布的《普通话水平测试等级标准》二级乙等及以上标准(有特殊规定的除外),符合国家规定的从事教育教学工作的身体条件,如具有良好的身体素质和心理素质,无传染性疾病、无精神病史。教师资格考试合格或符合直接认定教师资格的政策等。不具备教师法规定的教师资格学历的公民,申请获得教师资格,应当通过国家举办的或者认可的教师资格考试。教师资格考试科目、标准和考试大纲由国务院教育行政部门审定。幼儿园、小学、初级中学、高级中学、中等职业学校的教师资格考试和中等职业学校实习指导教师资格考试,每年进行一次。高等学校教师资格考试根据需要举行。具备教师法规定的学历或者经教师资格考试合格的公民,可以依照《教师资格条例》的规定申请认定其教师资格。护理学专业本科生毕业后有些选择到中等专业学校或高等职业学校从事教育工作,则需要通过相应的教师资格考试。

2. 劳动合同法律制度

(1) 劳动法相关规定:根据1995年1月1日起施行的《中华人民共和国劳动法》(以下简称《劳动法》)规定:劳动合同是劳动者与用人单位确立劳动关系、明确双方权利和义务的协议。劳动关系是指劳动者与用人单位依法签订劳动合同而在劳动者与用人单位之间产生的法律关系。劳动者接受用人单位的管理,从事用人单位安排的工作,成为用人单位的成员,从用人单位领取劳动报酬和受劳动保护。建立劳动关系应当订立劳动合同。根据劳动合同的释义,劳动者加入企业、事业组织、国家机关、个体经济组织、社会团体等用人单位,成为该单位的一员,承担一定的工种、岗位或职务工作,并遵守所在单位的内部劳动规则和其他规章制度;用人单位应当及时安排被录用的劳动者的工作,按照劳动者提供的劳动数量和质量支付劳动报酬,并根据劳动法律、法规规定和劳动合同的约定提供必要的劳动条件,保证劳动者享有劳动保护及社会保险、福利等权利和待遇。

《劳动法》第三条规定:劳动者享有平等就业和选择职业的权利、取得劳动报酬的权利、休息休假的权利、获得劳动安全卫生保护的权利、接受职业技能培训的权利、享受社会保险和福利的权利、提请劳动争议处理的权利以及法律规定的其他劳动权利。劳动者应当完成劳动任务,提高职业技能,执行劳动安全卫生规程,遵守劳动纪律和职业道德。在就业权利方面,《劳动法》还规定:劳动者就业,不因民族、种族、性别、宗教信仰不同而受歧视。妇女享有与男子平等的就业权利。在录用职工时,除国家规定的不适合妇女的工种或者岗位外,用人单位不得以性别为由拒绝录用妇女或者提高对妇女的录用标准。

(2) 劳动合同法相关规定:2008年1月1日起施行的《中华人民共和国劳动合同法》(以下简称《劳动合同法》)规定:用人单位自用工之日起即与劳动者建立劳动关系。建立劳动关系,应当订立书面劳动合同。已建立劳动关系,未同时订立书面劳动合同的,应当自用工之日起一个月内订立书面劳动合同。用人单位与劳动者在用工前订立劳动合同的,劳动关系自用工之日起建立。用人单位未在用工的同时订立书面劳动合同,与劳动者约定的劳动报酬不明确的,新招用的劳动者的劳动报酬按照集体合同规定的标准执行;没有集体合同或者集体合同未规定的,实行同工同酬。劳动合同分为固定期限劳动合同、无固定期限劳动合同和以完成一定工作任务为期限的劳动合同。固定期限劳动合同,是指用人单位与劳动者约定合同终止时间的劳动合同。无固定期限劳动合同,是指用人单位与劳动者约定无确定终止时间的劳动合同。以完成一定工作任务为期限的劳动合同,是指用人单位与劳动者约定以某项工作的完成为合同期限的劳动合同。用人单位与劳动者协商一致,可以订立固定期限劳动合同,也可以订立无固定期限劳动合同,或订立以完成一定工作任务为期限的劳动合同。法律规定劳动(聘用)合同或者服务协议中不得规定限制女职工结婚、生育的内容。《劳动合同法》对用人单位和劳动者双方的义务进行了必要的规定。如用人单位招用劳动者时,应当如实告知劳动者工作内容、工作条件、工作地点、职业危害、安全生产状况、劳动报酬,以及劳动者要求了解的其他情况;用人单位有权了解劳动者与劳动合同直接相关的基本情况,劳动者应当如实说明。劳动者违反服务期约定的,应当按照约定向用人单位支付违约金。如果存在以下情形之一,则签订的劳动合同无效或者部分无效:①以欺诈、胁迫的手段或者乘人之危,使对方在违背真实意思的情况下订立或者变更劳动合同的;②用人单位免除自己的法定责任、排除劳动者权利的;③违反法律、行政法规强制性规定的。

知 识 链 接

劳动合同必备条款

根据法律规定,劳动合同应当具备以下条款:①用人单位的名称、住所和法定代表人或者主要负责人;②劳动者的姓名、住址和居民身份证或者其他有效身份证件号码;③劳动合同期限;④工作内容和工作地点;⑤工作时间和休息休假;⑥劳动报酬;⑦社会保险;⑧劳动保护、劳动条件和职业危害防护;⑨法律、法规规定应当纳入劳动合同的其他事项。劳动合同规定的除了以上规定的必备条款外,用人单位与劳动者可以约定试用期、培训、保守秘密、补充保险和福利待遇等其他事项。

(3) 劳动争议处理相关规定:劳动争议,是指劳动关系的当事人之间因执行劳动法律、法规和履行劳动合同而发生的纠纷,即劳动者与所在单位之间因劳动关系中的权利义务而发生的纠纷。根据《中华人民共和国劳动争议调解仲裁法》规定:发生劳动争议,劳动者可以与用人单位协商,也可以请工会或者第三方共同与用人单位协商,达成和解协议。当事人不愿协商、协商不成或者达成和解协议后不履行的,可以向调解组织申请调解;不愿调解、调解不成或者达成调解协议后不履行的,可以向劳动争议仲裁委员会申请仲裁;对仲裁裁决不服的,除本法另有规定的外,可以向人民法院提起诉讼。劳动争议调解是指当用人单位与劳动者之间发生劳动争议时,由第三方进行的和解性咨询,帮助双方和解解决劳动争议。当事人申请劳动争议调解可以书面申请,也可以口头申请。口头申请的,调解组织应当当场记录申请人基本情况、申请调解的争议事项、理由和时间。经调解达成协议的,应当制作调解协议书。调解协议书由双方当事人签名或者盖章,经调解员签名并加盖调解组织印章后生效,对双方当事人具有约束力,当事人应当履行。自劳动争议调解组织收到调解申请之日起十五日内未达成调解协议的,当事人可以依法申请仲裁。达成调解协议后,一方当事人在协议约定期限内不履行调解协议的,另一方当事人可以依法申请仲裁。因支付拖欠劳动报酬、工伤医疗费、经济补偿或者赔偿金事项达成调解协议,用人单位在协议约定期限内不履行的,劳动者可以持调解协议书依法向人民法院申请支付令。人民法院应当依法发出支付令。劳动仲裁是指由劳动争议仲裁委员会对当事人申请仲裁的劳动争议居中公断与裁决。按照《中华人民共和国劳动争议调解仲裁法》规定,劳动争议申请仲裁的时效期间为一年。仲裁时效期间从当事人知道或者应当知道其权利被侵害之日起计算。除非当事人是因不可抗力或有其他正当理由,否则超过法律规定的申请仲裁时效的,仲裁委员会不予受理。劳动诉讼,或称劳动争议诉讼,是指人民法院对当事人不服劳动争议仲裁机构的裁决或决定而起诉的劳动争议案件,依照法定程序进行审理和判决,并对当事人具有强制执行力的一种劳动争议处理方式。当事人对劳动争议案件的仲裁裁决不服的,可以自收到仲裁裁决书之日起十五日内向人民法院提起诉讼;期满不起诉的,裁决书发生法律效力。

知 识 链 接

劳动争议的分类

我国法律规定:根据争议涉及的权利义务的具体内容,可将劳动争议分为以下几类:①因确认劳动关系发生的争议;②因订立、履行、变更、解除和终止劳动合同发生的争议;③因除名、辞退和辞职、离职发生的争议;④因工作时间、休息休假、社会保险、福利、培训以及劳动保护发生的争议;⑤因劳动报酬、工伤医疗费、经济补偿或者赔偿金等发生的争议;⑥法律、法规规定的其他劳动争议。

3. **事业单位聘用**　事业单位是介于政府与社会之间的社会服务性组织。事业单位聘用制是指事业单位与工作人员通过签订聘用合同,确定双方聘用关系,明确双方责任、权利、义务的一种人事管理制度。国家人事部 2002 年颁布的《关于在事业单位试行人员聘用制度的意见》提出,事业单位除按照国家公务员制度进行人事管理的以及转制为企业的以外,都要逐步试行人员聘用制度。人员聘用制度主要包括公开招聘、签订聘用合同、定期考核、解聘辞聘等制度。2014 年起施行《事业单位人事管理条例》规定除国家政策性安置、按照人事管理权限由上级任命、涉密岗位等人员的聘用外,事业单位新聘用工作人员,应当面向社会公开招聘。公开招聘按照下列程序进行:①制定公开招聘方案;②公布招聘岗位、资格条件等招聘信息;③审查应聘人员资格条件;④考试、考察,体检;⑤公示拟聘人员名单;⑥订立聘用合同,办理聘用手续。事业单位与工作人员订立的聘用合同,期限一般不低于 3 年。初次就业的工作人员与事业单位订立的聘用合同期限 3 年以上的,试用期为 12 个月。事业单位工作人员连续旷工超过 15 个工作日,或者 1 年内累计旷工超过 30 个工作日的,事业单位可以解除聘用合同。

4. **公务员考录**　公务员是指依法履行公职、纳入国家行政编制、由国家财政负担工资福利的工作人员。《中华人民共和国公务员法》《公务员录用规定》规定:录用公务员,采取公开考试、严格考察、平等竞争、择优录取的办法。录用公务员,应当发布招考公告。录用公务员应当按照以下程序进行:①发布招考公告;②报名与资格审查;③考试;④体检;⑤考察;⑥公示;⑦审批或者备案。省级以上公务员主管部门可以对上述程序进行调整。公务员主管部门依据招考工作方案,制定招考公告,面向社会发布。招考公告应当载明以下内容:①招录机关、招考职位、名额和报考资格条件;②报名方式方法、时间和地点;③报考需要提交的申请材料;④考试科目、时间和地点;⑤其他须知事项。报考公务员,需要具备相应的年龄、学历等资格条件。公务员录用考试采取笔试和面试等方式进行,笔试包括公共科目和专业科目。公共科目由中央公务员主管部门统一确定,专业科目由省级以上公务员主管部门根据需要设置。新录用的公务员试用期为一年,自报到之日起计算。试用期内,由招录机关对新录用的公务员进行考核,并按照规定进行初任培训。新录用公务员试用期满考核合格的,招录机关应当按照有关规定予以任职定级;新录用公务员试用期满考核不合格的,取消录用。

5. **人才派遣**　人才派遣也称人才派送、人才租赁,是指用人单位通过人才中介服务机构选聘急需的人才,并由该机构分别与用人单位和派遣人员签订人才派遣合同和派遣员工合同,以规范三方在派遣期间的权利与义务,同时通过该机构为所聘人才发放薪酬、代办社会保险、管理档案等一种新型的用人方式。用人单位与劳动者个人不存在直接的劳动关系,单位用人不养人,用人单位与派遣机构共同对派遣人员实行双轨制的考核管理。按派遣时间长短人才派遣可以分为三类。即:①长期派遣:适用于人员流动性不大、比较重要、稳定的工作岗位,一般派遣期限在一年以上;②短期派遣:适用于人员流动性大、工作性质和内容较为简单的岗位,一般派遣期限在一年以内;③阶段性派遣:适用于项目性、阶段性的工作岗位,一般派遣期限根据工作项目所需的时间长短而定。人才派遣在法律本质上等同于劳务派遣。按照《劳动合同法》规定:劳务派遣单位应当履行用人单位对劳动者的义务。劳务派遣单位应当与被派遣劳动者订立二年以上的固定期限劳动合同,按月支付劳动报酬;被派遣劳动者在无工作期间,劳务派遣单位应当按照所在地人民政府规定的最低工资标准,向其按月支付报酬。被派遣劳动者享有与用工单位的劳动者同工同酬的权利。劳务派遣单位不得克扣用工单位按照劳务派遣协议支付给被派遣劳动者的劳动报酬。劳务派遣单位和用工单位不得向被派遣劳动者收取费用。劳务派遣单位跨地区派遣劳动者的,被派遣劳动者享有的劳动报酬和劳动条件,按照用工单位所在地的标准执行。

6. **人事代理**

(1) 人事代理的内涵:人事代理是指由政府人事部门所属的人才服务中心,按照国家有关人事政策法规要求,接受单位或个人委托,在其服务项目范围内,为多种所有制经济尤其是非公有制经济单位及各类人才提供人事档案管理、职称评定、社会养老保险金收缴、出国政审等全方位服务,是实现人员使用与人事关系管理分离的一项人事改革新举措。人事代理的方式有委托人事代理,可由单位委托,也可由个人委托;可多项委托,将人事关系、工资关系、人事档案、养老保险社会统筹、住房公积金等委托区人才服务中心管理;也可单项委托,将人事档案委托区人才服务中心管理。

(2) 人事代理的具体内容:人事代理的具体内容由代理方和委托方协商确定,代理方可以提供如下服务:①向委托代理单位提供国家人事工作方面的法律、法规和政策规定的咨询服务,协助委托单位进行人事规划设计,建立新型人事管理制度,帮助解决人事工作中的问题;②根据委托单位工作和发展对人才的具体要求,代拟和代发人才招聘启事,组织报名、考试、考核、人才引进等工作;③为委托单位提供应届毕业生就业政策咨询,申报应届大中专毕业生需求计划,为接收的大中专毕业生按转档案,办理转正定级手续;④为委托单位专业技术人员和管理人员办理专业技术职务资格初审及资格考试报名、晋升推荐手续,组建相应评审委员会,负责对部分专业技术职务资格评审与评议推荐工作;⑤按照有关政策规定,管理委托单位专业技术人员、管理人员的人事档案、考绩档案,为委托代理人员保留原有身份、计算工龄、调整档案工资、接转党团员组织关系、办理出国(境)政审手续、代办集体户口落户、出具以档案材料为依据的有关证明;⑥办理在职流动人员人事关系按转手续,为聘用人员接转人事关系、党团员组织关系等,为合同期满流动者,办理人事关系转出手续;⑦按照有关规定,办理聘用专业技术人员、管理人员的合同鉴证;⑧协调专业技术人员流动争议;⑨开展岗位及专业技能培训;⑩按照有关协议,向社会推荐委托单位的辞聘、解聘人员重新就业,代办失业、养老保险等。

(3) 人事代理相关规定:根据相关规定,凡注册"三资企业"、私营企业、股份制企业、民办科研机构等无主管单位以及不具备人事管理权限的单位,聘用专业技术人员和管理人员,均由单位办理委托人事代理。其他以聘用方式使用专业技术人员和管理人员的单位,可根据需要办理委托人事代理。各级人事行政部门所属人才流动机构在核准委托人事代理的有关材料后,应当和委托单位或个人签订人事代理委托合同书,确立委托关系。单位委托人事代理人员及个人委托人事代理人员在委托人事代理期间,工龄连续计算。尚未就业的个人委托人事代理人员重新就业后,其辞职、解聘前的工龄和重新就业后的工龄合并计算。在委托人事代理项目内有档案工资关系的,其代理期间涉及国家统一调资的,档案工资的调整根据国家及省有关政策,按照自收自支事业单位的工资标准核定。单位委托人事代理的大中专毕业生,其见习期考核、转正定级,由用人单位按期向人才流动机构提供有关毕业生见习期间工作表现等书面材料,其手续由委托代理的各级人才流动机构负责。单位委托人事代理的大中专毕业生在见习期间,解除聘用(任)合同的,毕业生可应聘到其他单位工作,代理其人事关系的人才流动机构继续负责毕业生的见习期管理。待聘期超过一个月的,见习期顺延。委托期间,所委托代理的人员被全民、集体单位正式接收,由其委托代理的人才流动机构凭接收单位人事主管部门的接收函办理其人事关系及档案的转递手续;被其他单位重新聘用的委托人事代理人员,应及时变更人事代理手续。

(4) 人事代理签订程序:签订人事代理一般按以下程序进行:①委托方向代理方提出申请,并提供有关材料。个人办理委托人事代理,根据各自情况的不同,须向当地人才流动机构分别提交下列有关证件:应聘到外地工作的,须提交委托人事代理申请、聘用合同复印件、身份证复印件、聘用单位证明信(证明其单位性质、主管部门、业务范围)等;自费出国留学的人员,须提交委托人事代理申请、原单位同意由人才流动机构保存人事关系的函件、出国的有关材料等;辞职、解聘人员尚未落实单位的,须提交委托人事代理申请及辞职、解聘证明,身份证复印件等证件。②代理方对委托方申报的材料进行审核。③委托方与代理方签订人事代理合同。④代理方向有关方面索取人事档案及行政、工资、组织关系等材料,并办理有关手续。⑤人事代理当事人的权利和义务,由双方以协议的形式予以明确,共同遵守。

7. 劳动保障 国家制定有相应的劳动保障制度以保证劳动者的职业安全,从而保证劳动者及其家庭生活稳定、社会安定,保证整个社会经济发展和社会进步。劳动保障制度涉及内容非常广泛,如职工的生育保障、疾病保障、失业保障、伤残保障、退休保障、死亡保障等。我国劳动保障制度基本内容可以分为劳动保护制度和社会保险制度。劳动保护制度是指国家为了保护劳动者在生产过程中的安全与健康而制定的有关劳动者劳动条件的法律规范,如《女职工劳动保护特别规定》《危险化学品安全管理条例》等。社会保险制度是指国家和社会为了保障公民在年老、疾病、工伤、失业、生育等情况下依法从国家和社会获得物质帮助的权利,利用保险机制而建立的一种社会保障方案。社会保险由国家干预和主导,具有强制性,通过立法强制社会多数成员参加。根据《中华人民共和国社会保险法》及其他法律、法规的规定,我国社会保险制度主要包括:基本养老保险、基本医疗保险、工伤保险、失业保险、生育保险等。就业时用人单位给予劳动者的保障性待遇一般合称为"五险一金","五险"即上述五种保险,"一金"是指住房公积金,也就是国家机关、国有企业、城镇集体企业、外商投资企业、城镇私营企业及其他城镇企业、事业单位、民办非企业单位、社会团体及其在职职工缴存的长期住房储金。基本养老保险基金由用人单位和个人缴费以及政府补贴等组成。职工应当参加职工基本医疗保险,由用人单位和职工按照国家规定共同缴纳基本医疗保险费。无雇工的个体工商户、未在用人单位参加职工基本医疗保险的非全日制从业人员以及其他灵活就业人员可以参加职工基本医疗保险,由个人按照国家规定缴纳基本医疗保险费。失业保险费由用人单位和职工按照国家规定共同缴纳。工伤保险和生育保险,由用人单位缴纳,职工不缴纳。

(二) 现阶段大学生就业的主要扶持性政策

我国经济已由高速增长阶段转向高质量发展阶段,正处在转变发展方式、优化经济结构、转换增长动力的攻关期。经济发展新常态,使得就业稳定面临新的机遇和挑战。就业是民生之本,就业稳则心定、家宁、国安,为此国家及各级地方政府部门出台了相应的大学生就业扶持性政策,如实施"特岗计划""西部计划""三支一扶""选调生工作计划"、大学生村官等政策。

为扶助大学生就业,国务院出台了相应举措,主要包括:

1. **鼓励和引导毕业生到城乡基层就业**　大力开发基层管理和服务岗位,对到农村基层和城市社区工作的毕业生,给予薪酬或生活补贴,并按规定参加社会保险;对到中西部和艰苦边远地区县以下农村基层就业,并履行一定服务期限的毕业生,实施相应学费和助学贷款代偿;对应征入伍服义务兵役的高校毕业生实行学费补偿和助学贷款代偿。扩大中央有关部门实施的面向基层就业项目规模。

2. **鼓励毕业生到中小企业和非公有制企业就业**　对企业招用非本地户籍普通高校专科以上毕业生,直辖市以外的各地城市取消落户限制。企业吸纳登记失业高校毕业生,可享受相关就业扶持政策。

3. **鼓励骨干企业和科研项目吸纳和稳定高校毕业生就业**　鼓励国有大中型企业特别是创新型企业更多吸纳高校毕业生,支持困难企业保留大学生技术骨干。承担国家和地方重大科研项目的单位积极聘用优秀毕业生,高校的科研专项可吸收毕业生参与研究,其劳务性费用和有关社会保险费从项目经费中列支。

4. **鼓励和支持毕业生自主创业**　高校要积极开展创业教育和实践活动,建设完善一批大学生创业园和创业孵化基地,为高校毕业生创业提供"一条龙"服务。对高校毕业生从事个体经营符合条件的,免收行政事业性收费,落实税收优惠、小额担保贷款及贴息等扶持政策。

5. **强化毕业生就业服务**　高校及教育、人力资源社会保障部门要采取多种方式为毕业生提供免费就业信息和各类就业服务。

6. **提升毕业生就业能力**　所有高校要确保毕业生在离校前都能参加学习实践活动。完善离校未就业毕业生见习制度。在高等职业院校实施毕业证书和职业资格证书"双证书"制度。

7. **建立和完善困难毕业生援助制度**　积极为离校后未就业回原籍的高校毕业生提供就业服务,将登记失业的高校毕业生纳入当地失业人员扶持政策体系,对就业困难和困难家庭毕业生给予重点帮扶。

Note:

在国家总体政策指引下,有的地方政府根据本地区情况也制定有相应的扶持大学生就业政策,有些加大了对高校毕业生到基层就业在选拔任用、升学、应征入伍和户籍迁移等方面的优惠政策。

二、大学生就业风险防范

(一) 大学生就业风险概述

1. 就业风险的概念 就业风险是指因就业环境存在着各种不确定因素及大学毕业生个人预期的不完善性,致使大学毕业生在就业过程中面临的可能损失。这些损失既包括就业求职中钱款财物的损失、时间的耗费、就业机会的错失,也包括因就业问题给个人带来的巨大的心理压力等。随着我国高校毕业生就业制度的改变以及毕业生人数的急剧增加,高校毕业生不仅面临着巨大的就业压力,而且也承受越来越突出的就业风险。不断涌现的新兴职业类别、愈加多元灵活的就业方式、层出不穷的宣传手段、大学生社会含金量的降低、对就业的恐惧迷茫心理和巨大的社会生存压力等,也在提醒大学生要重视就业风险的防范,学会努力去规避就业风险,顺利择业就业,从而更快实现自己的人生价值和社会价值。

2. 就业风险的特征

(1) 客观性和普遍性:就业风险是客观存在的,不以人的意志为转移,换句话说,就业风险就像自然界的灾害一样,不由人决定其存在与否,只能是学会去适应和控制风险,乃至利用风险。

(2) 发展性:在不同时代、不同经济发展时期、不同政策导向下就业风险都是不一样的。就业风险的改变往往同时伴随新的就业风险产生。比如科技的进步需要更多掌握高端技术的人才,这一定程度上促进了就业,但同时,由于科技的发展,机械自动化生产替代了更多的人工,这又缩减了很多的就业岗位。

(3) 双重性:风险往往伴随着收获,风险有时候就是机遇。就业风险所引发的后果可能是消极的也可能是积极的,可能是损失也可能是收获,关键在于我们如何辩证地去看待就业风险。就业风险的双重性告诉我们,对待就业风险时不应该只看到消极的损失一面,还应该从中汲取经验,把风险当作是一种机遇和挑战,吃一堑,长一智,通过自己的努力去控制风险,尽量使自己从风险中获益。

(4) 可预测性:就业风险从总体上来看是可以预测的。社会经济发展进程中,从国家的总体政策规划、宏观调控、对就业大数据的分析等可以看出就业发展形势和就业风险呈现出一定的规律。

(二) 护理学专业大学生就业风险的表现

根据风险的原理和理论,风险与每个人都相伴随行。从高考后选择学校和专业,到毕业后选择职业都伴随不可预知的事情,有些可能成为风险。护理学专业大学生从进入学校起就开启了将来从事护理这个专业性质非常强的专业学习过程,并不断拓展自己的知识能力,形成自己对护理的认知,谋划自己今后的职业生涯,憧憬未来美好的生活。在此过程中一些风险就伴随着护理学专业大学生,如对就业单位和岗位的要求与自身条件的认知等都决定了护理学专业大学生能否顺利迈进就业的大门。

1. 失业或待业风险 对于一名大学生来说就业最大的风险可能就是失业或待业。护理相关岗位长期以来人力需求较大,只要护理学专业大学生能够正确定位、不好高骛远,树立"先就业后择业"的思想,当前失业或待业的风险相对较小。但受就业观念滞后、个人定位不清、人力资本与劳动力不吻合等方面的影响,每年仍然有部分选择待业的护理学专业大学生。护理是一门专业性很强的学科,注重实操性,待业可能导致业务和技术生疏,不仅不能化解当下就业风险,可能增加新的就业风险。

2. 专业风险 护理学专业大学生专业风险主要表现在专业需求的不稳定性和专业知识与专业技能脱离。专业需求的不稳定性是很多专业面临的风险。大学生就业风险是市场经济的真实写照,供求关系在市场经济中的重要作用决定了大学生的专业也要符合市场所需。护理学专业有其需求上的优势,从国家健康相关政策和社会实际需求看,护理人员总体还存在较大需求。专业知识与专业技能脱离的风险往往是护理学专业大学生所面临的较大专业风险,需要加以重视。不断提高医疗卫生水平,满足人民群众健康需求是国家和人民对医护人员的要求。就业形势与政策的不断变化、社会知识结构的不断发展、人民健康需求的满足对护理学专业大学生提出更高的要求,如果护理学专业大学生专业知识与专业技能脱离,所学不能被市场所用,不能满足相关岗位需求,就会遭遇就业挫折。此外,随着社会经济发展,护理工作范畴不断扩大,在养老服务、健康保健、旅居康养等行业护理学相关专业毕业生需求量也开始增加,如果护理学专业大学生不能与时俱进,充分认识到护理学专业就业的广阔性,进而转变择业观和就业观,可能会使就业选择面相对受限。

3. **市场环境风险**　概括来说,护理学专业大学生就业时可能会遭遇的市场环境风险主要是以下三种情况:一是"选错地方";二是"找错单位";三是就业市场环境不确定性带来的风险。

(1)"选错地方":我国幅员辽阔,地区间经济发展目前仍存在较大差距,因此就存在不同的就业风险。一般来说,中心城市或经济发达地区有着经济发展优势,综合性、实力较强的医疗机构较多,护理相关行业较为集中、发展较好,尤其在互联网不够发达的时代,中心城市或经济发达地区专业提升资源相对较多,因而是很多护理学专业毕业生就业的首选。但这些城市或地区人才济济也是不争的事实,激烈的人才竞争、机会与风险并存。相反,到西部地区、基层机构就业,虽然目前经济欠发达,但可能蕴含着极大的发展机遇,甚至"后发赶超",能更快实现自己的人生目标和理想。统计数据显示,截至2020年底,我国注册护士总数为470多万人,大专以上学历护士超过了70%。总体来说,护理事业的整体发展情况较好,但还存在结构不够合理的地方,如基层的医疗机构、偏远地区、农村的护士数量还相对不足;而在城市、三甲医院等护士学历处于较高层次,数量也趋于饱和。

(2)"找错单位":由于护理学专业毕业生与用人单位双方信息不完全对等,很有可能导致毕业生"找错单位"。社会职业分类繁杂,新兴职业层出不穷,每一个职业的特点在毕业生工作之前不一定完全了解,所以有可能毕业生会选择自己不擅长的职业。即使有的毕业生选择的行业和专业很是匹配,但仍然会存在一定的风险,比如个人品质、性格、人际沟通能力等因素也可能导致"找错单位"的风险。

(3)就业市场环境不确定性带来的风险:当前我国产业结构在发生很大变化,比如制造业整体就业趋势跟过去相比呈下降趋势,而服务业呈现明显上升趋势,产业结构的变化会影响用人单位的需求结构。按照《"健康中国2030"规划纲要》提出的目标,到2030年,中国每千常住人口拥有注册护士数将达到4.7人,计算下来,中国还需要约300万护士,因此在今后一段时期护理学专业毕业生的就业机会相对较多。加之我国人口老龄化进程加速,护士应能在老年护理方面发挥主力军作用,护理学专业毕业生就业前景值得肯定。但同时,随着国际和社会护理办学力度的加大,市场有效调节机制的不足,不可控因素的影响等也使得护理就业市场面临着不确定性。

4. **法律风险**　护理学专业大学生由于对国家相关劳动法律法规和就业方针政策的了解不够充分,在就业过程中可能遭遇合法权益受到侵害的风险,有些甚至给自己带来法律纠纷。如劳动合同纠纷、就业协议履行纠纷等。

知识链接

违反约定承担违约责任

某护理学专业毕业生李同学与某医院签订了就业协议,约定:医院同意录(聘)用李同学,李同学同意毕业后到医院工作。另附加手写部分条款:"①……②违约责任为5 000元人民币"。后来,李同学通知医院另择就业,同时缴纳了5 000元违约金,医院当天退还了李同学的就业推荐表。3个月后李同学向法院提起诉讼,请求判决医院退还其违约金5 000元,法院判决其要求医院退还5 000元违约金的诉讼请求没有事实和法律依据,不予支持。

Note:

（三）护理学专业大学生就业过程中各阶段主要风险及防范

从就业经历的全过程看，根据主要面对的风险问题可以将就业风险分为求职择业阶段、就业签约阶段、试用与就业见习阶段的风险，每个阶段风险侧重点存在一定的差别，护理学专业大学生需加以了解和防范。

1. 求职择业阶段主要风险及防范：求职择业阶段是大学生开始自己职业生涯的起始阶段，在此阶段，大学生要做好充分的准备将自己的学生身份转变成职场人士的身份。护理学专业大学生求职择业阶段主要存在自我认知不足、职业规划不清晰、行业选择不当、就业信息不对称等风险，可能导致求职择业受挫。

为防范求职择业阶段风险，护理学专业大学生重点做到以下几个方面：

（1）知己知彼，正确定位：护理学专业大学生要正确估计自身的能力和兴趣，了解工作岗位的要求，从而判断自己的能力和岗位是否相匹配。首先要进行客观的自我解析，理智、冷静地进行思考，明确自己今后的职业发展方向和自己的性格与特质，使自己在求职过程中处于主动地位；其次，要进行合理的对比，通过与自己条件、情况类似的人比较，通过他人的评价和态度，通过参加社会活动从中分析评价等来认识自己，尽量避免孤立地看待和认识自己；以此给自身正确的定位，及时调整自己的择业观念和择业方向，勇于进入适合自己的行业，积极争取适合自己的单位。

（2）了解社会，畅通信息，提升甄别能力：护理学专业大学生要学会拓展自己的视野，多渠道了解社会，加强人文社会知识的学习，为自己将来进入职场奠定基础。要充分掌握和利用好网络资源，向老师、同学、朋友多学习请教，扩大信息获取面，提升甄别和筛选信息的能力。通过正规渠道获取就业信息，投简历前可以通过学校就业指导中心、老师、朋友、工商管理部门等多渠道核实招聘单位的真实性，选择信誉度高的招聘会和专业人才网站应聘，充分用好学校组织的"招聘双选会"，对有疑惑的、涉及钱物的招聘信息一定要谨慎防备，并及时向学校老师咨询报备。

（3）增强法律意识，提升维权能力：护理学专业大学生要加强法律法规的学习，增强自身法律意识，学会依法依规办事，提升自我保护能力和维权能力。国家明令禁止在招聘过程中以任何名义收取费用，但凡要求缴纳费用的招聘都要警惕。在求职择业过程中，要保持清醒的头脑，事先了解清楚用人单位的情况，为后续签订就业协议或劳动合同做好准备。在求职择业过程中还要注意自身信息的保护，对一些个人信息做必要的保留，防止隐私权被侵害和预防信息被不法分子利用。

2. 就业签约阶段主要风险及防范　就业签约阶段是大学生与用人单位确立法律关系的重要一步，是正式确立劳动关系的标志。此阶段主要涉及就业协议书、劳动合同的风险。

（1）有关就业协议书的风险："就业协议书"是《全国普通高等学校毕业生就业协议书》的简称，也叫"三方协议"，是为明确毕业生、用人单位、毕业生所在学校三方在毕业生就业工作中的权利和义务，经协商签订的协议。协议书也是学校派遣毕业生的依据，在学生毕业离校前，学校将根据协议书的内容办理转递学生档案等。如果毕业生未签订就业协议书，学校将把其关系和档案转递回生源地原籍。每位毕业生各拥有唯一编号协议书（一式三份），实行编号管理。协议书是毕业生与用人单位建立就业关系的正式凭证，也是毕业生毕业后到人事、教育等部门办理就业报到手续的必备材料之一。就业协议书实质上是劳动合同的一种特殊表现形式，一旦签署，就意味着大学生第一份工作就基本确定，签署的合约具有法律效力，因此签约一定要慎重，同时协议书的填写更加不可忽视。

有关就业协议书的风险主要包括以四个方面：

1）用人单位不签订就业协议书：实践中，用人单位不签订就业协议，甚至不约定违约金的现象比较普遍。用人单位不想签协议有可能是不愿意承担一些用人方面的责任，而有些大学生自己不愿意约定违约金，一方面是自己还想看看有没有更好的机会；另一方面也是没有这方面的意识。这样有可能掉入陷阱被利用。

2）就业协议主体无资格：签订就业协议的主体，从毕业生来说，必须要取得毕业资格、具有劳动行为能力、达到法定的劳动能力，对于护理学专业毕业生来说，有的单位还要求拥有护士执业资格；对于用人单位来说，必须具有法人资格，或者是能够独立承担劳动法律责任的经济组织；对高校而言，则应如实介绍毕业生的在校表现，也应如实将所掌握的用人单位信息发布给毕业生。如果毕业生不能如期毕业，签订的协议无效；如果遭遇无资金、无从业人员、无组织机构、无办公场所的所谓"皮包公司"，因其不能独立承担劳动法律责任，不能成为就业协议的主体，其签订的就业协议无效，且涉嫌诈骗。

3）就业协议内容违法：就业协议的内容必须合法，法律禁止的事项即使在协议中约定也是无效的。

4）就业协议程序和形式违法：签订就业协议时要求毕业生、用人单位、学校三方主体是平等的，签订时各方的意愿均是真实、自愿和有效的。签订时必须是书面的合同。口头协议因欠缺法律规定的合同生效要件是无效的。

（2）劳动合同风险：在毕业生到用人单位报到后，三方协议即告终止，此时用人单位会与其签订一份正式的劳动合同，其中约定了劳动者在单位的试用期限、服务期限、工资待遇及其他各项福利等事宜。合同签订之后，双方即正式确定了劳动关系。

劳动合同风险主要见于以下几个方面：

1）用口头承诺取代书面合同：口头承诺没有任何法律效力，有的毕业生因为社会阅历不足、缺乏社会经验，往往容易轻信用人单位，认为口头承诺应该算数，没有与用人单位签订书面合同，最后导致自己遭受损失。切记书面文书才是最佳证据。

2）就业协议与劳动合同不能衔接：毕业生签约程序上往往是先签三方协议，并初步约定相应的条件和待遇等内容，但在实践中经常会出现用人单位与毕业生签订劳动合同时与当初三方协议约定不相一致的情况，甚至出现很大的变动和出入。但毕业生往往处于被动不能左右用人单位的决策。所以为避免签订劳动合同时产生纠纷，应该尽可能让就业协议和劳动合同衔接。也就是说将签订劳动合同的主要内容体现在就业协议约定的条款中，并明确表示在今后订立劳动合同时应予以确认。

3）"霸王条款"：由于求职者和用人单位在就业市场上的不平等地位，有些单位在劳动合同中往往会设置一些"霸王条款"，倾向于约定毕业生的义务和责任，限制毕业生劳动就业的相关权益，使合同更有利于自己，让求职者在就业初始就处于被动地位。

4）格式合同：格式合同完全忽视了求职者与用人单位平等协商的权利，用人单位往往只从自身的利益出发去设置权利和义务，表面上看起来似乎没有什么问题，但在一些具体条款上含糊其辞，给自己留下较大的自由裁量空间和解释权限，一旦发生劳动纠纷，用人单位就会借此为自己辩护开脱。

5）双面协议：有些用人单位为获取自己更大的利益，应对有关部门的检查，不惜冒着违规处罚的风险，准备两份协议，一份是伪造协议，内容符合国家有关部门要求，但在实际过程中不予执行；另外一份为实际内部使用的真正协议，是用人单位从自身利害关系考量拟定的违法协议，对求职者来说协议规定的权利义务大多数不平等。

6）其他不平等协议：有些用人单位在签订协议时要求求职者在规定的几年时间内不得跳槽到同行业的公司工作，甚至有些用人单位要求入职人员一切听从单位的安排。这样一来，劳动者享受的休息权、休假权、人身自由可能受到限制，协议的签订没有体现平等、自愿、协商一致原则，甚至成为用人单位榨取劳动力、骗取钱财的手段。

（3）就业签约阶段主要风险防范措施：在此阶段，护理学专业大学生重点需做好以下防范措施：

1）增强法律意识，了解国家就业的相关政策：我国是法治国家，市场经济无疑是法治经济，大学生就业也必须坚持法治化。大学生只有加强法律法规和政策学习，了解法律原则和国家相关政策，增强法律意识，特别是契约意识、维权意识、社会保障意识，不断总结经验，懂得用法律武器保护自己的

Note：

合法权益,在面对不平等协议时才能做到认真审查、清晰辨别、有效维权。我国设有全国统一的劳动保障公益服务热线 12333,必要的时候可以及时拨打电话咨询。

2) 注意区分就业协议与劳动合同:就业协议可以视为"准劳动合同",但与劳动合同仍存在本质上的区别,一是就业协议和劳动合同的主体不同。就业协议的主体是毕业生、用人单位和学校,所以又称为"三方协议";而劳动合同是毕业生与用人单位之间在遵循平等自愿的原则下依法签订的,只有毕业生和用人单位两个主体。二是适用的法律、法规不同。劳动合同适用《劳动法》《劳动合同法》《中华人民共和国民法典》及劳动人事部门颁布的有关劳动人事方面的规章。而就业协议目前适用教育部颁发的《普通高等学校毕业生就业工作暂行规定》和有关政策。三是内容不同。就业协议可规定毕业生自身情况、就业意向、用人单位同意接收、学校派遣等,而在劳动合同中,依法必须明确劳动合同期限、工作内容、劳动保护和劳动条件、劳动报酬和劳动纪律、合同终止条件,以及违反合同的责任等必备条款,除此之外,双方还可以协商约定其他内容,在具体涉及某项时还可以优先适用当地的地方性法规和规章。四是签订时间不同。就业协议一般在大学生毕业就业前签订,劳动合同往往在毕业生到用人单位报到后才签订。五是效力不同。就业协议只是毕业生在择业过程中签订的协议,其效力始于签订之日,终于毕业生与用人单位签订劳动合同之时。劳动合同的有效期,是劳动者与用人单位以合同方式确定的,除法律规定的情形外,双方不得随意变更、中止。对毕业生来说,到用人单位报到后,在双方签订劳动合同之后,原就业协议随之失效。从这点来看,就业协议不能替代劳动合同。

3) 认识把握自身的权利和义务,充分维护自己的合法权益:大学生只有认识到自己所拥有的权利和义务,才能辨别自己的哪些合法权益受到了侵害,才能知道如何保护自己的合法权益,在面对纷繁的就业陷阱和复杂的协议纠纷时能够依法依规用正确的方式解决好问题,充分维护自己的合法权益,也让不良单位或不法分子无可乘之机。

3. 试用与就业见习阶段主要风险及防范 试用或就业见习是护理学专业毕业生到就业单位正式入职前需经过的阶段。此阶段主要的风险是劳动者身份的认定、试用期限和试用期工资、见习单位资质等。

(1) 劳动者身份的认定:实习、就业见习期一般都不能认定为劳动者,大学生与实习或见习单位不存在劳动关系,也不会签订劳动合同,因此,在实习或见习期间的大学生遭遇权利损害时无法获得劳动补助。

(2) 试用期限约定违法:试用期限约定违法主要表现在以下几个方面:

1) 试用期限超过法律规定的期限:根据《劳动合同法》规定:劳动合同期限三个月以上不满一年的,试用期不得超过一个月;劳动合同期限一年以上不满三年的,试用期不得超过二个月;三年以上固定期限和无固定期限的劳动合同,试用期不得超过六个月。以完成一定工作任务为期限的劳动合同或者劳动合同期限不满三个月的,不得约定试用期。实践中,有的用人单位约定的试用期超过法律规定的最长期限,或用人单位在以完成一定工作任务为期限的劳动合同或者期限不满三个月的劳动合同中约定试用期。

2) 约定试用期次数违法:法律规定同一用人单位与同一劳动者只能约定一次试用期。有的用人单位存在以在同一单位调换岗位为由与劳动者约定两次或两次以上的试用期,属违法。

3) 违反试用期和劳动合同期限之间的关系:法律规定试用期包含在劳动合同期限内;劳动合同仅约定试用期的,试用期不成立,该期限为劳动合同期限。有些用人单位在员工入职时仅仅与其签订试用期合同,不签订劳动合同;或者在劳动合同中仅约定试用期限或者劳动合同期限与试用期期限相同,这些都属于违法行为。

(3) 试用期工资约定违法:《劳动合同法》第二章第二十条规定:劳动者在试用期的工资不得低于本单位相同岗位最低档工资或者劳动合同约定工资的百分之八十,并不得低于用人单位所在地的最低工资标准。实践中,有的用人单位存在利用其所处强势地位滥用试用期、随意规定试用期工资,压低工资,损害劳动者利益的违法行为。

(4)就业见习单位不具备相应的资质:近年来就业形势愈加严峻,护理学专业毕业生选择见习岗位的也有所增加。就业见习岗位就是国家邀请企业或单位给予应届毕业生就业机会增加社会阅历和工作经验,由政府或企业、单位出资支付基本生活补助,也有的由企业或单位提供不多的薪资,一般不得低于当地最低工资标准。见习时长 3~12 个月不等,无"五险一金"等基本待遇,有的单位会根据情况为见习者购买商业保险,如人身意外保险。设立见习岗位的单位必须具备相应的资质。实践中有些单位没有见习单位资质,却以签订劳动合同为诱饵,骗取求职者的廉价劳动力后又找借口推脱责任。

(5)试用与就业见习阶段主要风险防范措施:护理学专业毕业生重点要从以下两个方面做好试用与就业见习阶段的风险防范。

1)正确区分试用期制度和就业见习期制度:国家有关法律将试用期定义为用人单位和劳动者建立劳动关系后为相互了解、选择而约定的不超过六个月的考察期。试用期是约定而不是法定的,也就是说,试用期不是劳动关系建立的必备内容。用人单位有权利在劳动法的规定内,根据实际情况制定科学实用的试用期管理制度。《劳动合同法》对试用期作出了具体的规定(见前文),用人单位需遵照执行。就业见习符合报名条件人员多数定为离校两年内未就业高校毕业生和 16~24 岁失业青年,就业见习期限一般为 3~12 个月,参加见习的人员在见习期间由用人单位发放见习生活补助,补助标准不低于当地最低工资标准。可见试用期和就业见习期存在实质上的不同,除了时限上的不同,试用期后劳动者和用人单位都可以按法律规定继续履行劳动合同或者解除劳动合同。而就业见习期结束后劳动者有机会同用人单位签订就业协议或劳动合同,也可能需另行就业。

2)加强法律法规学习,理解掌握试用期相关法律:护理学专业大学生要加强法律法规学习,理解并掌握试用期相关法律。除了上文介绍的试用期规定外,在签订劳动合同过程中,一定要注意审查劳动合同的期限是否与法律规定的相对应,还应掌握相关规定,如非全日制用工不得约定试用期,劳动者在试用期的工资标准等。

三、护理学专业大学毕业生就业权益及保障

(一)大学毕业生就业基本权利和义务

1. 大学毕业生就业基本权利　根据《中华人民共和国宪法》《劳动法》《中华人民共和国高等教育法》《普通高等学校毕业生就业工作暂行规定》等法律、法规和政策中的有关规定,毕业生就业主要享有以下几方面的基本权利:

(1)接受就业指导权:学生有权从学校接受就业指导,学校应成立专门机构,安排专门人员对毕业生进行就业指导,包括向毕业生宣传国家关于毕业生就业的有关方针、政策;对毕业生进行择业技巧的指导;引导毕业生根据国家、社会需要,结合个人实际情况进行择业,使毕业生通过接受就业指导,准确定位,合理择业。

(2)获取信息权:毕业生获取信息权,应包括三方面含义:信息公开,指所有用人单位的需求信息必须向全体毕业生公开,任何单位和个人不得隐瞒、截留需求信息;信息及时,指毕业生获取的信息必须是及时、有效的,而不能将过时无利用价值的信息传递给学生;信息全面,毕业生有权获得准确、全面的就业信息,以便对用人单位有全面的了解和进行筛选,从而作出符合自身要求的选择。

(3)被推荐权:高等学校在就业工作中的一个重要职责就是向用人单位推荐毕业生。历年工作经验证明,学校的推荐往往在很大程度上影响到用人单位对毕业生的取舍。毕业生享有被推荐权包含三个方面内容:一是如实推荐,即高校在对毕业生进行推荐时,应实事求是,根据毕业生本人的实际情况向用人单位进行介绍、推荐。二是公正推荐,学校对毕业生进行推荐应做到公平、公正,应给每一位毕业生以就业推荐的机会。三是择优推荐,学校根据毕业生的在校表现,在公正、公开的基础上,还应

择优推荐。

（4）知情权：毕业生在与用人单位签订协议前，有权了解用人单位的基本情况，包括生产经营的情况、工作环境、生活条件和工资待遇的情况，以及用人单位的规模、地点和拟安排工作的岗位等情况。

（5）选择权：根据国家有关规定，毕业生只要符合国家的就业方针和政策，可以自主地选择用人单位，学校、其他单位和个人均不得干涉。

（6）公平受录用权：公平受录用权是毕业生最需要得到维护的权益。我国法律规定："劳动者就业，不因民族、种族、性别、宗教信仰不同而受歧视。""妇女享有与男子平等的就业权利。在录用职工时，除国家规定的不适合妇女的工种或者岗位外，不得以性别为由拒绝录用妇女或者提高对妇女的录用标准。"

（7）违约求偿权：毕业生、用人单位签订协议后，任何一方不得擅自毁约。如用人单位无故要求解约，毕业生有权要求对方严格履行就业协议，否则用人单位应对毕业生承担违约责任，支付违约金，毕业生有权利要求用人单位进行补偿。

（8）隐私权保护：在简历投递阶段，大学生可能需要向用人单位提供大量涉及个人隐私的信息；在面试阶段，用人单位也可能会问及一些涉及个人隐私的问题。大学生应注意，对与所应聘职位要求无关的个人信息有权可以不披露。任何个人信息当事人享有查询、更改、索取和删除个人信息副本的权利，求职者向用人单位提供个人简历等资料后，如果最终未被录取，用人单位应当根据求职者要求归还求职者全部应聘材料或妥善删除其个人资料。求职者有权要求用人单位对所收集到的个人资料妥善保管，禁止任何非法目的的公开和传播，没有征得求职者的明确同意，不能共享其个人信息资料。

2. 大学毕业生就业需履行的义务

（1）服从国家需要的义务：虽然毕业生在就业时有相当大的自主择业的权利，但是并不能排除服从国家需要的义务。国家鼓励引导更多毕业生到中西部地区、东北地区、艰苦边远地区和基层一线就业创业，如参加"特岗计划""西部计划""三支一扶"等，并给予相关支持激励，如实施学费补偿、贷款代偿、考研加分等优惠政策。

（2）如实介绍自己的义务：毕业生在向用人单位进行自我推荐、自我介绍和接受考察时，有义务实事求是全面地反映个人情况，以利于用人单位的遴选，不得夸大其词、弄虚作假。

（3）配合就业工作的义务：教育部1997年颁布的《普通高等学校毕业生就业工作暂行规定》要求，各高校要在毕业生离校前实事求是地对毕业生作出组织鉴定。毕业鉴定主要包括毕业生在校期间德、智、体等各方面的基本情况，这些基本情况要按照档案管理的有关规定，认真核对无误后归档。针对此项要求，毕业生应积极配合、认真总结，切实履行义务，服从学校、院系就业工作的安排和管理，完成学校、院系就业工作有关任务和安排。

（4）履行就业协议的义务：三方协议要求主体之间在履行合约时应遵守诚实守信、公平公正的原则，任何一方不得无故违约。毕业生一经签订就业协议，就不能随便违约。只有当约定的解除条件成立时或不可抗力作用出现时，毕业生才可以单方面解除就业协议。

此外，毕业生还有做好文明离校、配合办理好离校手续、清偿学费、依照职责完成工作和不断提高职业技能等义务。

（二）保障护理学专业大学毕业生就业权益的建议

护理学专业大学毕业生在就业过程中要注意保护自己的合法权益不受侵害，应从思想上重视、知识上储备、行动上准备，增强风险防范意识，学会用正当的手段维护自身的权益。

1. 了解国家和地方有关就业政策和法律规定，增强法律维权意识　毕业生应了解目前国家和地方主管部门关于毕业生就业的有关方针、政策和法规及它们之间的关系，例如户籍政策、接收程序、用人制度等。如果在就业过程中用人单位的单方面规定与国家政策、法律、法规相抵触，侵犯了自己的权益，要勇于并善于依法维护自身合法权益。

2. 认真对待就业协议书和劳动合同,重视其作用　毕业生在签订就业协议及其补充条款时要注意查明用人单位的主体资格是否合法,看清协议条款是否明确合法,签订就业协议的程序是否完备,违约责任的界定是否明确等;在签订劳动合同时一定要对照国家法律条文,辨别合同是否公正合法,切忌盲目填写,有不明确的问题应及时向就业指导中心老师或用人单位询问。

3. 预防侵权行为,维护自身权益　一方面,毕业生在就业过程中应本着诚实、守信的原则,以自身实力参与竞争。另一方面,也要有风险意识,对于有些用人单位使用夸大待遇条件、混淆试用期和见习期等欺骗手段的做法要有提防戒备心理,防范危害自身合法权益行为的发生。

4. 勇敢运用法律武器,维护自身合法权益　由于高校毕业生就业市场尚不成熟完善,有关法律法规有待进一步健全,就业过程中不可避免会出现一些不公平现象,可能侵害毕业生的正当权益。此时,毕业生有权向用人单位的上级主管部门提出申诉,也可提交给当地的劳动争议仲裁机构进行调解和仲裁,或直接向人民法院提起诉讼,要在就业的过程中敢于和善于运用法律武器来维护自身正当权益。

第十章　案例分析　就业合同签订中谨防"陷阱"

第三节　创新创业及就业国际化过程中的风险防范与权益保障

目前,全球价值链不断强化,作为发展动力的创新创业迎来国际化发展。就业国际化也成为现代科技发展和信息化的必然趋势。实施高校"国际化"战略,把大学生推向国际就业市场、促进人才的跨国流动,不仅是解决大学生就业问题的一个有效途径,也有利于弘扬中华文化、增强中国影响力。由于不同国家和地区之间法律和风土人情、文化习俗等存在着差异,护理学专业大学生在国际化创新创业和就业过程中势必面临着一定风险,需要加强涉外法律法规和多元文化的学习,提升自身的风险防范能力和权益保障能力。

一、护理学专业大学生创新创业国际化过程中的风险防范与权益保障

(一)大学生创新创业国际化风险概述

大学生创新创业已经成为经济新常态下的常见现象,也是社会经济发展中充分就业的大势所趋。随着教育国际化的发展,大学生对外合作交流日益增加,可能存在共同开展创新创业项目合作机会,也有的大学生萌生了海外创业的念头。在与国(境)外大学生合作开展创新活动过程中,可能发生违反我国法律规定,不小心泄露国家机密等情况,也可能发生违反他国法律规定,如侵犯知识产权等情况。相对于国内对大学生创新创业的鼓励支持来说,国外对外籍人员的创业有着非常严格的规定。由于缺乏相关的法律意识、国际视野和社会实践经验等,大学生可能在国际化创新创业进程中面临侵害国家安全和利益、侵犯知识产权、触犯他国相关法律法规、遭遇诈骗等风险。

(二)大学生创新创业国际化过程中的常见风险

1. 侵害国家安全和利益的风险　大学生在与国外(境外)大学生或其他人群开展创新创业过程中,如果对国家涉外法律法规不清楚,可能因为疏忽大意侵害国家安全和利益,甚至造成违法犯罪。我国针对企业境外投资的法律规定,企业境外投资不得有以下情形:①危害中华人民共和国国家主权、安全和社会公共利益,或违反中华人民共和国法律法规;②损害中华人民共和国与有关国家(地区)关系;③违反中华人民共和国缔结或者参加的国际条约、协定;④出口中华人民共和国禁止出口的产品和技术。在境外投资过程中需要对一些敏感类项目进行核准、备案。这些敏感类项目主要包括:涉及敏感国家和地区的项目和涉及敏感行业的项目。敏感国家和地区包括:与我国未建交的国家和地区;发生战争、内乱的国家和地区;根据我国缔结或参加的国际条约、协定等,需要限制企业对其投资的国家和地区;其他敏感国家和地区。敏感行业包括:武器装备的研制生产维修;跨境水资源开发

利用;新闻传媒;根据我国法律法规和有关调控政策,需要限制企业境外投资的行业。敏感行业目录由国家发展和改革委员会发布。中国单位或者个人将其境内知识产权转让给外国企业、个人或者其他组织,如知识产权对外转让对我国国家安全或对我国重要领域核心关键技术创新发展能力可能有影响的,必须提交审查。

2. 侵犯知识产权的风险 知识产权领域的法律风险是大学生创新创业过程中面临的典型法律风险。大学生创新创业的最大特点就在于对特定产品或服务保有创新性与原创性的想法或方案,其创造性智力成果所实际发挥的效能往往决定了创新创业的得失与成败。在国际化合作和市场竞争过程中,如果大学生的知识产权法律维权意识不足,未对自己的核心技术成果等采取足够的保护措施,如界定清楚专利权属、及时申报专利、采取保密措施等,即可能遭遇侵权或纠纷。此外,如果大学生故意或无意抄袭或侵害到境外市场主体的知识产权,也将面临承担侵权法律后果的风险。

3. 触犯他国相关法律法规的风险 一般来说,在国外开设企业首先需要拥有该国法律规定的工作签证、个人金融净资产需达到较大的金额,此外还需通过境外投资和风险能力测试、无重大不良记录且没有经司法裁决未偿还债务等。如大学生擅自开设企业或"打黑工"可能触犯他国相关法律法规。

4. 遭遇诈骗的风险 大学生创新创业过程中有可能遭遇骗子冒充"国际知识产权中心",授予所谓的"世界专利""国际专利""国际专利知识产权资格证书"等,骗取申请费、受理费、年费等。有些骗子冒充海外公司通过颁发发明金奖的形式骗取所谓的相关费用,或假借其他公司名义,以需要引进专利但要求进行资产评估为名,来骗取评估费用等。还有的假借为大学生办理海外投资入股为名诈骗大学生钱财。

护理学作为一门学科,其总体目标是致力于保护全人类的健康,具有很强的科学性、社会性和服务性。护理学专业大学生在开展创新创业项目时常常会以学科专业为基础,开展人类健康问题科学研究、开发护理用具、创办健康护理服务机构、开展健康护理咨询等。护理学专业大学生同样面临上述四个方面的风险。此外,因为不同国家对健康照护相关产业、行业的政策存在不同,护理学专业大学生还需警惕行业准入的风险、因文化差异带来的沟通误会导致的风险、经济支付等方面的风险。比如护理学专业大学生缺乏必要的语言能力,不能很恰当地将中医保健知识准确传递,有可能导致误会,甚至触犯其他国家或地区的法律法规。

(三) 护理学专业大学生创新创业国际化过程中的风险防范及权益保障措施

1. 增强保密意识,确保国家安全和利益不受损害 护理学专业大学生要树立国家安全意识,与国外(境外)有创新创业合作的必须首先向学校相关部门报告,在老师的帮助下权衡利弊、作出决断,避免无意侵害国家安全和利益。一旦发现存在威胁国家秘密安全的行为,应立即上报给学校相关部门或国家机关。

2. 加强法律专业知识的学习,强化法律规则意识 护理学专业大学生要加强相关法律法规,特别是涉外法律法规的学习,在创新活动和创业经营过程中,主动思考活动实施、市场经济、商业环节中可能涉及的法律问题与风险。不断积累经验,强化法律规则意识,将法律规则与创新原则、商业规则有效融合,实现法律风险防范的最终目标。

3. 充分利用好校内外法律教育资源,不断提升风险识别能力和处置能力 护理学专业大学生要学会利用学校系统性法律教育逐步培养自己的法律思维与法律意识,初步掌握维护自身法律权益及防范法律风险的大致思路与基本技能,积极主动获取和利用校外法律教育资源,如参加各种法律实务知识宣讲、法治理念宣传、法律技能培训等,不断提升自己的风险识别能力和处置能力。

4. 充分依托各种类型的法律保障机制来应对已经发生的问题,及时有效地维护自身的合法权益 当自身权益遭遇或可能遭遇侵害时,护理学专业大学生要积极主动地向国内外相关法律援助机构求助,在成本较低的前提下获得法律专业服务,有效防范与化解相关法律风险。

此外,针对不同国家(地区)、不同市场,护理学专业大学生必须具备相应的语言技能,以便完成基本的沟通交流。在打造营销环境、开展人际交往的过程中,还需要对不同国家和地区的历史文化、风俗习惯有一定了解,从而避免不必要的冲突和麻烦。

二、护理学专业毕业生就业国际化过程中的风险防范与权益保障

(一)护理学专业毕业生就业国际化概述

当前,世界性的护理人才短缺、国内各高校对就业国际化的日益重视,特别是"一带一路"给大学生的职业发展带来新机遇。国内一些护理院校开设了涉外护理等专业,或通过中外合作办学,培养具有国际化就业竞争力的护理人才。海外护理就业市场也把目光瞄准中国,有些国家制定了护理人员就业支持政策,以吸引更多外国护士到本国从事护理相关服务工作。选择到境外留学深造、就业成为中国护理学专业大学生一个深造就业途径。对于具备良好的专业能力、国际交流语言能力和较高综合人文素养的护理学专业毕业生而言,走出国门、迈向国际市场就业的机会更多。

(二)护理学专业毕业生境外就业常见风险

1. **未深入了解其他国家或地区的法律法规,造成违法**　基本上每个国家对外国人在本土就业都有相应的法律管控。护理学专业毕业生如果未深入了解清楚当地的法律法规,有可能造成违法。如在英国,留学生不得以国际学生身份自雇或开展商业活动,无论是有偿还是无偿的。英国规定在其境内的非欧盟/欧洲经济区国家在读留学生,通常每周(从周一到周日共 7 天)最多可以工作 20h;留学生需要得到国家社会保险号码才有资格找工作;同时,在兼职或全职工作期间,需要缴纳所得税和国民保险,以确保享有包括医疗保健在内的福利权利。在美国,持有学生签证(F1 签证)一般来说是被禁止从事商业活动的。虽然美国护士非常短缺,但受美国移民法和美国护士执业资格限制,没有在美国本土接受护理课程教育的外籍护士,想在美国合法执业,也并非易事。中国护士想要去美国工作,一般要经历五个环节,一是要符合专业及学历要求,也就是要具备申请资格,护理本科毕业生这点基本都是具备的;二是要通过美国注册护士执照考试(NCLEX-RN);三是要获得护理招聘机构或美国的雇主担保;四是要参加并通过英语语言能力测试,中国护士的英语语言要求是为雅思(IELTS)平均分 6.5 分,口语 7 分;五是获得工作签证和工作机会。相对来说沙特阿拉伯、日本、新加坡等国对国外护士从业政策较美国宽松,但也有相应的要求。

2. **遭遇签证陷阱**　拥有合法就业资格是想要到境外就业的求职者的梦想和基本要求,其中工作签证最为重要。护理学专业大学生一定要擦亮眼睛,谨防落入签证陷阱。如在美国拥有 H-1B 签证的外国人可以被允许工作三年,在一定时间后可以延长签证(可延长至六年)或转为绿卡,但是 H-1B 签证有严格的申请程序。H-1B 签证的标准主要包含:申请人需要真正的雇主/雇员关系,申请人不能赞助自己、不能拥有公司的多数股权,雇主必须支付现行工资并同意劳动条件证明。在英国,外籍护士需获得医疗保健工作者签证才能入境就业。为获取该签证资格,必须是获得执业资格的护士,从事合法的医疗卫生或社会护理工作,雇主为英国内政部批准的单位,能提供雇主出具的担保证书,以提供有关被雇佣者在英国担任的职位的信息,注明可获得的最低工资;在申请签证之前,申请者必须提供一份已获批的工作邀请函。此外还需要提供相关材料证明英语水平。如果已经通过了相关受专业机构认可的英语语言测试或评估,则无需证明。其次,如果签证到期或更换工作,则需及时续签或变更签证。有些对外劳务合作企业(中介机构)或个人往往以"帮助办理短期学生签证赴国外学习培训,之后安排在当地或第三国做护士挣大钱"为诱饵,借机收取报名费、签证费、体检费、中介费、学习培训费等高额费用;有些对外劳务合作企业(中介机构)以旅游签证哄骗申请人到国外"打黑工"造成违法。

3. **对外劳务合作企业资质不合法**　根据我国《对外劳务合作管理条例》规定:从事对外劳务合作,应当按照省、自治区、直辖市人民政府的规定,经省级或者设区的市级人民政府商务主管部门批准,取得对外劳务合作经营资格,并办理登记。未依法取得对外劳务合作经营资格证书并办理登记,

不得从事对外劳务合作。护理学专业大学生在选择涉外就业中介机构时一定要注意核查其资质的合法性，避免落入非法"黑中介"陷阱。

4. 对外劳务合作企业违法违规　国家法律对对外劳务合作企业的责任和义务进行了规定，如：对外劳务合作企业应当安排劳务人员接受赴国外工作所需的职业技能、安全防范知识、外语以及用工项目所在国家或者地区相关法律、宗教信仰、风俗习惯等知识的培训；未安排劳务人员接受培训的，不得组织劳务人员赴国外工作。对外劳务合作企业应当为劳务人员购买在国外工作期间的人身意外伤害保险（对外劳务合作企业与国外雇主约定由国外雇主为劳务人员购买的除外）；应当为劳务人员办理出境手续，并协助办理劳务人员在国外的居留、工作许可等手续；组织劳务人员出境后，应当及时将有关情况向中国驻用工项目所在国使馆、领馆报告；等等。护理学专业大学生要学法知法，用法律维护自身正当权益。

5. 境外雇主随意更改劳动合同　有些雇主为减少自己的用人成本或责任，单方面随意更改劳动合同，如要求雇员改变劳资条款、同意休无薪假和／或降低工资等，甚至以裁员或解雇相威胁，侵害受雇劳动者的权益。

6. 发生工伤事故使权益受损　出境就业和外派务工人员因工伤亡事故时有发生，护士在工作中也可能有暴露受伤等危险，一旦发生工伤事故，其处理结果因劳动关系的不同而有所差异。事故处理时间过长、处理中相关费用高昂、事故处理的正常程序能否获得公道裁决和合理赔偿等不确定因素的影响都会使护理从业者权益受到损害。

7. 个人法律意识和自我保护意识欠缺　护理学专业大学生如果缺少法律意识，自我保护意识欠缺，有可能被非法对外劳务合作企业或个人蒙骗。有的在签订劳动合同时，只知道自己的义务，而忽视了对方的义务及违约时对方应承担的责任，在遇到纠纷时，往往找不到维护自身权益的有力证据。

（三）护理学专业毕业生境外就业风险防范及权益保障措施

1. 事先了解清楚目的地国家或地区的相关法律法规，合法出境和工作　护理学专业毕业生准备去境外工作前，一定要多方了解清楚我国和当地的法律法规，通过合法途径申请办理相关手续。不要轻信虚假宣传，要相信只有遵照法律才是规范合理安全的。

2. 选择有资质的对外劳务合作企业，通过正规途径办理合法签证　护理学专业毕业生在选择对外劳务合作企业时要注意鉴别其经营资格。办理签证时要通过官方合法途径进行，并按要求及时变更签证或续签。可通过国家移民管理局、中华人民共和国商务部等官网了解咨询相关政策或寻求帮助。

3. 加强法律法规学习，依法维权　护理学专业毕业生在签订合同时一定要仔细阅读合同内容，特别是有关合同工资、计酬方式及法定福利等条款，要求对方将口头承诺的条件一并写进合同，防止日后出现纠纷。当发生雇主拖欠工资或其他劳资纠纷时，应及时向经办相关手续的机构反映，或向当地政府劳工事务部门投诉，也可向中国驻当地使领馆求助。维权时要注意提供合同等相关证据，遵守当地法律，尊重当地政府的协调或司法部门的裁决。遇事要冷静，不要听从别有用心人士的挑动，尤其不能采取非法行动，以免激化矛盾，最终损害自身合法权益。

4. 加强多元文化交流学习，展示中国公民文明素养　护理学专业大学生要加强多元文化交流和学习，并勇于实践，不断提升多元文化修养，在境外就业时能做到"入乡随俗"，遵守中国法律和当地法律法规，尊重当地的风俗习惯和文化传统，不得从事损害国家安全和国家利益的活动，展示中国公民文明素养。

（王秀红　田　薇）

思 考 题

1. 简述护理学专业大学生创业过程中可能面临的常见法律风险。
2. 护理学专业大学生就业过程中有哪些常见的风险,如何防范?
3. 大学生就业有哪些基本权益?
4. 护理学专业毕业生选择境外就业时常见的风险有哪些?
5. 护理学专业毕业生应如何防范境外就业中的风险及保障自身权益?

第十章　目标测试

S

T

Z

NURSING

参考文献

［1］威廉·达根.哥伦比亚大学创新思维课［M］.宁峰,译.北京:中国人民大学出版社,2021.

［2］中国国际"互联网+"大学生创新创业大赛指南(2020)［M］.北京:高等教育出版社,2020.

［3］唐四元,孙玫.知行合一:护理专业创新思维与创业教育［M］.长沙:中南大学出版社,2020.

［4］杜勇.医学生创新创业教程.［M］.北京:人民卫生出版社,2020.

［5］王征.大学生职业生涯规划与就业指导［M］.北京:人民邮电出版社,2020.

［6］石洪发.大学生就业指导与创业教育［M］.北京:北京理工大学出版社,2020.

［7］范歆颀,叶天惠.鸟巢式多功能新生儿护理用具的设计及应用［J］.中华护理杂志,2020,55(09):1436-1438.

［8］曲超然,王青,韩琳,等.机器学习算法在压力性损伤管理中的应用进展［J］.中华护理杂志,2021,56(02):212-217.

［9］田雨同,张艳,侯小花,等."互联网+护理服务"平台的构建及应用研究［J］.中华护理杂志,2020,55(10):1537-1542.

［10］黄秋霞,王建宁.新入职护士逆商的研究进展［J］.护士进修杂志,2021,36(01):38-42.